外科加速康复手册

Manual of Enhanced Recovery After Surgery

主　审　饶定虎　付　沫　张凤勤　徐　琴

主　编　刘昌丹　肖继荣　龚腊梅　丁永艳

副主编　饶坤林　何　红　余知萍　方　蓉　汪　靖　唐保莉

科学出版社

北　京

内 容 简 介

外科加速康复的核心内容是利用一系列具有循证医学证据的围手术期优化措施，来降低术后患者生理及心理上的应激，最终达到加速康复的目的。本书主要阐述外科加速康复的八项内容，包括围手术期疼痛管理、围手术期营养管理、围手术期肺康复技术、术中获得性压力性损伤的预防、术中低体温的预防、围手术期活动、围手术期静脉血栓栓塞症的管理、围手术期恶心呕吐管理。每项内容围绕其概述及定义、专科评估、护理常规、标准操作程序（SOP）、技术规范、质量管理、健康教育等方面展开。本书适于外科、手术室护理人员及相关管理人员阅读参考。

图书在版编目（CIP）数据

外科加速康复手册 / 刘昌丹等主编. —北京：科学出版社，2023.8
ISBN 978-7-03-076103-3

Ⅰ. ①外… Ⅱ. ①刘… Ⅲ. ①外科手术－康复－手册 Ⅳ. ①R609-62

中国国家版本馆CIP数据核字（2023）第144749号

责任编辑：郭 颖 / 责任校对：郭瑞芝
责任印制：赵 博 / 封面设计：龙 岩

科学出版社 出版
北京东黄城根北街16号
邮政编码：100717
http://www.sciencep.com

河北鹏润印刷有限公司 印刷
科学出版社发行 各地新华书店经销

*

2023年8月第 一 版 开本：720×1000 1/16
2023年8月第一次印刷 印张：20 3/4
字数：406 300

定价：168.00元

（如有印装质量问题，我社负责调换）

编者名单

主　审　饶定虎　付　沫　张凤勤　徐　琴

主　编　刘昌丹　肖继荣　龚腊梅　丁永艳

副主编　饶坤林　何　红　余知萍　方　蓉　汪　靖　唐保莉

编　委　（以姓氏汉语拼音为序）

常　洁　陈军军　丁　娟　江　涛　江丹丹　金　源

胡　帅　廖　尧　刘　佩　吕诗琴　牛露云　裴　洪

钱海云　苏小康　王光链　王向辉　向　韩　徐明芳

徐娜娜　许　荣　周芳芳　张秀琴　张　鲲　张正娥

张　恒　张　强　赵春虎　曾栩蕊

编者单位　长江大学附属荆州医院/荆州市中心医院

序

荆州市中心医院致力为人民提供“全方位、全周期、全对象”的健康服务。自2017年成立外科加速康复专科护理小组以来，全体护理人员勇于担当、敢于作为、守正创新、精益求精，总结提炼了一系列术前、术中及术后的实用措施，旨在降低外科患者术后生理及心理上的应激反应，达到加速康复的目的，为外科加速康复（enhanced recovery after surgery，ERAS）护理的临床实践提供了指引和参考。为患者设定最优的ERAS方案，助力患者科学康复。

荆医人注重实际，常“做而不说”或“做完再著”。在编撰过程中，编者们坚持理论联系实际，不断征集临床护理专家们的意见，认真研究外科加速康复新指南、专家共识、临床路径等规范，全面收集了ERAS的循证护理实践及PDCA改进案例，从实践中来，到实践中去。

此书从专科护理小组建章建制开始，内容丰富、贴近临床、实用性强，为大家更好地开展ERAS提供了工作思路，贡献出了“荆医智慧”，适合各层级医院护理人员使用。

毛精华

长江大学副校长

长江大学附属荆州医院/荆州市中心医院院长

前　言

外科加速康复（enhanced recovery after surgery，ERAS）是指采用循证医学的最佳证据来优化围手术期管理方案，其核心是减少创伤应激、减少并发症、加速器官功能恢复，在多个外科领域得到广泛应用，并取得丰富临床实践经验，多学科合作模式下的ERAS理念已经成为共识，为患者带来全面获益。

荆州市中心医院自2017年成立外科加速康复专科护理小组，将循证护理实践及PDCA质量改善等工具，运用到ERAS的临床推广与具体实践，特别是在外科加速康复护理工作中，积累了一定的临床经验。全书共12章，内容包括围手术期疼痛管理、围手术期营养管理、围手术期肺康复技术、术中获得性压力性损伤、术中低体温管理、围手术期活动、围手术期静脉血栓栓塞症的管理、围手术期恶心呕吐管理、围手术期血糖管理等方面，每项内容围绕其概述及定义、专科评估、护理常规、SOP、技术规范、质量管理、健康教育等进行了详细阐述；同时介绍了专科小组的运作及管理、ERAS典型案例分享、ERAS相关指南及专家共识等。

由于编写者水平有限，且时间仓促，难免有错漏之处；同时，对于书中尚未囊括的ERAS其他部分内容，如心理评估、睡眠管理、管道维护、静脉治疗等，计划在以后的再版中完善补充；对于书中会涉及一些目前学术上尚有争议的内容，敬请读者在使用中提出宝贵意见，以便在今后的护理实践中，进一步总结经验，进行完善。

本书的编写得到了护理部及全院护理人员的大力支持和帮助，在此表示衷心的感谢！

刘昌丹　肖继荣　龚腊梅　丁永艳

于长江大学附属荆州医院 / 荆州市中心医院

目　录

第 1 章 专科小组组织架构

第一节 工作职责及流程

一、组长职责

1. 在护理部领导下，全面负责外科加速康复专科小组组织、协调和质量管理工作。

2. 制订本专科小组工作计划，并组织实施。

3. 负责本专科小组成员的工作分配，并制定相关制度职责。

4. 每季度组织召开专科小组工作例会，总结前期工作，统筹安排下一步工作。

5. 定期组织修订本专科小组的技术标准、流程、规范及指引，至少每 2 年 1 次或根据工作实际情况及时修订。

6. 定期组织本专科小组的专业培训，开展全院培训至少每年 1 次。

7. 组织本专科小组疑难危重、特殊患者病例讨论，促进多学科联合。

8. 推荐本专科小组成员积极参加院外培训，并将专科知识、新业务、新技术、新理念在全院进行推广。

9. 定期组织本专科小组的质量督查，将检查结果在护士长例会进行反馈，并针对问题进行持续质量改进。

10. 负责本专科小组专科护士的培训、使用、考核工作。

二、副组长职责

1. 在护理部领导和专科小组组长指导下工作。

2. 参与外科加速康复规范标准流程的制订、修订及更新。协助组织标准培训及考核。

3. 协助推进标准临床实施，并做好指导、协调工作。

4. 负责全院质量督查，汇总存在的问题，做好分析改进，并开展持续追踪。

5. 协助组长做好其他相关工作。

三、专科小组组员职责

1. 在护理部领导和专科小组组长、副组长指导下工作。

2. 参与规范标准流程的制定、修订及更新。

3. 协助推进标准临床实施。

4. 参与全院质量督查，参加质量讨论会，并提出改进意见。

5. 协助助长、副组长做其他相关工作。

6. 硕士研究生负责本专业文献查新，收集本专业护理新信息、新动态，进行数据统计、分析等工作。

7. 负责研究本专科的新技术、新方法、新技巧，改善护理用具，促进护理科研，护理专利、护理改善项目的转化应用。

8. 负责收集本专科小组的疑难危重、特殊患者病例。

第二节　工作流程

一、外科加速康复小组规范制定流程

见图 1-1。

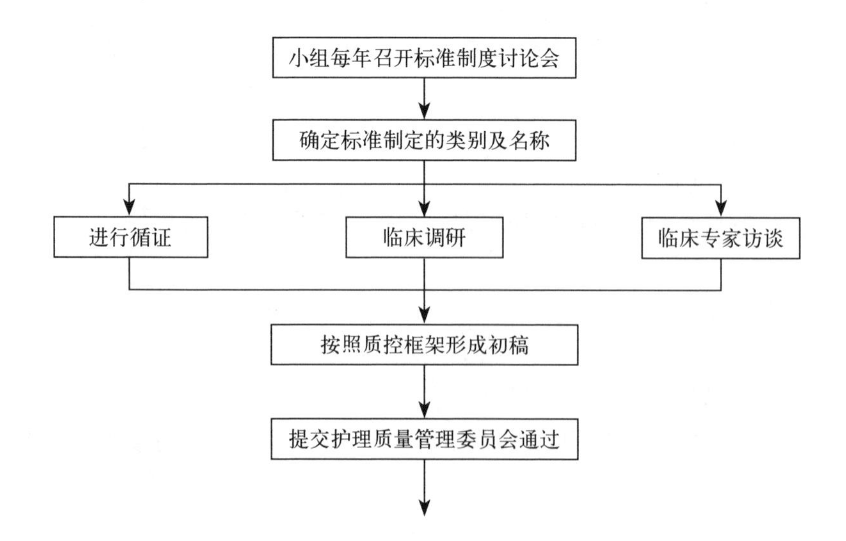

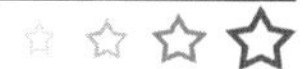

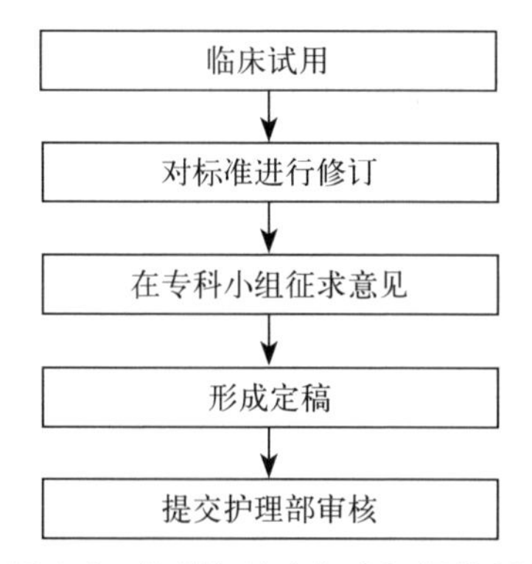

图 1-1　外科加速康复小组规范制定流程

二、外科加速康复小组标准培训流程

见图 1-2。

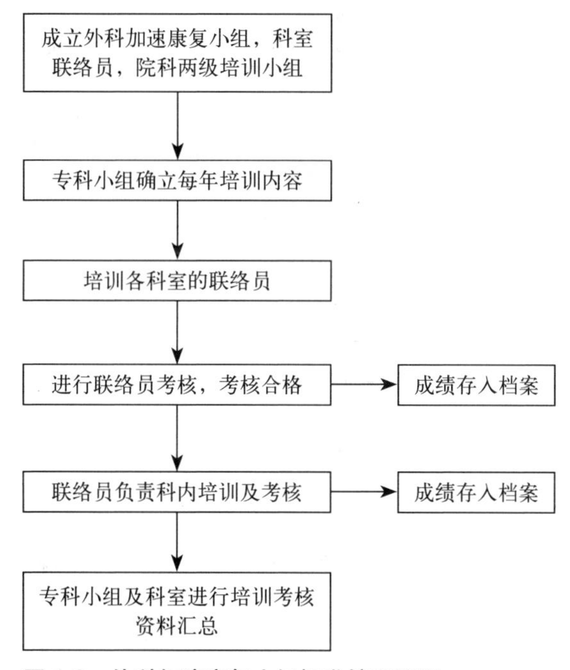

图 1-2　外科加速康复小组标准培训流程

三、外科加速康复小组专科质控流程

见图 1-3。

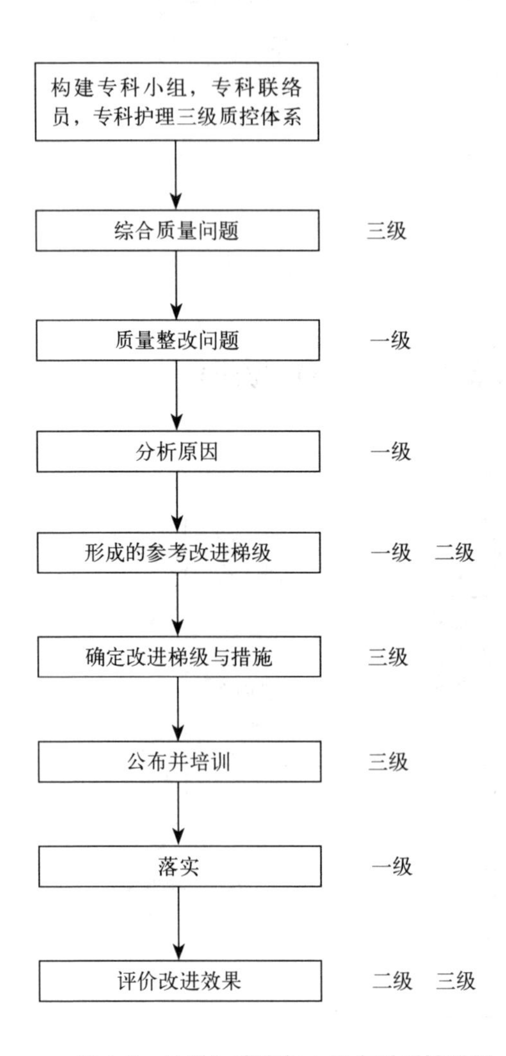

图 1-3 外科加速康复小组专科质控流程

注：一级质控为责任护士；二级质控为科室联络员；三级质控为外科快速康复小组

四、外科加速康复小组专科会诊流程

见图 1-4。

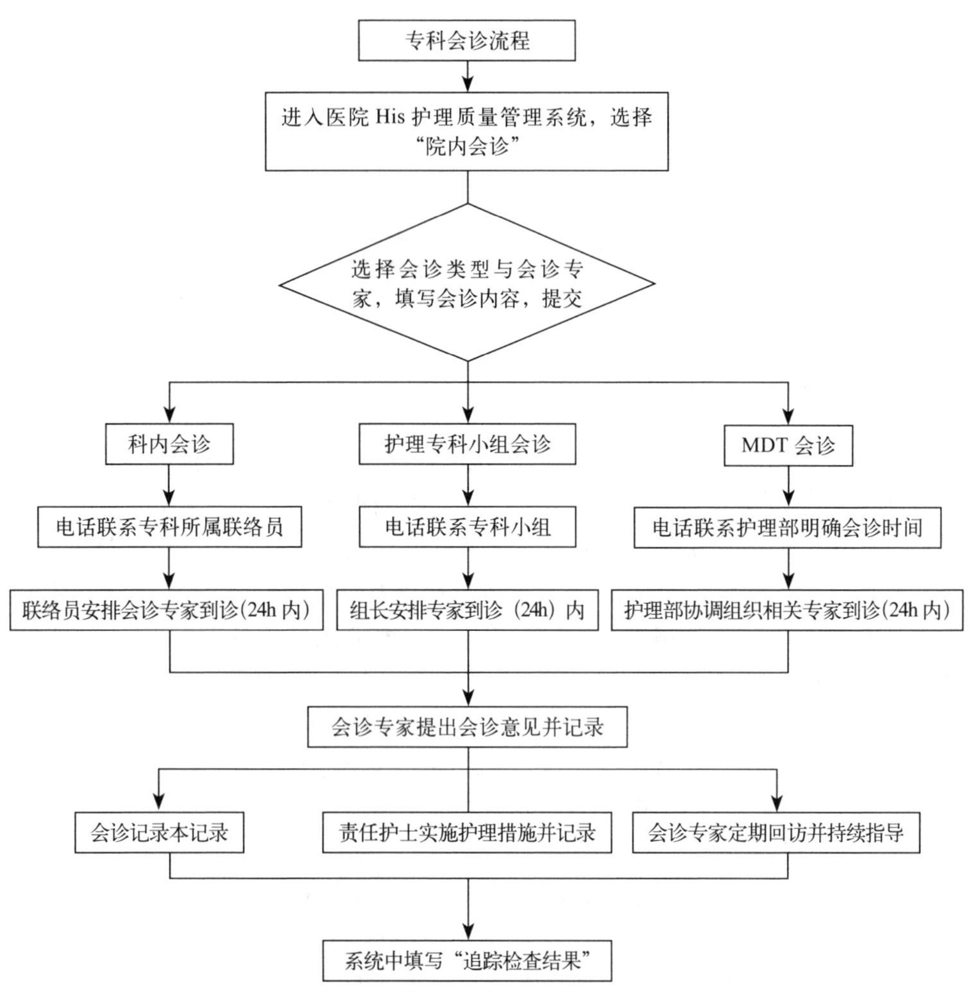

图 1-4　外科加速康复小组专科会诊流程

第 2 章 围手术期疼痛管理

第一节　概述及定义

一、概述

疼痛作为第五大生命体征，越来越受到医护人员的重视。疼痛被证实为影响患者术后加速康复的重要因素之一。术后疼痛得不到及时有效处理，可导致失眠、焦虑、心率增快、血压升高；不敢咳嗽导致肺部感染的发生率增加；术后活动延迟导致胃肠蠕动减弱，下肢深静脉血栓发生率增加；延迟患者出院时间，阻碍外科术后康复，影响患者术后生活质量，增加医疗费用，甚至会威胁患者的生命，因此，围手术期的疼痛管理至关重要。

围手术期的疼痛管理主要通过疼痛筛查、及时有效的疼痛评估和处理、多种方式的疼痛教育、术后多模式预防性镇痛实施及疼痛的质量控制来实现。良好的疼痛管理不仅有利于患者的预后和提高其生活质量，而且疼痛管理的效果也是评定医疗服务质量的重要指标之一。

外科加速康复疼痛管理方案涵盖了预防性镇痛、多模式镇痛及个体化镇痛。术前使用非甾体抗炎药（non-steroid anti-inflammatory drugs，NSAIDs）预防镇痛可能改善术后镇痛效果，加速患者康复；充分的术后镇痛可以减少应激，有利于患者康复。

二、定义

1. *疼痛*　是组织损伤或潜在组织损伤引起的不愉快感觉和情感体验。根据疼痛的持续时间及损伤组织的愈合时间，将疼痛划分为急性疼痛和慢性疼痛。急性疼痛持续时间通常短于 1 个月，常与手术创伤、组织损伤或某些疾病状态有关；慢性疼痛为持续 3 个月以上的疼痛，可在原发疾病或组织损伤愈合后持续存在。

2. *手术后疼痛*（postoperative pain，*简称术后痛*）　是手术后即刻发生的急性疼痛，通常持续不超过 7d。在创伤大的胸科手术和需较长时间功能锻炼的关节置换等手术，有时镇痛需持续数周。术后痛是由于术后化学、机械或温度改变刺激伤害感受器导致的炎性疼痛，属伤害性疼痛。术后痛如果不能在早期被充分控制，则可能发展为慢性术后疼痛（chronic post-surgical pain，CPSP）或持续术后疼痛（persistent postoperative pain），其性质也可能转变为神经病理性疼痛或混合性疼痛。

3. *神经病理性疼痛*　是由感觉神经受损，导致外周与中枢神经敏化所引起的疼痛。

4. *活动性疼痛*　相对于静息性疼痛，其疼痛程度更加剧烈且更加难以控制，治疗方案较为复杂。活动性疼痛是指以肢体舒适开展（如有效咳嗽、深呼吸、功能锻炼、翻身等）功能活动时的疼痛强度。

第二节　围手术期疼痛管理的专科评估

疼痛评估包括对疼痛强度的评估，对疼痛原因及可能并发的生命体征改变的评估，对治疗效果和副作用的评估，患者满意度的评估等。在急性疼痛中，疼痛强度是最重要的评估内容之一。

一、评估时机

1. 入院时评估、疼痛时评估、给予镇痛药后评估（直肠或静脉给药或肌内注射，给药后 30min 评估；口服给药后 1h 评估）。

2. 疼痛分值 1 ～ 3 分每日 10：00 常规评估；4 ～ 6 分 10：00、22：00 常规评估；7 ～ 10 分 02：00、10：00、14：00、22：00 常规评估；必要时随时评估。

3. 手术患者术后回病房时、手术当日晚间（中班、夜班至少各一次）常规评估。

二、评估方法

（一）常用评估方法

1. *视觉模拟评分*（visual analogue scale，VAS）　一条长 10cm 的标尺，一端标示“无痛”，另一端标示“最剧烈的疼痛”，患者根据疼痛的强度标定相应的位置。视觉模拟评分法见图 2-1。

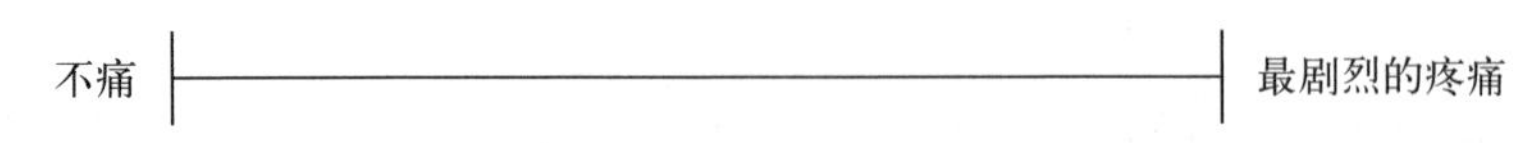

图 2-1 视觉模拟评分法

2. 数字分级评分法（numerical rating scale，NRS） 用 0 ～ 10 数字的刻度标示出不同程度的疼痛强度等级，“0”为无痛，“10”为最剧烈的疼痛，4 以下为轻度痛（疼痛不影响睡眠），4 ～ 6 为中度痛，7 以上为重度痛（疼痛导致不能入眠或从睡眠中痛醒）。数字评分量表见图 2-2。

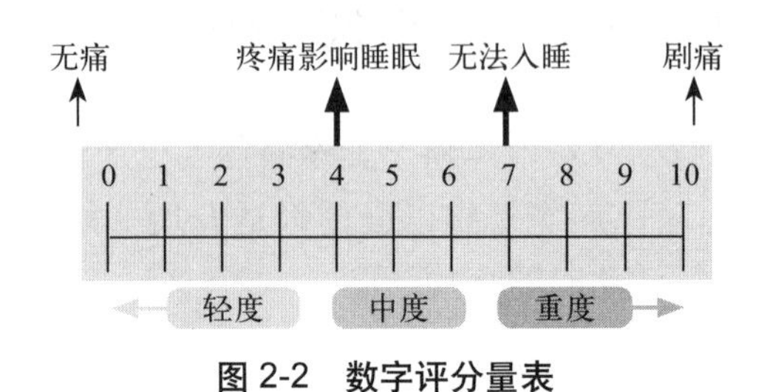

图 2-2 数字评分量表

3. 语言分级评分（verbal rating scale，VRS） 将描绘疼痛强度的词汇通过口述表达为无痛、轻度痛、中度痛和重度痛。语言评价量表见表 2-1。

表 2-1 语言评价量表（VRS-5）

轻度疼痛：能忍受，能正常生活睡眠	中度疼痛：适当影响睡眠，需镇痛药	重度疼痛：影响睡眠，需用麻醉镇痛药	剧烈疼痛：影响睡眠较重，伴有其他症状	无法忍受：严重影响睡眠，伴有其他症状

（二）特殊疼痛评估方法

1. 面部表情疼痛评分量表（Faces Pain Scale） 由 6 张从微笑或幸福直至流泪的不同表情的面部象形图组成。这种方法适用于交流困难，如儿童、老年人、意识不清或不能用言语准确表达的患者，但易受情绪、环境等因素的影响。Wong-Baker 面部表情评分见图 2-3。

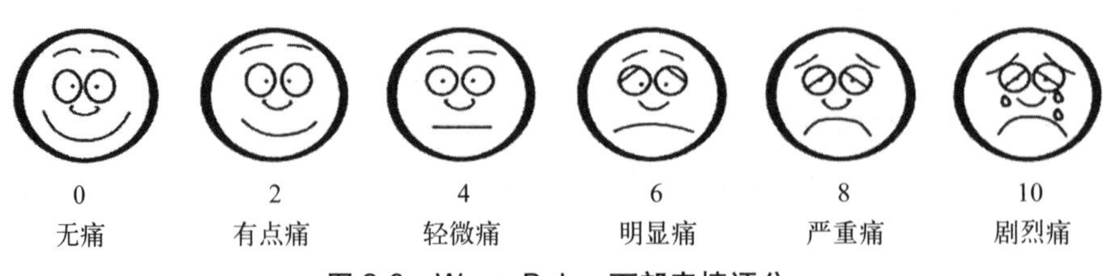

图 2-3 Wong-Baker 面部表情评分

2. *行为疼痛量表*（behavioral pain scale，BPS）　主要用于评估机械通气的危重症患者，从面部表情、上肢移动、机械通气顺应性或发声 3 个疼痛指标进行评估，每个疼痛指标从 1 分（无反应）到 4 分（完全反应），BPS 的总分范围为 3 ～ 12 分，分数越高说明患者的疼痛程度越高，≥ 6 分为疼痛干预截点。行为疼痛量表（BPS）见表 2-2。

表 2-2　行为疼痛量表（BPS）

项目	1 分	2 分	3 分	4 分
面部表情	放松	部分紧张	完全紧张	扭曲
上肢运动	无活动	部分弯曲	手指、上肢完全弯曲	完全回缩
通气依从性（插管患者）	完全能耐受	呛咳，大部分时候能耐受	对抗呼吸机	不能控制通气
发声（非插管患者）	无疼痛相关发声	呻吟≤ 3 次 / 分且每次持续时间≤ 3s	呻吟＞ 3 次 / 分且每次持续时间＞ 3s	咆哮，或使用“哦”“哎呦”等言语抱怨，或屏住呼吸

3. *重症监护室疼痛观察工具法*（critical pain observation tool，CPOT）　ICU 患者通常无法与医护人员进行正常交流，需要医护人员通过重症监护疼痛观察量表来判断其疼痛的程度，该量表通过观察患者的四个疼痛行为来体现疼痛程度，分别为面部表情、肌张力、患者活动以及发声、对呼吸机的依从性，各个行为得分 0 ～ 2，总分 0 ～ 8。数字从小到大表示疼痛程度依次递增，是一种为无法交流的 ICU 患者开发的疼痛行为客观量表。重症监护室疼痛观察工具见表 2-3。

表 2-3　重症监护室疼痛观察工具（CPOT）

指标	描　述	评分	分数
面部表情	未观察到肌肉紧张	自然、放松	0
	表现出皱眉、眉毛放低、眼眶紧绷和提肌收缩	紧张	1
	以上所有面部变化加上眼睑轻度闭合	扮鬼脸	2
患者活动	不动（并不表示不存在疼痛）	无体动	0
	缓慢谨慎的运动，碰触或抚摸疼痛，通过运动寻求帮助	保护性体动	1
	拉拽管道，试图坐起来，运动肢体 / 猛烈摆动，不听从指挥，攻击工作人员	烦躁不安	2

续表

指标	描 述	评分	分数
肌肉张力（通过被动的弯曲和伸展上肢来评估）	对被动运动不做抵抗	放松	0
	对被动运动做抵抗	紧张和肌肉紧张	1
	对被动运动剧烈抵抗，无法将其完成	非常紧张或僵硬	2
对呼吸机的依从性	无警报发生，舒适的接受机械通气	耐受呼吸机或机械通气	0
	警报自动停止	咳嗽但是耐受	1
	不同步，机械通气阻断，频繁报警	对抗呼吸机	2
发声（拔管后的患者）	用正常腔调讲话，或不发声	正常腔调讲话或不发声	0
	叹息，呻吟	叹息，呻吟	1
	喊叫，哭泣	喊叫，哭泣	2
总分范围			0～8

三、疼痛管理模式

1. *多模式疼痛管理* 多模式镇痛是将不同作用机制进行组合，对患者进行不同方式的给药，镇痛药物以多种途径并以较少的药量作用于患者机体，有效地弱化了某一种镇痛药物因大量使用对患者造成机体或神经损伤等副作用，因此多模式镇痛管理被公认为可缓解患者疼痛的管理模式。其主要方式包括超前镇痛、周围神经阻滞、硬膜外镇痛、病人自控镇痛、关节周围注射镇痛药物和冷疗镇痛等。

2. *个体化疼痛管理* 鉴于患者存在年龄、性别、文化程度等差异，所需要的疼痛管理措施也不尽相同。

3. *规范化疼痛治疗管理*（standardized management of pain treatment） 是近年来不断倡导的一种镇痛管理治疗新技术观念。

4. *医护一体化疼痛管理* 强调医护双方共同参与，相互合作。

第三节 围手术期疼痛管理的护理常规

疼痛包含两重意思：痛觉和痛反应。痛觉是一种意识现象，属于个人的主观知觉体验，会受到人的心理、性格、经验、情绪和文化背景的影响；痛反应是指机体对疼痛刺激产生的一系列生理病理变化。国际疼痛研究协会（the International Association for the Study of Pain, IASP）1986 年为疼痛所下的定义：

“疼痛是组织损伤或潜在组织损伤所引起的不愉快感觉和情感体验”。2002 年第十届国际疼痛大会上达成专家共识，疼痛被列入五大生命指征。围手术期疼痛是患者手术刺激后出现的一系列反应，表现在生理、心理和行为上，是需要处理的急性疼痛。

一、围手术期护理

（一）入院时

责任护士通过宣教视频、手册、展板做好疼痛相关的宣教，使患者了解什么是疼痛、疼痛评估工具、疼痛治疗的意义、缓解疼痛对术后加速康复的重要性。评估患者疼痛病史，了解患者的需求及疼痛治疗史，做好护理记录，及时向医生反馈情况。

（二）手术前

责任护士做好术前疼痛相关的健康宣教，如镇痛泵的使用方法，疼痛治疗仪的原理，什么是预防性镇痛，按时镇痛和联合用药的重要性，出现镇痛不全或不良反应时的处理，疼痛的自我评估。

（三）手术后

1. 妥善安置患者，责任护士评估患者镇痛泵使用情况，做好疼痛评估及筛查，并根据医嘱实施预防性镇痛。评估患者各项指标，如疼痛评分、部位、性质、伴随症状、不良反应，镇痛泵使用情况、按压次数及剩余量，并在护理病历上记录，以确保患者的安全，其间有异常情况及时处理并记录。

2. 责任护士根据不同的镇痛方式，进行镇痛评估。评估内容包括：①疼痛部位及范围。②疼痛发作时间：何时开始，突发还是渐进，有无规律。③疼痛性质：刺痛（刀割样）、胀痛、钝痛（隐痛）、绞痛、抽搐痛、烧灼痛、麻痛、撕裂痛 / 闷痛或压榨性。④疼痛是否放射至其他部位。⑤伴随症状：局部有无红、肿、热、痛的炎症表现；有无肢体的功能障碍；有无生命体征变化等。⑥疼痛对患者的影响：是否影响进食、活动、情绪和睡眠。

二、评估

疼痛评估的工具较多，目前临床上多采用数字评定量表、面部表情疼痛量表与描述法相结合进行评分：

1. 成年人使用数字分级评分法（numerical rating scale，NRS），1 ～ 3 分为轻度疼痛、4 ～ 6 分为中度疼痛、7 ～ 9 分为重度疼痛、10 分为剧痛，见图 2-4。

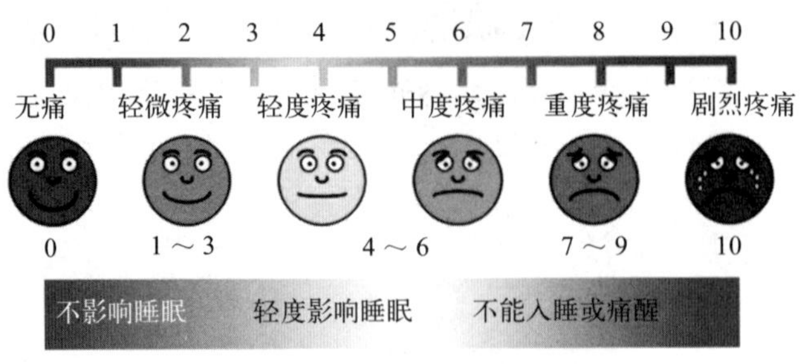

图 2-4 数字分级评分法

2. 交流困难，无法用语言准确表达疼痛的患者（幼儿、老年人、文化程度低）使用修订版面部表情疼痛量表（faces pain scale revised，FPS-R）。

三、处理

1. 轻度疼痛（1～3 分） 非药物治疗（心理疏导、分散转移注意力等）、物理治疗（电疗或光疗等）。

2. 中度疼痛（4～6 分） 非药物治疗（心理疏导、分散转移注意力等）、物理治疗（电疗或光疗等）、药物治疗 NSAIDs + 弱阿片类药物。

3. 重度疼痛（7～10 分） 非药物治疗（心理疏导，分散转移注意力等）、物理治疗（电疗或光疗等）、药物治疗 NSAIDs + 强阿片类药物 /± 辅助镇痛，多模式镇痛。

四、治疗效果评估

应定期评价药物或治疗方法疗效和不良反应，尤其应关注生命体征的改变和是否出现患者难以忍受的副作用，并进行相应调整。在疼痛治疗结束后应由患者评估满意度。评估原则包括：

1. 评估静息和运动时的疼痛强度，只有运动时疼痛减轻才能保证患者手术后躯体功能的最大恢复。

2. 在疼痛未稳定控制时，应反复评估每次药物和治疗方法干预后的效果。原则上静脉给药后 30min、口服用药后 1h，药物达最大作用时应评估治疗效果。

3. 记录治疗效果，包括不良反应。

4. 对突发的剧烈疼痛，尤其是生命体征改变（如低血压、心动过速或发热）应立即评估，并对可能的切口裂开、感染、深静脉血栓和肺栓塞等情况做出及时诊断和治疗。

5. 疼痛治疗结束时应由患者对医护人员处理疼痛的满意度及对整体疼痛处

理的满意度分别做出评估。

五、常用药物及指导

（一）阿片类镇痛药

阿片类镇痛药又称为麻醉性镇痛药，它能提高患者的痛阈从而减轻或消除疼痛，一般不产生意识障碍，除非大剂量可产生睡眠或麻醉。常见的阿片类镇痛药有以下几种：

1. 吗啡（morphine） 主要用于治疗中到重度各种急、慢性疼痛，以及癌性疼痛、麻醉前给药、术后镇痛及血压正常的心肌梗死和内脏绞痛等。成人常用剂量为8～10mg，皮下注射或肌内注射。对休克患者及老年体弱者剂量宜酌减。

2. 可待因（codeine） 又称甲基吗啡，属弱效阿片类药物，口服后容易吸收，主要用于中等程度的疼痛。

3. 哌替啶（pethidine，meperidine） 对呼吸有明显的抑制作用，可用于深低温麻醉或难治性晚期癌痛患者。

4. 芬太尼（fentanyl） 是纯阿片受体激动剂，镇痛效果强，是吗啡的80～100倍，但持续时间短。主要用于临床麻醉，作为复合全麻的组成成分，还用于术后镇痛。

5. 硫酸吗啡缓释片（美施康定） 美施康定片的有效成分是硫酸吗啡，相比于盐酸吗啡，它是多元强酸、双分子结构。稳定性高，结合力强，镇痛疗效更好。

（二）阿片类药物常见副作用

1. 便秘 阿片类药物与胃肠神经丛分泌腺体结合，抑制肠蠕动并使肠道腺体分泌减少；疼痛使患者活动量下降，加重便秘；使用阿片类药物时，应同时预防性地给予通便药物。

2. 恶心、呕吐 由于药物刺激大脑的中枢化学感受器，导致前庭敏感性增加，以及胃排空延缓所致。在使用阿片类药物1周内，可预防性使用止吐药物。

3. 呼吸抑制 麻醉镇痛药可降低呼吸中枢对 PCO_2 的敏感性，使呼吸缓慢，不规律。若出现严重呼吸抑制如呼吸＜10次/分，可用吗啡拮抗剂纳洛酮解救。

4. 尿潴留 发生率通常低于5%。如同时使用镇静药，应密切观察排尿和膀胱充盈情况。

5. 嗜睡及过度镇静 少数患者在用药的最初几天内可能会发生，数日后症状多自行消失。

6. 精神错乱 发生较为罕见。

（三）非阿片类镇痛药

非阿片类镇痛药包括：水杨酸类、丙酸类、乙酸类、喜康类和吡唑酮类等，其中主要是非甾体抗炎药（NSAIDs）、中枢性镇痛药和其他类型的镇痛药等。

1. 阿司匹林（aspirin） 又名乙酰水杨酸，有中等程度的镇痛作用。

2. 对乙酰氨基酚（acetaminophen，paracetamol） 又名扑热息痛。解热镇痛作用缓和、持久，强度类似阿司匹林。

3. 吲哚美辛（indomethacin，indocin） 又名消炎痛，有良好镇痛作用。

4. 布洛芬（ibuprofen） 又称异丁苯丙酸，具有抗炎、解热及镇痛作用，且作用比阿司匹林、保泰松、扑热息痛强。

5. 曲马多（tramadol） 是人工合成的中枢性镇痛药，口服吸收良好，作用持续 4 ～ 8h。用于硬膜外镇痛时，其镇痛效果与哌替啶相似，适用于中、重度急慢性疼痛。

（四）非阿片类镇痛药的常见不良反应

消化道溃疡、血小板功能异常、肾毒性、肝功能障碍、过敏反应等。

六、非药物治疗

非药物治疗主要通过患者教育来分散注意力和物理治疗，其中物理治疗有以下几种。

1. 电疗法：直流电及药物离子导入疗法、低频电疗法、中频电疗法、高频电疗法。

2. 光疗法：红外线疗法、紫外线疗法、激光疗法、可见光线疗法。

3. 超声波疗法和冲击波疗法。

4. 冷、温热疗法。

5. 磁疗、水疗法。

6. 生物反馈疗法。

7. 放松疗法及自我行为疗法等。

七、疼痛管理模式

多模式疼痛管理：顾名思义，多模式镇痛不止一种镇痛方式，而是将不同作用机制进行组合，对患者进行不同方式的给药，镇痛药物以多种途径并以较少的药量作用于患者机体，有效地弱化了某一种镇痛药物因大量使用对患者造成机体或神经损伤等副作用，因此多模式镇痛管理被公认为可缓解患者疼痛的疼痛管理模式。其主要方式包括超前镇痛、周围神经阻滞、硬膜外镇痛、病人自控镇痛、关节周围注射镇痛药物和冷疗镇痛等。随着外科加速康复（enhanced recovery after surgery，ERAS）理念逐渐得到重视和认可，多模式镇痛作为

ERAS的重要组成部分，已被公认为缓解疼痛的有效方案。《加速康复外科中国专家共识及路径管理指南》指出，患者在做过具有创面和切口较大手术后，会伴有剧烈的疼痛感，实施有效的镇痛管理有助于患者尽早恢复至可下床活动的程度。

八、健康教育

1. 出现疼痛时，或疼痛无法缓解时，及时向医护人员报告。
2. 了解疼痛相关知识及镇痛治疗方案，消除对镇痛药的顾虑，积极配合医护人员执行镇痛方案。
3. 镇痛药合理使用是不会成瘾的，请不要对使用镇痛药有过多的顾虑。

九、心理护理

1. 为患者提供足够的理解和支持，医护人员可通过语言、表情、文字、图画、电影、电视等对患者施加影响而达到治愈或减轻疼痛的目的。
2. 通过认知行为、松弛疗法、放松疗法、转移注意力等缓解患者疼痛症状。

第四节 围手术期疼痛管理的SOP

围手术期疼痛管理的SOP见表2-4。

表2-4 围手术期疼痛管理的SOP

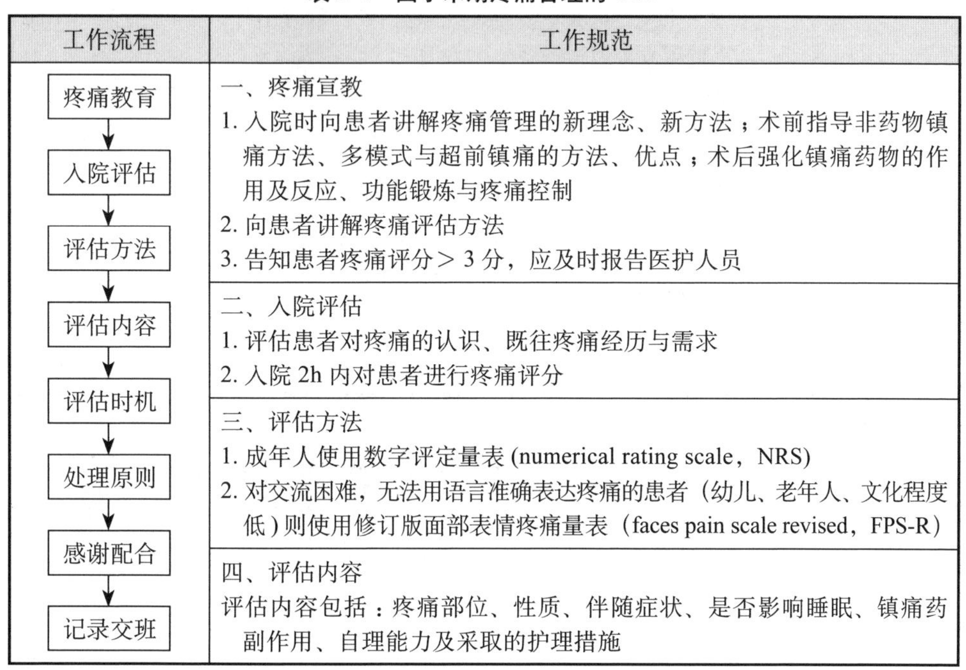

工作流程	工作规范
疼痛教育 ↓ 入院评估 ↓ 评估方法 ↓ 评估内容 ↓ 评估时机 ↓ 处理原则 ↓ 感谢配合 ↓ 记录交班	一、疼痛宣教 1. 入院时向患者讲解疼痛管理的新理念、新方法；术前指导非药物镇痛方法、多模式与超前镇痛的方法、优点；术后强化镇痛药物的作用及反应、功能锻炼与疼痛控制 2. 向患者讲解疼痛评估方法 3. 告知患者疼痛评分＞3分，应及时报告医护人员
	二、入院评估 1. 评估患者对疼痛的认识、既往疼痛经历与需求 2. 入院2h内对患者进行疼痛评分
	三、评估方法 1. 成年人使用数字评定量表(numerical rating scale，NRS) 2. 对交流困难，无法用语言准确表达疼痛的患者（幼儿、老年人、文化程度低）则使用修订版面部表情疼痛量表（faces pain scale revised，FPS-R）
	四、评估内容 评估内容包括：疼痛部位、性质、伴随症状、是否影响睡眠、镇痛药副作用、自理能力及采取的护理措施

续表

工作流程	工作规范
	五、评估时机 (一) 定时评估 1. 根据入院疼痛分值进行评估 (1) 1～3分(轻度疼痛):每日10:00评估 (2) 4～6分(中度疼痛):10:00、22:00评估 (3) 7～10分(重度疼痛):02:00、10:00、14:00、22:00评估 2. 手术患者术后24h内评估频次:回病房时评估、14:00、18:00、22:00、02:00、06:00、10:00评估,然后根据疼痛分值进行评估 (二) 实时评估 1. 患者报告疼痛时,则根据当时患者报告疼痛时的状态进行评估并记录 2. 给药后评估:直肠或静脉给药或肌内注射,给药后30min评估;口服给药后1h评估
	六、处理原则 1. 疼痛<4分时,护士可按阶梯镇痛原则处理 2. 疼痛≥4分时,护士及时通知主管医生,按照阶梯用药原则给予相应处理 3. 阶梯镇痛原则 (1) 轻度疼痛(1～3分):心理治疗、物理治疗、药物治疗NSAIDs (2) 中度疼痛(4～6分):心理治疗、物理治疗、药物治疗NSAIDs+弱阿片类药物 (3) 重度疼痛(7～10分):心理治疗、物理治疗、药物治疗NSAIDs+强阿片类药物/+辅助镇痛
	七、感谢配合 1. 对患者的配合表示感谢 2. 对患者配合所付出的辛苦表示歉意,如"大爷(大娘),您辛苦了"
	八、记录交班 1. 在疼痛评估单上做好记录 2. 对疼痛评分>4分者,做好记录并交班

第五节　创伤疼痛快速愈合敷贴仪操作规程

创伤疼痛快速愈合敷贴仪操作规程见表2-5。

表 2-5　创伤疼痛快速愈合敷贴仪操作规程

操作项目	操作步骤	知识要点	标准分
操作目的	1. 促进伤口血液循环 2. 快速缓解疼痛、促进伤口愈合 3. 预防术后深静脉血栓 4. 预防伤口肿胀、防止脂肪液化 5. 促进神经肌肉康复		
评估要点	1. 评估患者病情、年龄、意识状态、自理能力、合作程度 2. 评估患者伤口敷料情况 3. 评估肢体活动情况		
操作准备	护士准备：着装整洁规范，仪表端庄大方	• 遵守医院感染控制要求	2
	准备物品：创伤疼痛快速愈合敷贴仪（以下简称疼痛治疗仪）、速干手消毒液、75% 医用酒精、棉签、疼痛穴位敷贴		5
操作步骤	1. 核对医嘱		5
	2. 核对患者床号、姓名、住院号（询问患者姓名、核对床头卡及腕带），评估患者		5
	3. 洗手，戴口罩		3
	4. 备齐用物携至床旁，再次核对	• 调试仪器设备，保证处于正常状态	5
	5. 用 75% 酒精消毒皮肤表面，待干	• 询问患者有无酒精过敏史，有即改为生理盐水消毒	5
	6. 协助患者取合适卧位，充分暴露患处，必要时隔帘遮挡，在治疗位置，贴穴位敷贴	• 保护患者隐私	10
	7. 插上插头→将电源开关调至 ON →时间设定 20min →确定治疗时间，按 START（开始）键		15
	8. 调整左上角红色电流输出旋钮，将电流打到最大值		10

续表

操作项目	操作步骤	知识要点	标准分
	9. 在最下面一排按钮中，根据治疗对应部位按钮，调整适当的输出电流，电流输出，治疗开始（在治疗过程中，随时观察患者反应）	• 加大电流前一定要边调试，边询问患者感受 • 成人治疗最大频率为5格，1～12岁患儿由小→大，最大3格	15
	10. 治疗结束后，关上电源键OFF键；取下电极线，拔出电源	• 治疗结束后，所有设置键必须归位 • 穴位敷贴可在身上贴1h让穴位敷贴的中药慢慢渗入皮肤后再拆下来	5
	11. 整理床单位，询问患者需要		5
	12. 洗手，记录		5
综合评价	A.5　B.4　C.3　D.2　E.1　F.0		5
指导要点	1. 告知患者创伤疼痛快速愈合敷贴仪的目的、方法及注意事项 2. 指导患者全身放松，不要紧张 3. 不要自行调解仪器按钮、严禁自行拆除输出装置并将两个输出夹相碰 4. 治疗时注意保暖		
注意事项	1. 疼痛穴位敷贴视患者患处实际情况选择离心脏较近且肌肉组织较多的部位对称贴敷，一般常规创面伤口应贴敷于创面的同一水平的两侧（左右或上下） 2. 每次治疗20min，每天2次，5d为1个疗程 3. 严禁将高频电刀同时连接在同一患者身上，在本设备敷贴位置可能引起烧伤 4. 孕妇、心脏搭桥、心脏起搏器者、多器官衰竭者、皮肤超敏史者禁用		
评分标准	1. 按操作程序各项实际分值评分 2. 原则性操作程序颠倒一处扣2分 3. 未保护患者隐私扣2分 4. 关心，体贴患者不够，态度不亲切扣2分		

第六节　围手术期疼痛的质量管理

一、专科质量指标

见表 2-6。

表 2-6　围手术期疼痛管理的专科质量指标

类别	参考指标	参考说明	参考计算公示
结构指标	疼痛管理的护理常规，有培训考核		
	疼痛知识培训率		
	疼痛知识考核合格率		
过程指标	疼痛评估准确率（%）	正确评估患者的疼痛程度，评估方法、评估时机、评估频率正确	抽查疼痛评分正确的例次 ÷ 抽查疼痛评估的患者总例次 ×100%
	疼痛评估及时率（%）	调查工作中对疼痛评估的及时情况	抽查疼痛评估及时例次 ÷ 抽查同期进行疼痛评估的患者总例次 ×100%
	术后 24h 中重度疼痛的发生率（%）	调查术后 24h 内的患者疼痛评分 ≥ 3 分的病例数	调查术后 24h 内的患者疼痛评分 ≥ 3 分的人数 ÷ 抽查同期手术患者总人数 ×100%
	疼痛护理记录合格率（%）	调查疼痛护理记录规范情况	抽查疼痛记录合格条目数 ÷ 抽查同期进行疼痛评估记录的总条目数 ×100%
	疼痛干预有效率（%）	根据评分给予非药物干预或药物干预后，患者疼痛评分 ≤ 3 分，24h 疼痛频率 ≤ 3 次，24h 内需要镇痛解救药物 ≤ 3 次为干预有效	抽查疼痛干预有效的患者数 ÷ 抽查患者的总人数 ×100%
	疼痛评估工具使用正确率（%）	调查疼痛评估工具的使用情况	抽查疼痛工具使用正确例数 ÷ 抽查同期进行疼痛工具使用的总人数 ×100%

续表

类别	参考指标	参考说明	参考计算公示
结果指标	患者对疼痛管理满意度（%）	使用评估表对患者进行调查	抽查患者对疼痛管理满意项目数 ÷ 抽查总条目数 ×100%
	患者疼痛知识掌握率（%）	调查患者对疼痛知识的掌握程度	抽查患者对疼痛知识掌握条目数 ÷ 抽查总条目数 ×100%
	医护人员疼痛知识掌握率（%）	调查医护人员对疼痛知识的掌握程度	抽查医务人员对疼痛知识掌握条目数 ÷ 抽查总条目数 ×100%
	患者镇痛满意度（%）	在患者出院时，请患者选择 1 ～ 10 分中任意一个数字，表达他的镇痛满意度	患者满意度分数 ÷ 抽查患者人数 ×10 分 ×100%
	疼痛健康教育合格率（%）	按患者入院—住院—手术—出院的过程规划健康教育路径，患者出院时调查健康教育内容是否完善，健康教育完成达 90% 以上为合格	抽查疼痛健康教育合格的患者例数 ÷ 抽查同期所有手术出院患者的总例数 ×100%

二、专科质量标准

见表 2-7。

表 2-7　围手术期疼痛管理的专科质量标准

项目	内容和要求	分值	检查方法
结构（30 分）	知晓疼痛管理制度、流程，并严格执行	5	现场查看 查看相关资料 考核护士 访谈患者
	有疼痛管理小组各级人员岗位职责	5	
	定期进行疼痛知识培训，并有记录	5	
	有专职或兼职疼痛管理 / 专科护士	5	
	医护人员掌握围手术期疼痛管理相关知识	5	
	定期对疼痛质量进行监控、分析、评价	5	

续表

项目	内容和要求		分值	检查方法
过程（50 分）	术前疼痛管理（10 分）	入院时对疼痛进行评估	3	
		根据疼痛评分进行相应处理并有记录	5	
		对患者进行疼痛知识教育	2	
	术中疼痛管理（5 分）	根据疾病及手术方式，选择合适的麻醉方案	5	
	术后疼痛管理（18 分）	术后返回时对疼痛进行评估	5	
		选择合适的疼痛评估工具	3	
		疼痛评估分值正确	5	
		评估频次规范： 1～3 分每日 10：00 评估 4～6 分 10：00、22：00 评估 7～10 分 02：00、10：00、14：00、22：00 评估 患者疼痛时随时进行针对性的评估	5	
	疼痛处理（7 分）	根据疼痛分值与症状，及时报告医生并处理	2	
		根据疼痛结果给予相应干预措施	5	
	疼痛记录（10 分）	疼痛评估及记录内容全面	5	
		疼痛处理后有再评估记录	5	
结果（20 分）	对疼痛管理落实情况有监控		5	
	护士知晓疼痛管理规范		5	
	患者知晓疼痛健康教育内容		5	
	患者对疼痛管理满意		5	

三、专科质量查检表（以疼痛评估为例）——疼痛评估查检表

见表 2-8。

表 2-8　围手术期疼痛管理的专科质量查检表

日期	科室	床号 / 姓名	手术方式	评估内容	评估方法	评估频率		评估分值	与查检评分相符	评价 1. 正确 2. 错误	责任人
				1. 日期时间 2. 疼痛评分 3. 疼痛部位 4. 疼痛性质 5. 伴随症状 6. 镇痛药物副作用 7. 处理措施	1. 数字评定量表（NRS） 2. 修订版面部表情疼痛量表（FPS-R）	根据疼痛分值 1. 1～3 分每日 10：00 评估 2. 4～6 分 10：00、22：00 评估 3. 7～10 分 02：00、10：00、14：00、22：00 评估 4. 疼痛时随时评估 5. 给药后评估	手术患者术后 24h 1. 回病房时评估 2. 14：00　3. 18：00 4. 22：00　5. 02：00 6. 06：00　7. 10：00 8. 疼痛时随时评估 9. 给药后评估	1. 0 分为无痛 2. 1～3 分为轻度疼痛，不影响睡眠 3. 4～6 分为中度疼痛，轻度影响睡眠 4. 7～10 为重度疼痛，不能入睡或痛醒			
合计											

第七节　围手术期疼痛管理的健康教育

1. 什么是疼痛？

疼痛是组织损伤或潜在组织损伤所引起的不愉快感觉和情感体验。疼痛已经成为继体温、脉搏、呼吸、血压之后的第五生命体征。

2. 术后疼痛常见吗？

术后疼痛普遍存在，86% 的患者在术后住院期间存在疼痛，其中 90% 为中重度疼痛，84% 的患者术后 2 ～ 5 年存在疼痛，38% 的患者因为术后疼痛再次入院，是术后再次入院的主要原因，由此增加医疗费用。

3. 疼痛有哪些危害？

术后疼痛是机体受到创伤、感染、手术等刺激后的一种反应，包括生理、心理和行为等多方面。

（1）不敢用力咳嗽，不利于分泌物排出，可能导致肺部感染等并发症。

（2）活动受限制，导致肌肉萎缩、关节僵硬、深静脉血栓形成、尿道和膀胱肌运动减弱引起的尿潴留。

（3）引起心率加快、血压升高。

（4）睡眠质量下降、失眠。

（5）影响情绪，产生焦虑、忧郁、沮丧、恐惧。

（6）急性疼痛控制不好可能发展为慢性疼痛，长期困扰患者。

4. 疼痛应该尽量忍耐吗？

有痛不要忍！

如果您有下面这些想法，就需要注意啦！“手术后疼痛属于正常现象”“疼痛忍忍就好了”“老喊痛，不太好吧！”“等痛得受不了，再叫医生吧！”现在，该放弃这些错误、落伍的疼痛管理观念了。疼痛可引起机体各系统发生相应的改变和损害，应该早期有效控制，不然可能发展为慢性疼痛，慢性疼痛不仅是患者的一种痛苦感觉体验，而且严重时会影响患者的心理、生理功能，使患者无法正常生活，无法参与日常的社交活动。

5. 疼痛会影响手术效果吗？

术后疼痛忍着不说，或者没有充分得到控制，运动时疼痛加重会导致和无法保质保量完成术后功能锻炼，可能会导致肢体僵硬、萎缩、影响患处血液循环、延误术后康复，严重影响手术效果。

6. 如何对疼痛进行评估？

疼痛是一种主观感受，疼痛强度主要依据患者的描述，还有一种简单、专业、常用的方法，是数字评定量表，此量表用 0 ～ 10 数字的刻度标示出不同程度的疼痛强度等级，“0”为无痛，“10”为最剧烈的疼痛，4 以下为轻度痛（疼痛不影响睡眠），4 ～ 6 为中度痛，7 以上为重度痛（疼痛导致不能入眠或从睡眠中痛醒）能够评估疼痛强度。当您感觉到轻微疼痛时，就应该开始使用镇痛方案进行干预。

7. 什么是围手术期镇痛？

围手术期镇痛包括术前、术中、术后持续的、多模式的镇痛。目的是缓解手术造成的疼痛及其带来的不良反应，更重要的是防止外周及中枢敏化的发生。

8. 什么是预防性镇痛？

预防性镇痛是采用持续的、多模式的、阻止疼痛敏感状态形成的预防性镇痛措施，以求取得完全的、长时间的、覆盖整个围手术期的有效镇痛手段。目的是减少手术诱发的伤害感受信号传递所引起的生理反应。

9. 为什么要进行围手术期的疼痛治疗？

（1）减轻术后疼痛、提高生活质量。

（2）缓解紧张情绪，减少心血管系统并发症。

（3）让您敢于深呼吸和咳嗽、减少肺不张、肺部感染发生。

（4）让您早下床活动，减少长期卧床可能会引起的下肢静脉血栓、肺栓塞等问题，促进胃肠道功能恢复。

（5）改善睡眠、让您白天精力充沛，更好地配合治疗。

（6）让您充分进行康复锻炼，取得最佳治疗效果。

10. 为了达到更好的疼痛治疗效果，应该如何配合医护人员？

（1）向医护人员表达了解疼痛和疼痛管理知识的愿望。

（2）与医护人员交谈，了解镇痛治疗方案，消除对镇痛药物的顾虑。

（3）积极配合医护人员执行镇痛方案。

（4）出现疼痛或疼痛无法缓解时，及时向医护人员报告。

11. 目前疼痛的治疗方法有哪些？

主要包括非药物治疗和药物治疗两大类方法。非药物治疗包括心理疏导、分散注意力、放松疗法、按摩、针灸等。药物治疗包括非选择性非甾体类药物、选择性 COX-2 抑制剂和阿片类镇痛药物（表 2-9）。

12. 什么是多模式镇痛？

多模式镇痛是将不同作用机制进行组合，对患者进行不同方式的给药，镇痛药物以多种途径并以较少的药量作用于患者机体，有效地弱化了某一种镇痛药物因大量使用对患者造成机体或神经损伤等副作用。

表 2-9　常用镇痛药物

药物类型	作用机制	使用范围	代表药物
非选择性非甾体类药物（NSAIDs）	通过抑制炎症介质前列腺生物合成中的环氧化酶（COX），从而阻断前列腺素的合成，实现抗炎、镇痛、解热作用	用于轻、中度疼痛或重度疼痛的协同治疗	双氯芬酸、布洛芬、美洛昔康 特点：抗炎镇痛，胃肠道副作用（如恶心、消化不良、溃疡等）要高于选择性 COX-2 抑制剂，同时影响血小板功能
选择性环氧化酶 -2（COX-2 抑制剂）	通过选择性抑制炎症介质前列腺生物合成中的环氧化酶 -2（COX-2），从而阻断前列腺素的合成，实现抗炎、镇痛、解热作用	用于轻、中度疼痛或重度疼痛的协同治疗	帕瑞昔布、塞来昔布等 特点：镇痛强效、起效迅速、显著降低胃肠道副作用（如恶心、消化不良、溃疡等），且不影响血小板功能，不影响出血
阿片类镇痛药物	主要通过作用于中枢的阿片类受体发挥镇痛作用	用于中、重度疼痛	弱阿片类：可待因等 强阿片类：吗啡、芬太尼、哌替啶等

13. 我已经使用了镇痛泵，还需要使用非甾体抗炎镇痛药物吗？

镇痛泵中使用的主要是阿片类药物，镇痛作用强，但对运动性疗效有限，且副作用大（可发生恶心呕吐、嗜睡、呼吸抑制、依赖性等）；如果配合使用非甾体抗炎镇痛药物，利用其具有的抗炎镇痛作用，就可以增强镇痛效果，减少阿片类药物的用量及副作用。

14. 服用镇痛药需要注意什么？

服用非甾体抗炎镇痛药时，需要关注该类药物的胃肠道安全性，一般患者如果长期服用传统的非甾体抗炎镇痛药（如双氯芬酸、布洛芬等），可能引起胃肠道的溃疡、出血等副作用。尤其对于一些既往有上消化道溃疡、出血病史的患者，或者有胃肠道高危因素的患者（如长期吸烟、喝酒、高龄＞65 岁）、使用糖皮质激素、阿司匹林、抗凝血药、有幽门螺杆菌感染等），均需要特别注意避免使用传统非甾体抗炎镇痛药，如需使用，建议使用选择性环氧化酶 -2（COX-2）抑制剂（如帕瑞昔布、塞来昔布等），如果是服用阿片类镇痛药物，因其副作用的大小与剂量相关，所以建议尽可能使用小剂量治疗，以减少其恶心、呕吐等副作用，目前临床常建议两类药物联合使用，增加镇痛疗效的同时减少药物的副作用。

第 3 章 围手术期营养管理

第一节　概述及定义

一、概述

围手术期营养支持是外科加速康复重要的组成部分，通过营养支持在围手术期的合理应用，能减轻患者分解代谢状态和组织丢失，减少术后创伤和应激反应，有助于手术患者早期下床活动并尽快恢复，明显降低术后并发症发生率，缩短住院时间，改善患者临床结局。因此营养支持治疗应贯穿外科加速康复治疗过程始末，在不同阶段有不同的侧重与作用，是外科加速康复不可或缺的重要环节。

二、定义

1. 营养支持（nutrition support）　经口、肠道或肠外途径提供较全面的营养素，具有代谢调理作用的称为营养治疗。

2. 肠外营养（parenteral nutrition，PN）　经静脉途径为无法经消化道摄取或摄取营养物不能满足自身代谢需要的患者提供包括氨基酸、脂肪、糖类、维生素及矿物质在内的营养素，以促进合成代谢、抑制分解代谢，维持机体组织、器官的结构和功能。全部营养从肠外供给称全胃肠外营养（total parenteral nutrition，TPN），部分肠外营养（partial parenteral nutrition，PPN）。

3. 肠内营养（enteral nutrition，EN）　经消化道提供营养素。EN 制剂按氮源分为整蛋白型、氨基酸型和短肽型。根据给予方式的不同，分为口服和管饲。口服营养补充（oral nutritional supplements，ONS），全肠内营养（total enteral nutrition，TEN）。

4. 营养风险　指现存的或潜在的与营养因素相关的导致患者出现不利临床

结局的风险。

5. 营养不良（malnutrition）　能量、蛋白质或其他营养素缺乏或过度，对机体功能乃至临床结局产生不良影响。定义标准：①体重指数＜ 18.5kg/m²；②无意识体重丢失（必备项，无时间限定情况下体重丢失＞ 10% 或 3 个月内丢失＞ 5%）的情况下，出现体重指数降低（＜ 70 岁者＜ 20kg/m² 或≥ 70 岁者＜ 22kg/m²）或去脂肪体重指数降低（女性＜ 15kg/m²，男性＜ 17kg/m²）的任意一项。

6. 营养筛查（nutrition screening）　医务人员利用快速、简便的方法了解患者营养状况，决定是否需要制订营养计划。

7. 营养评定（nutrition assessment）　营养专业人员对患者的营养、代谢状况及机体功能等进行全面检查和评估，考虑适应证和可能的不良反应，以制订营养支持计划。

第二节　围手术期营养管理的专科评估

一、营养风险筛查

术前营养风险筛查可发现存在营养风险的患者，并使这些患者通过术前营养干预获益。

筛查工具

临床营养风险筛查 2002（Nutritional Risk Screening 2002，NRS2002），最常用。

1. 评估内容　临床营养风险筛查 2002（Nutritional Risk Screening 2002，NRS2002）见表 3-1。

表 3-1　临床营养风险筛查 NRS2002

身高：____cm　　　　体重：____kg　　　　BMI：____kg/m²

评分内容	评分分值
营养状况受损评分 □ 0 分：BMI ≥ 18.5kg/m²、近 1 ～ 3 个月体重无下降、近 1 周进食无变化 □ 1 分：近 3 个月内体重下降＞ 5% 或近 1 周进食量减少 25% ～ 50% □ 2 分：近 2 个月内体重下降≥ 5% 或近 1 周进食量减少 51% ～ 75% □ 3 分：BMI ＜ 18.5kg/m²，伴一般临床状况差或近 1 个月内体重下降＞ 5% 或近 3 个月内体重下降＞ 15% 或近 1 周进食量减少 76% 及以上	

续表

评分内容	评分分值
疾病严重程度评分（营养需求增加程度） □0分：正常营养需求 □1分：髋骨折、慢性疾病急性发作或有并发症、慢性阻塞性肺病、血液透析、肝硬化、一般恶性肿瘤患者、糖尿病 □2分：腹部大手术、脑卒中、重度肺炎、血液恶性肿瘤 □3分：颅脑损伤、骨髓移植、APACHE评分＞10分的ICU患者	
年龄评分 □0分：年龄＜70岁 □1分：年龄≥70岁	
合计总分	
备注：关于疾病严重程度的相关解释，对于未出现在表格中的疾病可参照以下： 1分：慢病患者因并发症而住院治疗，虚弱但不需要卧床。蛋白质需要略增加，但可通过口服和补充来弥补 2分：患者需卧床，如腹部大手术后，蛋白质需要增加，多数人仍可通过人工营养得到恢复 3分：患者病情较危重，蛋白质需要增加且不能被人工营养支持所弥补，但通过人工营养可使蛋白质分解和氮丢失明显减少	

2. 评估对象　年龄18～90岁。

3. 评估时机　对上述患者在入院24h内进行临床营养风险筛查。首次评估不存在营养风险（NRS2002＜3分）的患者，在手术后24～48h或入院1周后再次进行营养风险评估。

4. 营养风险筛查结果判读、处理及记录

（1）若营养风险筛查NRS2002＜3分，表明患者目前没有营养风险，按要求时间复评；营养风险筛查NRS2002总分≥3分，则进行第二步全面营养评定，并由主管医师结合患者临床状况，制订营养干预计划，必要时可请临床营养治疗小组成员会诊；若营养风险筛查NRS2002≥5分，表明患者有严重营养风险，应请临床营养治疗小组成员评估，制订个体化营养支持治疗方案。

（2）评估结果的记录：对住院患者实施营养筛查及评估，特殊、疑难、危重及大手术患者营养会诊、营养支持方案应如实记入病历。大手术患者（三级、四级）术前讨论应包含营养评估的内容，术后记录应包含营养会诊，营养支持方案的内容。

二、营养评定

营养评定方法通常从人体测量学指标、实验室指标和综合性评价法3

个方面评估患者的营养状况。人体测量学指标包括：体重指数、上臂肌围（upper arm muscle circumference，AMC）、肱三头肌皮褶厚度（triceps skinfold thickness，TSF）和机体组成测定等。生化指标包括：血清白蛋白、前白蛋白、转铁蛋白等。国内常用的综合评价法包括：主观全面营养评价法（subjective global assessment，SGA）等。

（一）评估内容

1. 人体测量学指标

（1）体重指数（body mass index，BMI）：BMI= 体重（kg）/ 身高 ^{2}（m^2），是目前常用衡量人体胖瘦程度及营养状况的标准。成年人的正常范围是 18.5 ～ 23.9kg/m^2。＜ 18.5kg/m^2 属于过轻，24 ～ 27kg/m^2 属于过重，28 ～ 32kg/m^2 属于肥胖，＞ 32kg/m^2 属于非常肥胖。

（2）肱三头肌皮褶厚度（triceps skinfold thickness，TSF）：被测者立位，上臂自然下垂，取左或右上臂背侧肩胛骨肩峰至尺骨鹰嘴连线中点，测定者用两指将皮肤连同皮下脂肪捏起呈皱褶，捏起处两边的皮肤须对称，用压力为 10g/mm^2 皮褶厚度计测定。连续测定 3 次后取平均值，计算实测值占正常值的百分比。

①正常参考值：男性 11.3 ～ 13.7mm；女性 14.9 ～ 18.1mm。

②评价标准：测量值为正常值的 90% 以上为正常，80% ～ 90% 为轻度营养不良，60% ～ 80% 为中度营养不良，＜ 60% 为重度营养不良。

（3）上臂肌围（upper arm muscle circumference，AMC）：被测者上臂自然下垂，用软尺测量上臂中点处围度（上臂中点围，AC），加上三头肌皮褶厚度（TSF）数值。

①计算公式：AMC（cm）=AC（cm）－ 3.14 × TSF（mm）。

②正常参考值：男性 22.8 ～ 27.8cm；女性 20.9 ～ 25.5cm。

③评价标准：实测值为正常值的 90% 以上为正常，80% ～ 90% 为轻度营养不良，60% ～ 80% 为中度营养不良，＜ 60% 为重度营养不良。

2. 实验室生化指标　正常值及评判标准见表 3-2。

表 3-2　实验室生化指标的正常值及评判标准

项目	正常	轻度营养不良	中度营养不良	重度营养不良
血清白蛋白（g/L）	35 ～ 50	28 ～ 34	21 ～ 27	＜ 21
前白蛋白（g/L）	0.25 ～ 0.40	0.16 ～ 0.25	0.12 ～ 0.15	＜ 0.12
转铁蛋白（g/L）	2 ～ 4	1.5 ～ 2.0	1.0 ～ 1.5	＜ 1.0

（二）评估工具

对于营养筛查显示有营养风险的患者，可进一步使用主观全面营养评价表（subjective global assessment，SGA）进行营养评定，见表 3-3。

表 3-3 主观全面营养评价表

指标	A 级	B 级	C 级
近期（2 周）体重改变	□无 / 升高	□减少 < 5%	□减少 > 5%
饮食改变	□无	□减少	□不进食 / 低热流食
胃肠道症状（持续 2 周）	□无 / 食欲不减	□轻微恶心、呕吐	□严重恶心、呕吐
活动能力改变	□无 / 减退	□能下床走动	□卧床
应激反应	□无 / 低度	□中度	□高度
肌肉消耗	□无	□轻度	□重度
三头肌皮褶厚度	□正常	□轻度减少	□重度减少
踝部水肿	□无	□轻度	□重度
（1）体重变化：考虑过去 6 个月或近两周的，若过去 5 个月变化显著，但近 1 个月无丢失或增加，或近两周经治疗后体重稳定，则体重丢失一项不予考虑 （2）胃肠道症状至少持续两周，偶尔一两次不予考虑 （3）应激参照：大面积烧伤、发热、大量出血属高应激，慢性腹泻属中应激，长期低热或恶性肿瘤属低应激 评价结果中，有 5 项及以上属于 B 级或 C 级，可分别认定为中度或重度营养不良			

第三节 围手术期营养管理的护理常规

营养支持是围手术期处理的重要组成部分，围手术期合理的营养支持有助于患者早期下床活动并尽快恢复，降低术后并发症发生率，缩短住院时间和 ICU 停留时间，改善临床结局。

一、术前营养护理

（一）术前营养筛查与评估

术前应采用营养风险筛查 2002（NRS2002）进行全面的营养风险筛查，并根据结果采取相应的营养支持方式。

（二）病情观察

1. 观察患者胃肠动力情况：有无胃排空延迟（幽门梗阻、胃瘫）；有无高反流误吸风险（胃食管反流），有无肠梗阻等。

2. 观察患者一般情况：是否存在意识、精神障碍、年龄＞ 75 岁、妊娠、哺乳期等。

3. 观察患者有无糖代谢异常。

（三）术前禁食、禁水

1. 根据患者手术类型、手术方式告知患者术前禁食、禁饮的时间及要求。无胃肠动力障碍者，术前 6h 禁食固体饮食，术前 2h 禁食清流质饮食。无糖尿病史者，术前 10h 和 2h 分别口服 12.5% 糖类饮品 800ml 和 400ml。

2. 因某些原因无法进食或进水的患者，术前静脉输注葡萄糖 [5mg/（kg・min）] 也能减少术后胰岛素抵抗和蛋白质丢失，有利于患者康复。

3. 观察患者在禁食、禁水过程中生命体征变化，有无口渴、饥饿、烦躁、焦虑，以及心慌、出冷汗等低血糖症状。

二、术后营养护理

（一）营养风险评估

1. 术后 24 ～ 48h 应再次对患者进行营养风险筛查。

2. 评估患者麻醉清醒状况（Steward 评分表）及胃肠功能。

（二）病情观察

1. 观察患者生命体征变化及术区疼痛情况。

2. 观察患者有无腹痛、腹胀、恶心呕吐等胃肠不耐受症状。

3. 观察患者各引流管引流情况。

4. 肠内肠外营养期间监测患者血糖情况。

（三）营养支持

1. 术后应鼓励患者早期经口进食，并根据患者耐受程度逐渐加量。

2. 无法自主经口进食的高营养风险患者，应该在术后 24h 内开始肠内营养（EN）支持。

3. 具有营养支持指征但不宜或不能耐受肠内营养患者应及早给予肠外营养。

4. 当因各种原因无法经肠道途径进行营养支持或营养支持无法满足能量或蛋白质目标需要量的 60% 持续 7 ～ 10d 时，应联合应用肠外营养。

三、营养支持途径

（一）口服补充营养

1. *使用人群*　所有营养不良的癌症患者和腹部大手术的高危患者术前均需经口补充营养素。

2. 口服营养试剂类型　包括液体、粉剂、甜点类或块状。

（二）经管饲肠内营养

1. 使用人群　对于无法经口服补充营养达到目标需要量或者无法经口进食的患者，选择通过管饲进行肠内营养。

2. 输注途径　经鼻胃管、鼻十二指肠/空肠管、胃造瘘管、空肠造瘘管、经肠瘘口远端置管等。

3. 输注方式　按时一次性输注、间歇重力滴注和连续输注三种方式。

（三）肠外营养

对于严重营养不良或者重度营养风险，且肠内营养无法满足能量需要的患者才建议使用肠外营养。

1. 输注途径　外周静脉肠外营养、中心静脉肠外营养。

2. 输注方式　持续输注法和循环输注法。

四、营养支持治疗模式

术前营养支持首推口服高蛋白质食物和ONS，次选管饲肠内营养，如热量和蛋白质无法达到目标量，可考虑行肠外营养支持。术前营养支持强调蛋白质补充，有利于术后恢复，非肿瘤患者术前每餐保证≥ 18g的蛋白质摄入，肿瘤患者术前每餐≥ 25g的蛋白质摄入以达到每天蛋白质需要量。术后患者也应尽早恢复经口进食和补充蛋白质，术后足量的蛋白质摄入比足量的热量摄入更重要。在营养干预五阶梯模式中，当下一阶梯不能满足患者60%的能量需求3～5d时，应选择上一阶梯营养治疗。营养干预的五阶梯模式见图3-1。

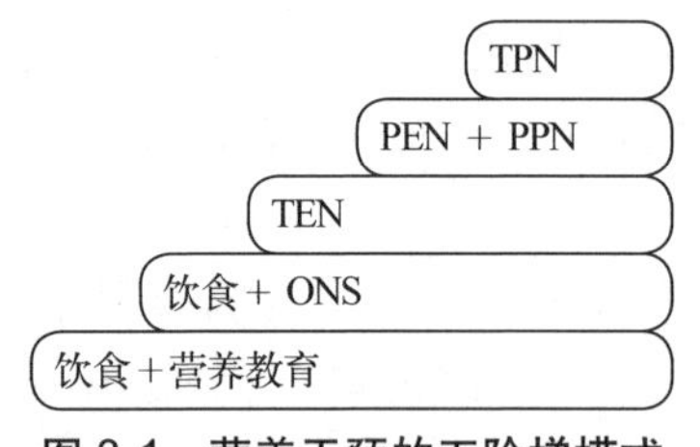

图3-1　营养干预的五阶梯模式

TPN. 全肠外营养；TEN. 全肠内营养；PPN. 部分肠外营养；PEN. 部分肠内营养；ONS. 口服营养补充；营养教育包括饮食调整、饮食咨询与饮食指导

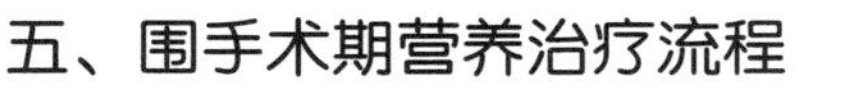

五、围手术期营养治疗流程

见图 3-2。

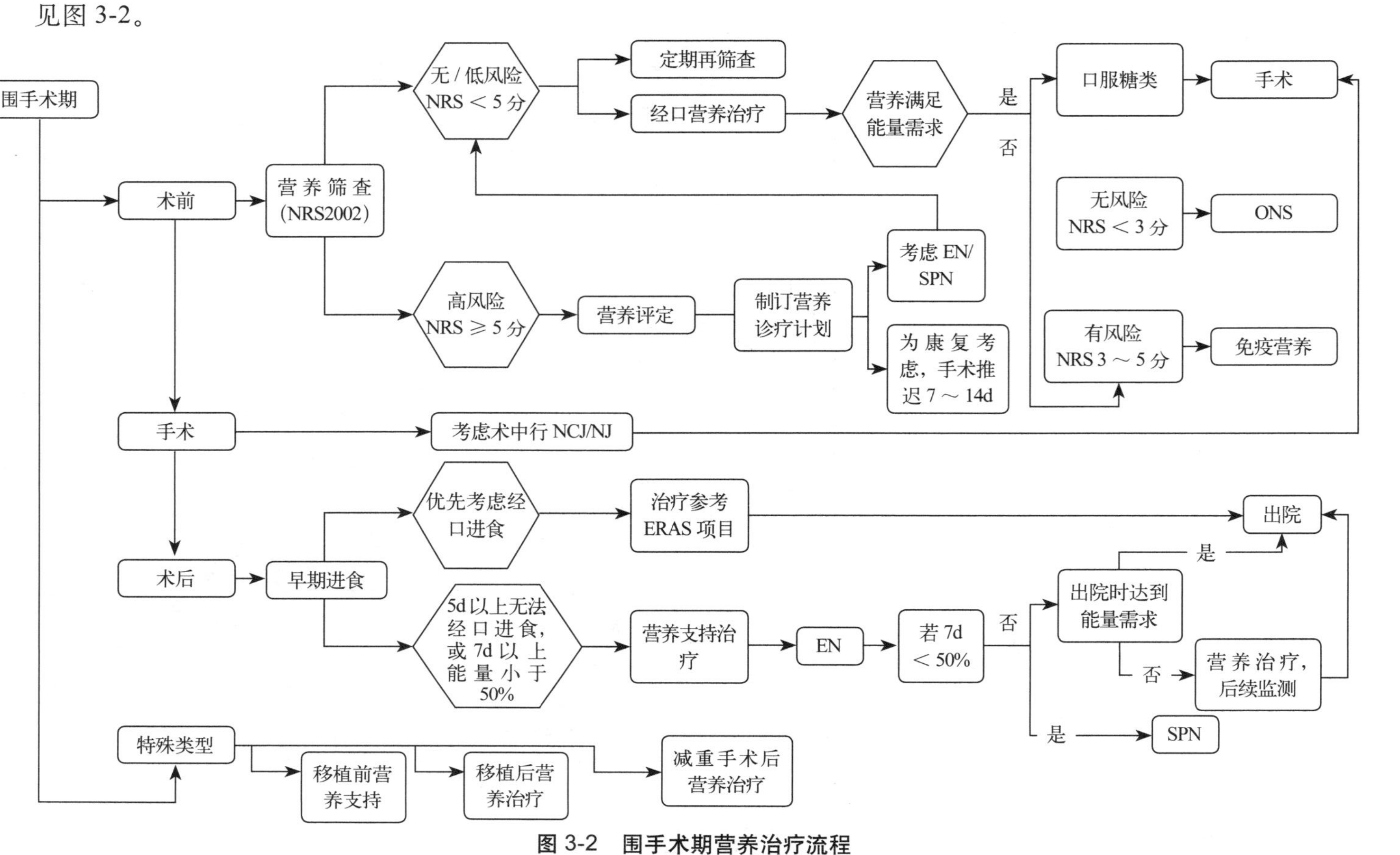

图 3-2　围手术期营养治疗流程

NCJ. 穿刺式空肠造瘘术；NJ. 经鼻空肠管置入

六、心理护理

1. 做好患者的心理护理，向患者解释营养支持的意义与目的。

2. 做好管饲或肠外营养患者的宣教，取得患者及其家属对营养支持的理解与配合。

第四节　围手术期营养管理的 SOP

一、肠内营养护理 SOP

见表 3-4。

表 3-4　肠内营养护理 SOP

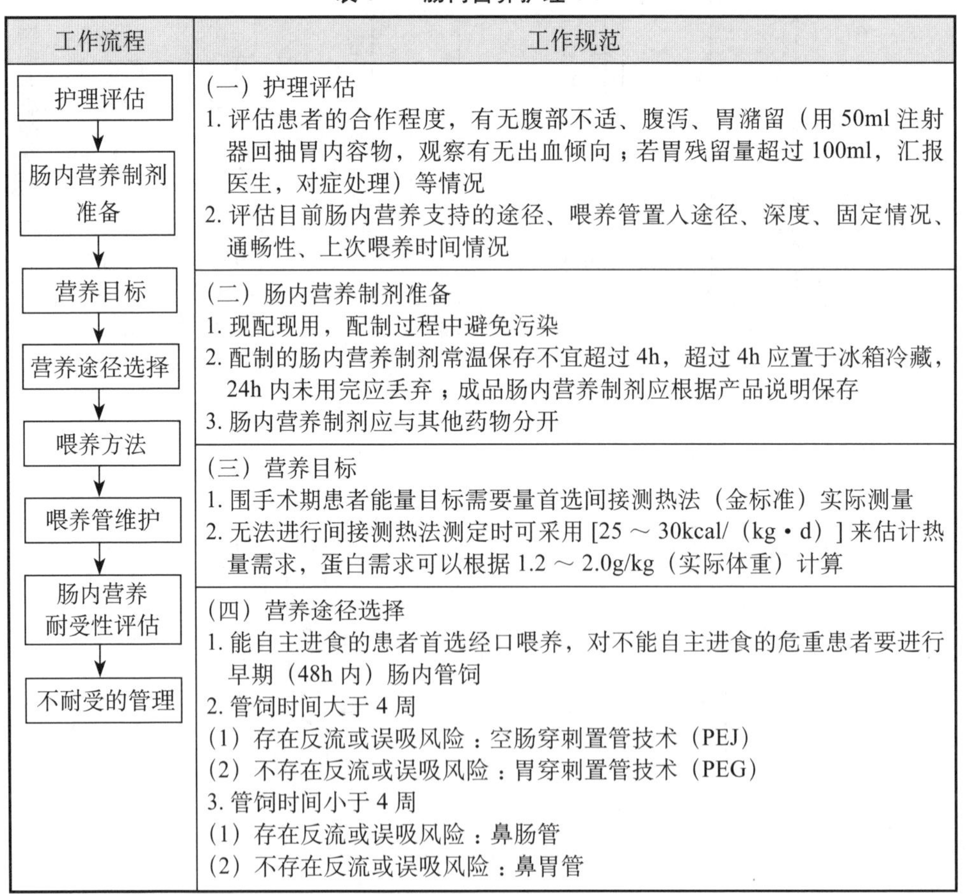

工作流程	工作规范
护理评估 ↓	（一）护理评估 1. 评估患者的合作程度，有无腹部不适、腹泻、胃潴留（用 50ml 注射器回抽胃内容物，观察有无出血倾向；若胃残留量超过 100ml，汇报医生，对症处理）等情况 2. 评估目前肠内营养支持的途径、喂养管置入途径、深度、固定情况、通畅性、上次喂养时间情况
肠内营养制剂准备 ↓	（二）肠内营养制剂准备 1. 现配现用，配制过程中避免污染 2. 配制的肠内营养制剂常温保存不宜超过 4h，超过 4h 应置于冰箱冷藏，24h 内未用完应丢弃；成品肠内营养制剂应根据产品说明保存 3. 肠内营养制剂应与其他药物分开
营养目标 ↓	（三）营养目标 1. 围手术期患者能量目标需要量首选间接测热法（金标准）实际测量 2. 无法进行间接测热法测定时可采用 [25 ～ 30kcal/（kg • d）] 来估计热量需求，蛋白需求可以根据 1.2 ～ 2.0g/kg（实际体重）计算
营养途径选择 ↓ 喂养方法 ↓ 喂养管维护 ↓ 肠内营养耐受性评估 ↓ 不耐受的管理	（四）营养途径选择 1. 能自主进食的患者首选经口喂养，对不能自主进食的危重患者要进行早期（48h 内）肠内管饲 2. 管饲时间大于 4 周 （1）存在反流或误吸风险：空肠穿刺置管技术（PEJ） （2）不存在反流或误吸风险：胃穿刺置管技术（PEG） 3. 管饲时间小于 4 周 （1）存在反流或误吸风险：鼻肠管 （2）不存在反流或误吸风险：鼻胃管

续表

工作流程	工作规范
	（五）喂养方法 1. 采用营养泵匀速间断泵入法比滴注法更能降低肠内营养患者腹泻、呕吐、反流、高血糖的发生 2. 在无禁忌的情况下，喂养时床头应抬高 30° ～ 45°，喂养结束后宜保持半卧位 30 ～ 60min。喂养时宜将营养液加温至 37 ～ 40℃ 3. 一次性输注者，可用注射器将营养液缓慢注入喂养管，每次输注量不宜超过 400ml 4. 间歇重力滴注者，通过肠内营养输液器连接营养液与喂养管，通过重力滴注的方法分次喂养 5. 持续肠内营养输注者，可在间歇重力滴注基础上，使用肠内营养泵持续 12 ～ 24h 输注，给予的营养液容量由少到多，速度由慢至快，首日 500ml，20 ～ 50ml/h，根据患者耐受情况将营养液量逐渐加至 80 ～ 100ml/h 全量给予输注 6. 管道每 4 小时、中断营养支持或给予鼻饲口服药物前后，均用 20 ～ 30ml 温水脉冲式冲洗管道 1 次，避免堵塞 7. 每次给药前后和胃残留量检测后，应用 20 ～ 30ml 温水脉冲式冲洗管道，分次推注和间歇重力滴注每次喂养前应检查胃残留量，重症患者持续经泵输注时，应每隔 4 ～ 6h 检查胃残留量 8. 肠内营养患者应每 4 ～ 6 小时评估患者肠内营养耐受情况
	（六）喂养管维护 1. 经鼻喂养管 （1）宜采用弹性胶布固定喂养管 （2）应每天检查管道及其固定装置是否在位、管道是否通畅、喂养管固定处皮肤和黏膜受压情况 （3）长期置管时，应每隔 4 ～ 6 周更换导管至另一侧鼻腔 2. 胃造瘘 / 空肠造瘘管 （1）应对造瘘周围皮肤定期进行消毒和更换敷料，保持周围皮肤清洁干燥 （2）置管后 48h，可轻柔旋转导管 90° 再回位，1 次 / 天，逐步旋转增加 180° ～ 360° 再回位 （3）外固定装置应与腹壁皮肤保持 0.5cm 间距

续表

<table>
<tr><th>工作流程</th><th>工作规范</th></tr>
<tr><td></td><td>（七）肠内营养耐受性评估
<table>
<tr><th>项目</th><th>0 分</th><th>1 分</th><th>2 分</th><th>5 分</th></tr>
<tr><td>腹痛 / 腹胀</td><td>无</td><td>轻度</td><td>感觉明显，会自行缓解，腹内压 15 ～ 20mmHg</td><td>严重腹胀 / 腹痛感，无法自行缓解或腹内压 > 20mmHg</td></tr>
<tr><td>恶心 / 呕吐</td><td>无</td><td>有轻微恶心，无呕吐</td><td>恶心呕吐，但不需要胃肠减压或残余量 > 250ml</td><td>呕吐，需要胃肠减压或胃残余量 > 500ml</td></tr>
<tr><td>腹泻</td><td>无</td><td>3 ～ 5 次稀便/天，量 < 500ml</td><td>稀便 > 5 次 / 天，且量 500 ～ 1500ml</td><td>稀便 5 次 / 天，且量 > 1500ml</td></tr>
</table>
注：0 ～ 2 分：继续肠内营养，维持原速度，对症治疗
3 ～ 4 分：继续肠内营养，减慢速度，2h 后重新评估
≥ 5 分：暂停肠内营养，重新评估或更换输入途径</td></tr>
<tr><td></td><td>（八）不耐受的管理
1. 恶心、呕吐　查找造成恶心呕吐的原因，可协助患者取右侧卧位；降低输注速度，管饲完毕，观察约 5min，临床最好选用营养泵缓慢持续泵入；管饲中及管饲后 30min 内尽量不吸痰，翻身
2. 胃潴留
（1）可以考虑通过留置幽门后喂养管进行喂养
（2）经胃喂养可采用间断输注的方式，经幽门后喂养需连续输注
（3）应采取半卧位，最好达到 30° ～ 45°
（4）在肠内营养开始及达到全量前，应检查有无腹胀，每 4 ～ 6 小时听诊胃蠕动 1 次
（5）胃内残留量 > 200ml，应评估患者有无恶心呕吐、腹胀、肠鸣音异常等不适症状，如有不适，应减慢或暂停喂养，遵医嘱调整喂养方案或使用促胃肠动力药物；胃残留量 > 500ml，宜结合患者主诉和体征考虑暂停喂养
（6）对重型颅脑损伤患者，宜选择经空肠实施肠内营养
（7）经幽门后喂养的患者出现胃潴留时，可同时经胃置管减压，继续肠内营养
3. 腹泻
（1）不建议因发生腹泻而自动中止 EN，而应继续喂养，并同时查找腹泻的病因以确定适当的治疗
（2）避免空腹服钾，注意稀释
（3）浓度由低到高、容量从少到多、速度由慢到快</td></tr>
</table>

续表

工作流程	工作规范
	(4) 避免污染引起的腹泻 (5) 采取营养泵持续滴入的方式 4. 误吸 (1) 立即暂停喂养，查找造成误吸的原因，意识障碍患者，尤其是神志不清或格拉斯哥昏迷评分 < 9 分者以及老年患者鼻饲前翻身，并吸净呼吸道分泌物能降低误吸发生率 (2) 鼻饲时若病情允许应抬高床头 30° ～ 45°，并在鼻饲后 30min 内保持半卧位 (3) 选择适宜管径大小的胃管进行鼻饲 (4) 延长鼻饲管置入长度，保证胃管末端达到胃幽门后 (5) 人工气道患者需行声门下吸引每 4 小时 1 次 5. 堵管 (1) 一冲：用 5ml 注射器抽吸温开水先冲管 (2) 二抽：用注射器尽量把管道中残余的营养液抽吸出来 (3) 三推注：用 5% 碳酸氢钠或尿激酶推注至管道中 (4) 四等待：等待 30 ～ 60min (5) 五重复：如果不通，继续重复以上动作

二、肠外营养护理 SOP

见表 3-5。

表 3-5　肠外营养护理 SOP

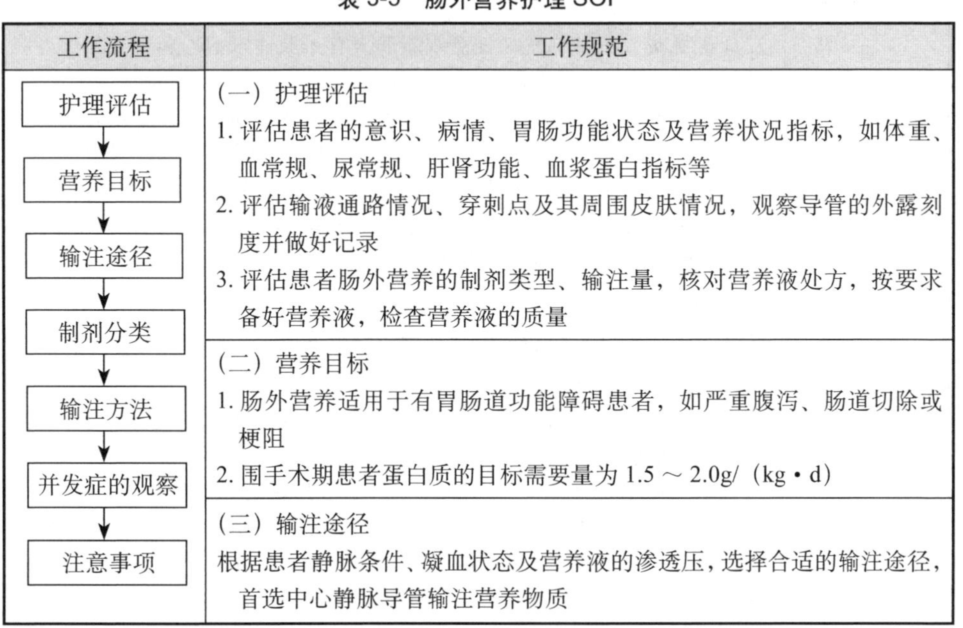

工作流程	工作规范
护理评估 ↓ 营养目标 ↓ 输注途径 ↓ 制剂分类 ↓ 输注方法 ↓ 并发症的观察 ↓ 注意事项	（一）护理评估 1. 评估患者的意识、病情、胃肠功能状态及营养状况指标，如体重、血常规、尿常规、肝肾功能、血浆蛋白指标等 2. 评估输液通路情况、穿刺点及其周围皮肤情况，观察导管的外露刻度并做好记录 3. 评估患者肠外营养的制剂类型、输注量，核对营养液处方，按要求备好营养液，检查营养液的质量
	（二）营养目标 1. 肠外营养适用于有胃肠道功能障碍患者，如严重腹泻、肠道切除或梗阻 2. 围手术期患者蛋白质的目标需要量为 1.5 ～ 2.0g/（kg • d）
	（三）输注途径 根据患者静脉条件、凝血状态及营养液的渗透压，选择合适的输注途径，首选中心静脉导管输注营养物质

续表

工作流程	工作规范
	（四）制剂分类 1. 脂肪乳，包括长链三酸甘油酯、中链三酸甘油酯，短链三酸甘油酯 2. 蛋白质，包括白蛋白和氨基酸，白蛋白可以增加血容量和胶体渗透压 3. 电解质与微量元素 4. 临床上常用的卡文制剂、混合脂肪乳、电解质、水溶性和脂溶性维生素、磷制剂，可满足机体需求
	（五）输注方法：推荐使用输液泵进行肠外营养制剂的输注 1. 输注营养液之前，观察导管有无扭曲、打折，使用时，严格遵守无菌操作原则 2. 严格遵守药物配伍禁忌、合理安排输液顺序 3. 长期输注营养液时每 4 小时用生理盐水 20ml 脉冲式冲管，每次输液前后用生理盐水 20ml 冲管。禁止用 10ml 以下注射器进行正压注射、封管及溶栓 4. 输注速度保持恒速稳定。配制好的营养液应在 24h 内输注，如不能及时输注，要求保存于 4℃的冰箱内，但混合液不宜长时间保存，以免储存温度影响其稳定性
	（六）并发症的观察 1. 机械性并发症 ①肺与胸膜损伤：留置置管后的病人注意观察有无胸闷、呼吸困难，刺激性咳嗽等 ②导管移位：注意观察病人有无异常的肩膀、胸部和背部的疼痛、水肿、感觉异常等 ③静脉炎及静脉血栓：注意观察病人有无肢体末端、肩膀、颈部或胸部的疼痛或水肿等静脉血栓的临床表现 2. 感染并发症：注意观察病人有无局部皮肤触痛，伴红肿或硬块等局部感染症状；以及有无发热、寒战、血压降低等全身感染症状 3. 代谢并发症　糖代谢紊乱、脂肪代谢紊乱、氨基酸代谢紊乱、电解质、维生素及微量元素缺乏症、酸碱平衡紊乱，注意观察病人水及电解质、酸碱平衡、血糖水平等变化
	（七）注意事项 1. 等渗或稍高渗性溶液可从外周静脉输注，高渗性溶液须经中心静脉输注，并明确标识 2. 输注速度的调节以葡萄糖不超过 5mg/（kg・min）为宜或动态监测血糖水平维持在 8.5mmol/L 3. 输注营养液应使用专用通路，并单独使用，不可用于输血及采血 4. 输液泵使用中需要更换输液速度时应先按停止键，重新设置后再按启动键，如需打开输液泵门，应先关闭输液泵管 5. 注意观察穿刺处皮肤情况，防止液体外渗

第五节　围手术期营养管理的技术操作规程

一、肠内营养泵使用技术操作规程

见表3-6。

表3-6　肠内营养泵使用技术操作规程

操作项目	操作步骤	知识要点	标准分
操作目的	准确控制肠内营养液泵入速度，使肠内营养液用量准确并安全地进入患者体内发生作用	医用肠内营养泵是可通过鼻饲管输入水、自制的一定浓度的饭乳和营养液的一种新型输液泵，在临床上常用于不能经口进食和肠胃功能障碍的患者	
评估要点	1. 评估患者病情、意识、鼻胃/肠管等 2. 评估肠内营养泵的功能状态 3. 清醒患者告知使用肠内营养泵的目的、方法和配合要点，取得合作 4. 评估病室环境，如温度、光线、电插座位置	可根据患者胃肠道适应能力，准确调节医用肠内营养泵参数（输注量、速度、时间、营养液温度），以控制病人营养液输注量的大小、输注速度的快慢、输注时间的长短及营养液温度的高低	
操作准备	护士准备：着装整洁规范，仪表端庄大方	遵守医院感染控制要求	2
	操作用物：手消毒剂、肠内营养泵1台、PDA、肠内营养液、肠内营养泵管、听诊器、注射器、治疗巾、必要时备接线板、输液架		5
操作步骤	1. 洗手，戴口罩		2
	2. 核对医嘱，明确营养液名称、浓度、需要添加的药物以及输注时间、要求。（配制医嘱浓度的肠内营养液，检查营养液的有效期、正确打开；按医嘱在营养液中加入电解质等药物；保存在冰箱内的营养液必须在输注前1h取出恢复至常温；向肠内营养液中加药，必须现加现输）	严格执行查对制度	5

续表

操作项目	操作步骤	知识要点	标准分
	3. 备齐用物携至患者床旁，再次核对		2
	4. 核对床号、姓名、住院号（清醒患者询问患者姓名、核对床头卡及腕带，使用PDA扫描患者手腕带及营养液标签上的二维码，确认一致）。评估患者，有无腹胀等不适。解释目的、方法和注意事项，指导患者配合		10
	5. 病情允许情况下，安置患者体位，抬高床头30°～45°		5
	6. 固定肠内营养泵：固定在输液架的适当高度，旋紧固定旋钮		5
	7. 接上外部电源，安装泵管；打开肠内营养泵上盖，将泵管“U”形弯部分正确卡入盖内，关闭上盖	可充电备用	10
	8. 开机打开电源开关键（on/off），清除历史数据（CLR），按排气键（fill set），自动排气		10
	9. 检查喂养管的深度、是否通畅，回抽胃残留量，了解患者是否有胃潴留	每4小时检测胃残留量，胃内残留量＞250nl，建议给予幽门后喂养，可应用促胃肠动力药物	10
	10. 确认完毕后向喂养管内注入20ml温水冲洗管路，连接鼻胃（肠）管或造瘘管	1.X 线方法是判断胃管在胃内的金标准 2. 对于机械通气的成年患者，推荐使用二氧化碳分析仪或比色式二氧化碳测定来确定胃管的置管位置 3. 对于非机械通气的患者，可采用弹簧压力测量仪判断喂养管置管位置是否误入气道 4. 肉眼观察抽取液性状和听诊气过水声是不可靠的指标，不可依赖此方法来判断置管位置	5

续表

操作项目	操作步骤	知识要点	标准分
	11. 设定流速，按开始键（start / stop），泵即开始工作。悬挂“肠内营养”标识	EN 起始速度为 20ml/ h，患者耐受的情况下，速度建议不超过 100ml/h	10
	12. 协助患者取舒适卧位，询问患者需要，整理床单位，行相关知识宣教		5
	13. 处理用物		3
	14. 洗手，取口罩		2
	15. 记录		2
	16. 操作速度：完成时间限 8min 以内		2
综合评价	A.5 B.4 C.3 D.2 E.1 F.0		5
指导要点	1. 患者及其家属能理解肠内营养泵的目的，并能主动配合		
	2 患者体位舒适，无不适反应及并发症		
注意事项	1. 长期喂养患者应每日进行口腔护理 2 次，并定期更换鼻胃 / 肠管（参照产品使用期限执行） 2. 肠内营养泵每天用 75% 乙醇棉球擦拭 3. 泵入过程中如果患者出现呛咳、呼吸困难、发绀等，应立即停止泵入并汇报医生 4. 连续输注时，至少每隔 4h 用 30ml 温水脉冲式冲管 5. 观察患者有无腹胀、腹泻、呕吐、电解质紊乱等		
评分标准	1. 按操作程序各项实际分值评分 2. 原则性操作程序颠倒一处扣 5 分 3. 肠内营养泵参数设定错误扣 5 分 4. 关心、体贴患者不够，态度不亲切扣 2 分 5. 超过规定时间酌情扣分		

二、肠外营养输注（经中心静脉）技术操作规程

见表 3-7。

表 3-7 肠外营养输注（经中心静脉）技术操作规程

操作项目	操作步骤	知识要点	标准分
操作目的	通过静脉途径输注各种营养素，补充和维持患者的营养		
评估要点	1. 评估患者病情、意识、合作程度、营养状况 2. 评估输液通路情况、穿刺点及其周围皮肤情况		
操作准备	护士准备：着装整洁规范，仪表端庄大方	• 遵守医院感染控制要求	2
	操作用物： 1. 治疗盘内：碘伏、75%乙醇、砂轮（必要时）、剪刀、棉签、弯盘、标签 2. 输液盘内：PDA、碘伏、棉签、胶布、一次性输液器、弯盘、输液泵一台 3. 遵医嘱准备营养液 4. 其他：医嘱单、输液卡、快速手消毒剂、输液架、医疗废物桶、生活垃圾桶		5
操作步骤	1. 核对医嘱		2
	2. 核对床号、姓名、住院号（询问患者姓名、核对床头卡及腕带），评估患者	• 了解患者主诉，若患者反映胃肠有不适症状，及时向医生汇报	5
	3. 洗手，检查输液泵，确认处于备用状态。遵医嘱准备营养液及生理盐水，两人核对名称、浓度、剂量及有效期，检查营养液包装袋的袋口、袋体、袋内液体		5
	4. 填写输液瓶贴并签名，将输液贴贴于输液软袋及营养液包装袋上		5
	5. 洗手，戴口罩，备胶布		3
	6. 启开生理盐水软袋的注药口外盖，常规消毒注药口		5

续表

操作项目	操作步骤	知识要点	标准分
	7. 检查输液器后关闭调节器，取出输液管插入生理盐水软袋注药口至针头根部，再次核对		5
	8. 酌情整理治疗台。洗手		2
	9. 备齐用物携至患者床旁，再次核对，使用 PDA 扫描患者手腕带及营养液标签上的二维码，确认一致。协助患者取舒适体位		5
	10. 挂营养液及生理盐水软袋，排尽空气，关闭调节器，检查输液管内有无空气		5
	11. 消毒中心静脉导管，连接输液器，用 50 ～ 100ml 的生理盐水预冲管		5
	12. 备好输液泵，连接营养液，按要求调节泵速，营养液应 24h 内输注完毕		10
	13. 输注过程中严密观察患者的意识状态、体温、血压、心率、尿量、血糖以及电解质的变化，注意观察有无恶心、呕吐、出汗、胸闷、高热等症状。一旦出现，立即停止输注，并通知医生及时处理		10
	14. 再次核对，在输液卡上注明时间、滴数并签名	• 定时巡视，观察患者反应	5
	15. 协助患者取舒适卧位，询问需要并将呼叫器置于患者可及的位置		5
	16. 处理用物，洗手，取下口罩，记录	• 输液泵擦拭干净备用 • 记录营养液使用的时间、量、滴速及输注过程中的反应	4
	17. 输注完毕后用生理盐水 50 ～ 100ml 冲管后再用肝素钠稀释液 10ml 进行脉冲式正压封管		5
	18. 操作速度：完成时间 10min 以内		2

续表

操作项目	操作步骤	知识要点	标准分
综合评价	A.5　B.4　C.3　D.2　E.1　F.0		5
指导要点	1. 告知患者及其家属输注的速度不要自行调节，以免引起不适 2. 告知患者输注的过程中可能出现的不适，如有不适请及时通知护士 3. 告知患者及其家属在输注的过程中，患者翻身、活动时应妥善保护管路及穿刺点局部清洁干燥 4. 告知患者穿刺点部位如有红肿、疼痛、发痒等情况出现，应及时通知护士		
注意事项	1. 营养液一般应在24h内输注完毕，如需存放，应在4℃冰箱内冷藏，并复温后再输注，保存时间不超过24h 2. 等渗或稍高渗性溶液可从周围静脉输注，高渗性溶液须经中心静脉输注，并明确标识 3. 输注速度的调节以葡萄糖不超过5mg/(kg·min）为宜或动态监测血糖水平维持在8.5mmol/L 4. 输注营养液应专用通路，且单独使用，不可用于输血及采血		
评分标准	1. 按操作程序各项实际分值评分 2. 原则性操作程序颠倒一处扣2分 3. 污染无菌物品或跨越无菌区一次扣2分，无菌物品污染后未予以更换扣10分 4. 输液管内有少量气泡扣2分，有较多气泡扣5分 5. 关心、体贴患者不够，态度不亲切扣2分 6. 超过规定时间酌情扣分		

第六节　围手术期营养的质量管理

一、专科质量指标

见表 3-8。

表 3-8　围手术期营养管理的专科质量指标

类别	参考指标	计算公式	参考说明
结构指标	护理人员营养护理培训合格率	营养护理培训考核通过人数 ÷ 营养护理考核总人数 ×100%	
过程指标	营养评估正确率	营养评估正确的人数 ÷ 营养评估总人数 ×100%	
	肠内营养不耐受发生率	发生肠内营养不耐受人数 ÷ 实施肠内营养总人数　×100%	参照肠内营养不耐受评估表，≥ 5 分视为营养不耐受
	肠内营养输注规范率	规范执行肠内营养条目数 ÷ 查检总条目数 ×100%	
	肠外营养输注规范率	规范执行肠外营养条目数 ÷ 查检总条目数 ×100%	
	肠内营养泵使用正确率	营养泵正确使用条目数 ÷ 查检总条目数 ×100%	考核营养泵使用操作规程
结果指标	营养不良发生率	符合营养不良标准患者例数 ÷ 查检总人数 ×100%	
	喂养管非计划拔管率	喂养管意外拔管例次数 ÷ 查检喂养管留置总日数 ×1000‰	

二、专科质量标准

见表 3-9。

表 3-9 围手术期营养管理的专科质量标准

项目	内容	分值	检查方法
组织管理	科室建立以科主任 / 护士长牵头的围手术期营养治疗管理小组，小组人员分工明确	3 分	现场查看 查看相关资料 考核一名护士 每月抽查 10 例患者
	有营养治疗质量评价、开展的各项工作有记录	3 分	
	科室有实施营养治疗规范流程并遵照执行	3 分	
	科室定期开展培训、对相关人员进行考核并有记录	3 分	
	开展的营养治疗项目、内容符合病情，适应证掌握合理，病历上有记录	3 分	
	有肠内、肠外营养等操作流程并遵照执行	3 分	
	有管路滑脱、误吸等紧急情况应急预案	3 分	
营养筛查与评估	患者入院、手术、病情发生变化、术后、出院时均及时准确采用 NRS2002 量表进行营养风险筛查	2 分	
	营养风险筛查＞ 3 分时采用 SGA 量表进行营养状态评估	2 分	
	依据患者病情选择合适的营养治疗时机与方式	2 分	
口服营养治疗	依据患者病情及胃肠道功能选择合适的营养制剂，首选整蛋白型营养制剂	2 分	
	患者自制营养液热量、浓度、剂量符合安全规范	2 分	
	首次服用营养制剂时、术后、病情发生变化时行误吸风险评估	2 分	
	口服营养制剂时服用时间、方法、剂量准确	2 分	
肠内营养治疗	依据患者病情选择合适的肠内营养支持途径（鼻胃管、鼻肠管等）并做好记录	2 分	
	依据患者的年龄、胃肠道功能、疾病情况等因素选择合适的营养制剂	2 分	
	参照营养制剂说明，营养液由营养师 / 医生 / 护士进行配制，浓度适宜，宜现配现用	2 分	
	溶解配制好的营养液应尽量一次用完，若有剩余，置于加盖容器中于 4℃条件下保存，不得超过 24h	2 分	
	输注肠内营养液时必须与静脉输液分开输注，采用国际统一紫色醒目标识，对所有的管路要做好标记，在输注前确认标记	2 分	
	开始输注营养液时从管路的起始端到末端进行严格检查，确认管路正确连接	2 分	
	管道标识清楚，导管管壁清洁无污渍，记录置入长度与实际相符	2 分	

续表

项目	内容	分值	检查方法
	鼻部皮肤完好无压痕、无破损，胶布定期更换，粘贴规范	2 分	
	行肠内营养时，患者无特殊禁忌证者，抬高床头 30°～45°	2 分	
	行鼻胃管管饲时需评估误吸风险并记录	2 分	
	肠内营养开始前检测评估患者胃肠功能及耐受性，查看有无胃潴留、肠鸣音或明确的排气排便等	2 分	
	肠内营养泵放置于合适位置，保证安全同时不影响患者活动	2 分	
	营养液标识清楚，清晰注明营养液名称、剂量、配制时间、责任人等	2 分	
	持续行营养泵入治疗时，营养泵管需每日更换	2 分	
	三冲洗制度：肠内营养前后冲洗、给药前后冲洗、定时冲洗	2 分	
	肠内营养泵操作流程清楚，程序正确，各项参数设置合理	2 分	
	营养管与输注泵管连接处输注完毕时末端使用纱布包扎，妥善放置	2 分	
	悬挂“肠内营养”标识牌	2 分	
	有每小时巡视观察记录，及时识别并排除输注故障	2 分	
	病历记录完整，符合要求	2 分	
肠外营养治疗	依据药物性质，选择外周 / 中心静脉经由输液泵泵入	2 分	
	肠外营养液应优先选择全合一营养液，避免分瓶输注	2 分	
	配制后的肠外营养液输注不超过 24h	2 分	
	悬挂“特殊用药”标识牌	2 分	
	每小时有巡视观察记录	2 分	
	定期监测并掌握患者血糖、生化值，异常时给予处理	2 分	
	输注肠外营养时发生不良反应及时处理，并做好记录	2 分	
	严格执行无菌操作，做好导管相关血流感染预防与控制	2 分	
健康教育与并发症	患者及其家属知晓肠内 / 肠外营养导管带管目的、注意事项与自我护理	3 分	
	患者及其家属知晓营养治疗的目的与内容	3 分	
	密切观察患者营养治疗相关的不良反应及并发症，及时处理并做好记录	3 分	

三、专科质量查检表

（一）围手术期营养管理查检表（1）

见表 3-10。

表 3-10 围手术期营养管理查检表（1）

项目 科室	实际得分	组织管理（18 分）						营养筛查与评估（6 分）			口服营养治疗（8 分）			
		科室建立以科主任/护士长牵头的围手术期营养治疗管理小组，小组人员分工明确	有营养治疗质量评价、开展的各项工作有记录	科室有实施营养治疗规范流程并遵照执行	科室定期开展培训、对相关人员进行考核并有记录	开展的营养治疗项目、内容符合病情，适应证掌握合理，病历上有记录有肠内、肠外营养等操作流程并遵照执行	有管路滑脱、误吸等紧急情况应急预案	患者入院、手术、病情发生变化、术后、出院时均及时准确采用NRS2002量表进行营养风险筛查	营养风险筛查＞3 分时采用SGA量表进行营养状态评估	依据患者病情选择合适的营养治疗时机与方式	依据患者病情及胃肠道功能选择合适的营养制剂，首选整蛋白型营养制剂	患者自制营养液热量、浓度、剂量符合安全规范	首次服用营养制剂时、术后、病情发生变化时行误吸风险评估	口服营养制剂时服用时间、方法、剂量准确

（二）围手术期营养管理查检表（2）

见表 3-11。

表 3-11　围手术期营养管理查检表（2）

项目 / 科室	实际得分	肠内营养（43分）									
		依据患者病情选择合适的肠内营养支持途径（鼻胃管、鼻肠管等）并做好记录	依据患者的年龄、胃肠道功能、疾病情况等因素选择合适的营养制剂	参照营养制剂说明，营养液由营养师/医生/护士进行配制，浓度适宜，宜现配现用	溶解配制好的营养液应尽量一次用完，若有剩余，置于加盖容器中于4℃条件下保存，不得超过24h	输注肠内营养液时必须与静脉输液分开输注，采用国际统一紫色醒目标识，对所有的管路要做好标记，在输注前确认标记	开始输注营养液时从管路的起始端到末端进行严格的检查，确认管路正确连接	管道标识清楚，导管管壁清洁无污渍，记录置入长度与实际相符	鼻部皮肤完好无压痕、无破损，胶布定期更换，粘贴规范	行肠内营养时，患者无特殊禁忌证者，抬高床头30°～45°	行鼻胃管管饲时需评估误吸风险并记录	肠内营养开始前检测评估患者胃肠功能及耐受性，查看有无胃潴留、肠鸣音或明确的排气排便等

（三）围手术期营养管理查检表（3）

见表 3-12。

表 3-12 围手术期营养管理查检表（3）

项目 科室	实际得分	肠内营养（43分）											
		营养液标识清楚，清晰注明：营养液名称、剂量、配制时间、责任人等	肠内营养泵放置于合适位置，保证安全同时不影响患者活动	持续行营养泵入治疗时，营养泵管需每日更换	三冲洗制度：肠内营养前后冲洗、给药前后冲洗、定时冲洗	肠内营养泵操作流程清楚，程序正确，各项参数设置合理	营养管与输注泵管连接处输注完毕时末端使用纱布包扎，妥善放置	悬挂“肠内营养”标识牌	有每小时巡视观察记录，及时识别并排除输注故障	病历记录完整，符合要求	依据药物性状选择外周/中心静脉经由输液泵泵入	肠外营养液应优先选择全合一营养液，避免分瓶输注	配制后的肠外营养液输注不超过24h

（四）围手术期营养管理查检表（4）

见表 3-13。

表 3-13 围手术期营养管理查检表（4）

项目 / 科室	实际得分	肠外营养（16分）								健康教育与并发症（9分）		
		依据药物性状选择外周/中心静脉经由输液泵泵入	肠外营养液应优先选择全合一营养液，避免分瓶输注	配制后的肠外营养液输注不超过24h	悬挂“特殊用药”标识牌	每小时有巡视观察记录	定期监测并掌握患者血糖、生化值，异常时给予处理	输注肠外营养时发生不良反应及时处理，并做好记录	严格执行无菌操作，做好导管相关血流感染预防与控制	患者及其家属知晓肠内/肠外营养导管带管目的、注意事项与自我护理	患者及其家属知晓营养治疗的目的与内容	密切观察患者营养治疗相关的不良反应及并发症，及时处理并做好记录

第七节 围手术期营养管理的健康教育

1. 怎么才能知道是否有营养不良，会不会影响手术?

护士和医生会在您入院时或手术前后使用评估表对您进行营养风险评估。如果评估显示您存在营养不良，一般术前 7 ～ 10d 为您进行营养支持治疗，严重营养风险病人可能需要更长时间的营养支持，或许会推迟您的手术（急诊手术除外），但是会减少您术后并发症的发生，促进您术后快速康复。

2. 以前做手术，护士医生都叮嘱术前一天晚上 10 点以后就不能吃不能喝了，为什么现在做手术，医生护士允许在早晨 6 点之前可以喝水?

以前全麻手术要求您术前禁食水这么久，是为了您的手术安全，以免未消化的食物在麻醉师为您进行气管插管时倒流入气管造成误吸。但是随着医学研究的进展，禁食水的时间有了新标准，特别是现在外科手术都在使用加速康复模式，排除您有胃排空延迟、胃肠蠕动异常等问题后，或者急诊手术外，都可以在手术前 2h 口服清水，甚至可以喝糖水、无渣果汁、碳酸类饮料、清茶及黑咖啡（不含奶）。

3. 患者有糖尿病，医生护士让术前禁食水 6h，会不会发生低血糖?

我们会在术前术后关注您的血糖变化，医生也会根据您的禁食水情况和血糖情况采取静脉补液等肠外营养方式来为您进行术前营养支持。

4. 其他的全麻手术的病人做手术当天早晨喝了一瓶饮料，说是医生叮嘱的，术前还可以喝饮料吗?

您说的那种可不是普通饮料，那是含 12.5% 糖类的清饮品，而且饮用的量也有要求：通常在术前 10h 饮用 800ml，术前 2h 饮用≤ 400ml。这种清饮料能有效提高胰岛素水平、降低术后胰岛素抵抗、维持糖原储备、减少肌肉分解、提高肌力、维护免疫功能。等您的手术安排下来，医生会根据您的病情来为您安排是否使用。

5. 明天要做全麻手术了，想在术前吃一顿炸鸡，然后再禁食禁水 6h 就可以了吧?

我们常规食用的易消化的固体食物（面粉及谷类食物），如面包、面条、馒头、米饭等，术前禁食时间是 6h，但油炸食品、脂肪及肉类食物消化时间长，在 6h 内胃内容物不一定排空，所以在进食炸鸡等食物后则需要更长的禁食时间，需要≥ 8h。

6. 2 个宝宝都要做手术，为什么一个宝宝只要禁食 4h，而另一个宝宝要禁食 6h？

这是因为两个宝宝的喂养方式不一样，全母乳喂养的宝宝只需要禁食水

4h，而混合喂养的宝宝需要禁食水 6h。混养喂养的宝宝进食的牛奶等乳制品在胃内排空的时间长于母乳，所以为了麻醉安全，混合喂养的宝宝禁食水的时间更长。

7. 如果要做腹腔镜下肝脏手术，术后要多久才能吃东西？

如无特殊情况，腹腔镜下肝脏手术后当天可饮水，术后 12h 可进流质饮食。

8. 如果要做胃手术，术后什么时候可以吃东西？

在医生排除您有肠道功能障碍、吻合口漏、肠梗阻或胃瘫风险后，一般建议术后第 1 天可给予清流质饮食，第 2 天给予半流饮食然后逐渐过渡至正常饮食。

9. 如果要在全麻下做结直肠手术，听别人说麻醉手术后 6h 不能吃喝，那我一定渴死了？

结直肠手术患者在术后麻醉恢复期间，无呛咳、恶心呕吐、腹胀和头晕，即可进行试饮水，没有不良反应，就根据您的需求逐渐增量，术后 2h 即可正常饮水。

10. 如果要做宫腔镜下子宫肌瘤摘除，术后要多久才能喝水进食？

常规妇科术后，如果您麻醉清醒后无恶心、呕吐，即可饮温开水 10 ～ 15ml/h，4 ～ 6h 开始进流质饮食或半流质饮食。

第 4 章 围手术期肺康复技术

第一节　概述及定义

患者术后肺部并发症指术后出现肺部异常表现的临床症状，包括感染、肺不张、需要长期机械通气的呼吸衰竭及慢性肺部疾病恶化等。术后肺部并发症发生率为 1% ～ 23%，是术后病死率高、医药费用增加和住院时间延长的主要原因。肺康复是一项全面的干预措施，包含但不限于运动训练、教育等治疗，对预防和控制患者术后肺部并发症尤为重要。

肺康复技术是外科加速康复的重要组成部分，指对有症状、日常生活能力下降的呼吸系统疾病患者采取的多学科综合干预措施，能提高患者肺功能和运动耐力，有效预防及改善术后患者心肺并发症、缩短住院时间、降低再入院率及死亡风险、改善预后及术后生活质量，同时减少医疗费用。

第二节　围手术期肺康复的专科评估

一、术前危险因素评估

术前危险因素应综合考虑患者身体状况及既往病史，主要包括 9 个方面。

1. 年龄　> 65 岁。

2. 吸烟　吸烟指数> 400 年支。

3. 气道定植菌　高龄（≥ 70 岁）或吸烟史（≥ 800 年支）或重度慢性阻塞性肺疾病（COPD）患者气道内致病性定植菌发生率显著增高。

4. 哮喘或气道高反应性

5. 肺功能临界状态或低肺功能　第 1 秒用力呼气容积（FEV1）< 1.0L 和一秒率（FEV1%）：50% ～ 60% 或年龄> 75 岁和一氧化碳弥散量（DLCO）50% ～ 60%。

6. 肥胖　体重指数（BMI）≥ 28kg/m^2。

7. 肺部基础疾病及其他胸部疾病　合并呼吸系统疾病如哮喘、COPD、结核、肺间质纤维化等。

8. 既往手术史　如术前接受过放疗和（或）化疗，或长期应用激素及既往有胸部手术史及外伤史等。

9. 健康状况和其他危险因素　各种原因引起的营养不良、贫血等，代谢性疾病如糖尿病，心、肝、肾等其他器官功能不全。

二、术前肺功能评估

肺功能评估的主要目的是了解呼吸功能障碍的类型和严重程度，动态观察患者的呼吸功能情况，指导患者进行呼吸功能训练。

1. 肺功能测试（PET），必要时加做动脉血气分析了解 $PaCO_2$。

2. 心肺功能运动试验（CPET），若监测过程中血氧饱和度降低幅度 > 15%，建议行支气管舒张试验。

3. 呼气流速峰值（PEF），PEF 简便易行，可以更好地反映患者咳痰能力。

4. 用力肺活量（FVC），指尽力最大吸气后，尽力尽快呼气所能呼出的最大气量，该指标是指将测定肺活量的气体用最快速呼出的能力。其中，开始呼气第1秒内的呼出气量为一秒钟用力呼气容积(FEV1.0)，常以FEV1.0/FVC%表示。

5. 气促程度分级，根据患者在体力活动中气促的程度对肺功能进行评定，见表 4-1。

表 4-1　气促程度分级

功能分级	判定标准
0	日常生活能力和正常人无区别
1	一般劳动较正常人容易出现气短
2	登楼、上坡时出现气短
3	慢走 100m 以内即感到气短
4	讲话、穿衣等轻微动作便感到气短
5	安静时就有气短，不能平卧

6. 主观劳累程度分级，是 Borg 提出，故又称 Borg 量表。是根据运动过程中自我感觉劳累程度来衡量相对运动水平的半定量指标，见表 4-2。

表 4-2 主观劳累程度分级

RPE	主观运动感觉特征	相应心率（次 / 分）
6	（安静）	60
7	非常轻松	70
8		80
9	很轻松	90
10		100
11	轻松	110
12		120
13	稍费力（稍累）	130
14		140
15	费力（累）	150
16		160
17	很费力（很累）	170
18		180
19	非常费力（非常累）	190
20		200

三、评估标准

术前应对患者进行危险因素评估和肺功能评估，根据患者病情需要，在术后应动态为患者进行肺功能评估。具体评估标准及参考意见见表 4-3。

表 4-3 术后气道并发症及死亡风险的肺功能预测指标

指标	低风险	高风险	极高风险或手术禁忌证
双肺功能 临床因素			
气促	0 ～ 1	2 ～ 3	3 ～ 4
目前吸烟	0	++	++
排痰量	0	1 ～ 2	3 ～ 4
肺活量测定			
FEV1	＞ 2.0L	0.8 ～ 2.0L	＜ 0.8L

续表

指标	低风险	高风险	极高风险或手术禁忌证
FVC	> 3.0L，> 50% 预计值	1.5L ～ 3.0L，< 50% 预计值	< 1.5L，< 30% 预计值
FEV1/FVC	> 70%	< 70%	< 50%
支气管舒张剂的效果	> 15%	1% ～ 15%	未改善
负荷试验 亚极量试验			
爬楼梯	> 3 层	≤ 3 层	≤ 1 层
运动血氧检测	—	—	运动中下降 > 4%
极量试验			
运动氧耗	> 20ml/（min·kg）	11 ～ 19ml/（min·kg）	< 10ml/（min·kg）
VO_2max	> 75% 预计值	—	< 60% 预计值
气体交换			
静息 PaO_2（mmHg）	60 ～ 80	45 ～ 60	< 45
静息 $PaCO_2$（mmHg）	< 45	45 ～ 50	> 50
静息 DLCO	> 50% 预期值	30% ～ 50% 预期值	< 30% 预期值

FEV1. 第 1 秒用力呼气容积；FVC. 用力肺活量；FCV1/FVC. 1 秒率；VO_2max. 最大摄氧量；PaO_2. 动脉血氧分压；$PaCO_2$. 动脉血氧二氧化碳分压；DLCO. 肺一氧化碳弥散量

第三节　围手术期肺康复的护理常规

一、术前危险因素防治措施

1. *健康教育*　医护人员应在术前通过集体或个体化宣教手术方法及围手术期注意事项，如戒烟时间大于 2 周、正确的咳嗽和咳痰方法，呼吸训练的意义和方法，缓解患者的焦虑、紧张情绪，使患者理解并配合围手术期治疗，达到加速康复目的。

2. *术前合并高危因素的患者*　可根据围手术期肺康复训练方案，指导患者进行肺康复训练。

3. *改善营养状况*　长期营养不良、蛋白质消耗而造成严重贫血、低蛋白血症、水电解质失衡者，应积极予以纠正。

4. *物理治疗指导*　协助患者进行有效咳嗽，及时清除呼吸道分泌物，保持呼吸道通畅。

5. 药物治疗抗感染　根据卫生部临床抗菌药物标准应用抗生素。祛痰：术前 3 ～ 7d 及术后 3 ～ 7d；平喘或消炎：术前 3 ～ 7d，术后 3 ～ 7d。

二、术后危险因素防治措施

1. 缩短苏醒时间　手术结束前适当提前停用肌肉松弛药，避免术后呼吸机过度辅助通气。

2. 有效镇痛　强化个体化治疗，提倡多模式镇痛联合应用。

3. 保持气道通畅　鼓励并协助患者尽早进行深呼吸及有效咳嗽、体位引流、胸背部叩击等方法，保持呼吸道通畅，促进痰液排出及肺复张，必要时行支气管镜吸痰，并根据患者的具体情况辅以抗菌药物、局部使用糖皮质激素及支气管舒张剂。

4. 早期下床活动　术后第 1 天尽早下床活动，经主管医师和麻醉师评估后可更早下床活动。

5. 限制液体入量　术后仍严格管理液体摄入量，根据病情，术后前 3d 液体摄入量控制在 35 ～ 50ml/（kg•24h），对全肺切除者，液体摄入量控制更加严格。鼓励术后早期恢复饮食，减少静脉液体摄入量。但也应防止补液过少，影响正常组织灌注，导致急性肺损伤。

6. 加强术前合并疾病（如气道疾病）的控制

三、围手术期肺康复训练方案

（一）药物康复

1. 抗感染　根据卫健委《抗菌药物临床应用指导原则》应用。

2. 祛痰　术前 3 ～ 7d 及术后 3 ～ 7d；沐舒坦 30mg，静脉注射，每 8 小时 1 次和（或）标准桃金娘油肠溶胶囊 300mg，每天 3 次，口服或乙酰半胱氨酸溶液 3ml，每天 3 次，雾化吸入。

3. 平喘或消炎　术前 3 ～ 7d，术后 3 ～ 7d；普米克令舒 + 硫酸特布他林（4ml+2ml）/ 次，每天 2 次。

（二）物理康复

1. 激励式肺量计吸气训练　患者取易深吸气的体位，一手握住激励式肺量计，用嘴含住咬嘴并确保密闭不漏气，然后进行深慢的吸气，将黄色的浮标吸升至预设的标记点，然后屏气 2 ～ 3s 后移开咬嘴呼气。重复以上步骤，每组进行 6 ～ 10 次训练后休息。在非睡眠时间，每 2 小时重复一组训练，以不疲劳为宜，3 ～ 7d。

2. 功率自行车运动训练　患者自行调控速度，在可承受范围内逐步加快骑行速度及自行车功率。运动量控制在呼吸困难指数（Borg）评分 5 ～ 7 分，若在运动过程中有明显气促、腿疲软、血氧饱和度下降（< 88%）或其他合并疾病引起身体不适，告诉患者休息，待恢复原状后再继续进行训练。每次 15 ～ 20min，每天 2 次，7 ～ 14d。

3. 登楼梯训练　在专业治疗师陪同下进行，在运动过程中调整呼吸节奏，采用缩唇呼吸，用力时呼气，避免憋气，稍感气促时可坚持进行。

四、围手术期肺康复技术规范

（一）呼吸训练

1. 呼吸肌训练　是改善呼吸肌的肌力和耐力训练方式，主要强调吸气肌的训练。

（1）横膈肌阻力训练：患者仰卧位，头稍抬高。让患者掌握横膈吸气，在患者上腹部放置 1 ～ 2kg 的沙袋。让患者深吸气的同时保持上胸廓平静，沙袋重量必须以不妨碍膈肌活动及上腹部鼓起为宜。逐渐延长患者阻力呼吸时间，当患者可以保持横膈肌呼吸模式且吸气不会使用到辅助肌约 15min 时，可增加沙袋重量。

（2）吸气阻力训练：患者经手握式阻力训练器吸气，根据患者情况调节吸气阻力，每次训练时间逐渐增加至 20min、30min，以增加吸气肌耐力。

（3）诱发呼吸训练器：患者仰卧或半坐卧位，放松舒适姿势。让患者做 4 次缓慢、轻松的呼吸，让患者在第 4 次呼吸时做最大呼气。然后将呼吸器放入患者口中，经由呼吸器做最大吸气并且持续吸气数秒，每日重复数次，每次 5 ～ 10 次循环。

2. 腹式呼吸训练　腹式呼吸也称膈肌呼吸，通过增大横膈的活动范围以提高肺的伸缩性来增加通气。横膈活动增加 1cm，可增加肺通气量 250 ～ 300ml，深而慢的呼吸可减少呼吸频率和每分通气量，增加潮气量和肺泡通气量，提高动脉血氧饱和度。

方法：患者处于舒适放松体位，斜躺坐姿位。治疗师将手放置在前肋骨下方的腹直肌上。嘱患者用鼻缓慢深吸气，患者的肩部及胸廓保持平静，只有腹部鼓起。然后患者有控制的呼气，将空气缓慢地排出体外。重复上述动作 3 ～ 4 次后休息，不要让患者换气过度。让患者将手放置于腹直肌上，体会腹部的运动，吸气时手上升，呼气时手下降。患者掌握腹式呼吸后，让患者用鼻吸气，以口呼气。让患者在各种体位（坐、站）及活动下（行走、上楼梯）练习腹式呼吸。

3. 缩唇呼吸训练　也称笛式呼吸，可降低呼吸频率，增加潮气量及增强运动耐力。

方法：患者闭嘴经鼻吸气后，将口唇收拢为吹口哨状，让气体缓慢通过缩窄的口型，徐徐吹出。一般吸气 2s，呼气 4 ～ 6s，呼吸频率＜ 20 次 / 分。训练时患者应避免用力呼气使小气道过早闭合。呼气的时间不必过长，否则会导致过度换气。呼气流量以能使距口唇 15 ～ 20cm 处的蜡烛火焰 / 纸张倾斜而不熄灭为度，以后可逐渐延长距离至 90cm，并逐渐延长时间。

（二）排痰技术

1. 有效咳嗽训练　咳嗽是一种防御性反射，当呼吸道黏膜上感受器受到刺激时，可引起咳嗽反射。无效的咳嗽只能增加患者的痛苦和消耗体力，加重呼吸困难和支气管痉挛，因此控制无效咳嗽，掌握有效咳嗽的方法和时机，是非常有必要的。

方法：安置患者于舒适和放松的体位，指导患者在咳嗽前先缓慢深吸气，吸气后稍屏气片刻，快速打开声门，用力收腹将气体迅速排出，引起咳嗽。一次吸气，可连续咳嗽 3 声，停止咳嗽，并缩唇将余气尽量呼尽。之后平静呼吸片刻，准备再次咳嗽。如深吸气可能诱发咳嗽，可试断续分次吸气，争取肺泡充分膨胀，增加咳嗽频率。咳嗽训练不宜长时间进行，可在早晨起床后、晚上睡觉前或餐前 30min 进行。

2. 辅助咳嗽技术　主要适用于腹部肌肉无力，不能引起有效咳嗽的患者。让患者仰卧于硬板床上或坐在有靠背的椅子上，面对着护士，护士的手置于患者的肋骨下角处，嘱患者深吸气，尽量屏住呼吸，当其准备咳嗽时，护士的手向上向里用力推，帮助患者快速呼气，引起咳嗽。

3. 叩击排痰技术　五指并拢，掌心空虚，成杯状，与患者呼气时在肺段相应的特定胸壁部位进行有节律的快速叩击（80 ～ 100 次 / 分），每一部位叩击 2 ～ 5min，叩击与体位引流相结合可使排痰效果更佳。此操作不应该引起疼痛或者不适，对敏感的皮肤应防止直接刺激，可以让患者穿薄软舒适的衣服，或披舒适轻薄的毛巾，避免叩击骨突部位或者女性乳房区。凝血障碍，肋骨骨折患者禁用此法。

4. 振动排痰技术　双手直接放置在患者胸壁的皮肤上并压紧，当患者在呼气的时候给予快速、细小的压力振动，每次 0.5 ～ 1min，每一部位振动 5 ～ 7 次。振动法有助于纤毛系统清除分泌物，常用于叩击之后。禁忌证同叩击法。

第四节　围手术期肺康复的 SOP

围手术期肺康复的 SOP 见图 4-1。

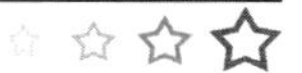

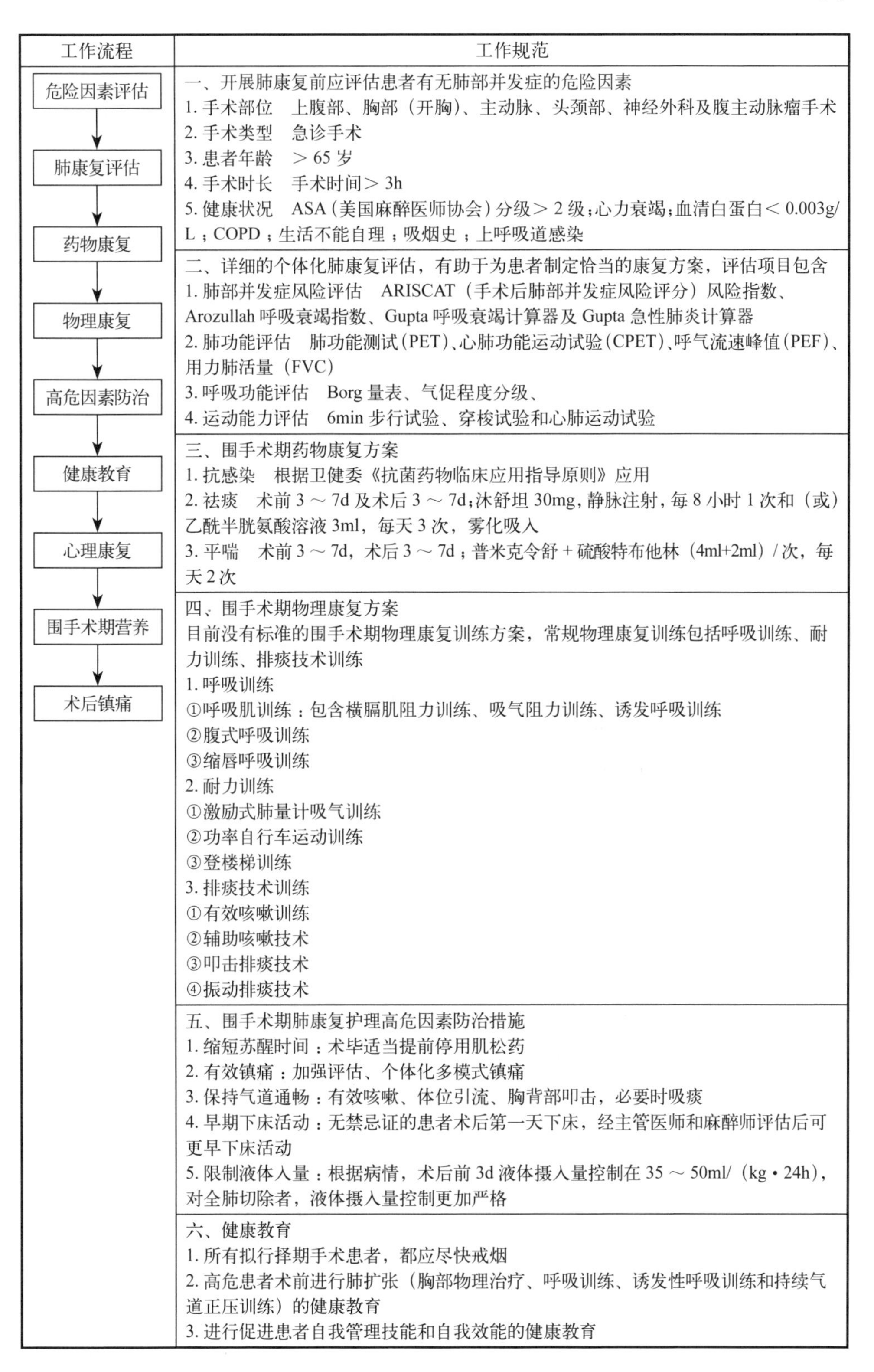

工作流程	工作规范
危险因素评估 ↓ 肺康复评估 ↓ 药物康复 ↓ 物理康复 ↓ 高危因素防治 ↓ 健康教育 ↓ 心理康复 ↓ 围手术期营养 ↓ 术后镇痛	一、开展肺康复前应评估患者有无肺部并发症的危险因素 1. 手术部位　上腹部、胸部（开胸）、主动脉、头颈部、神经外科及腹主动脉瘤手术 2. 手术类型　急诊手术 3. 患者年龄　＞ 65 岁 4. 手术时长　手术时间＞ 3h 5. 健康状况　ASA（美国麻醉医师协会）分级＞ 2 级；心力衰竭；血清白蛋白＜ 0.003g/L；COPD；生活不能自理；吸烟史；上呼吸道感染
	二、详细的个体化肺康复评估，有助于为患者制定恰当的康复方案，评估项目包含 1. 肺部并发症风险评估　ARISCAT（手术后肺部并发症风险评分）风险指数、Arozullah 呼吸衰竭指数、Gupta 呼吸衰竭计算器及 Gupta 急性肺炎计算器 2. 肺功能评估　肺功能测试（PET）、心肺功能运动试验（CPET）、呼气流速峰值（PEF）、用力肺活量（FVC） 3. 呼吸功能评估　Borg 量表、气促程度分级、 4. 运动能力评估　6min 步行试验、穿梭试验和心肺运动试验
	三、围手术期药物康复方案 1. 抗感染　根据卫健委《抗菌药物临床应用指导原则》应用 2. 祛痰　术前 3 ～ 7d 及术后 3 ～ 7d；沐舒坦 30mg，静脉注射，每 8 小时 1 次和（或）乙酰半胱氨酸溶液 3ml，每天 3 次，雾化吸入 3. 平喘　术前 3 ～ 7d，术后 3 ～ 7d；普米克令舒 + 硫酸特布他林（4ml+2ml）/ 次，每天 2 次
	四、围手术期物理康复方案 目前没有标准的围手术期物理康复训练方案，常规物理康复训练包括呼吸训练、耐力训练、排痰技术训练 1. 呼吸训练 ①呼吸肌训练：包含横膈肌阻力训练、吸气阻力训练、诱发呼吸训练 ②腹式呼吸训练 ③缩唇呼吸训练 2. 耐力训练 ①激励式肺量计吸气训练 ②功率自行车运动训练 ③登楼梯训练 3. 排痰技术训练 ①有效咳嗽训练 ②辅助咳嗽技术 ③叩击排痰技术 ④振动排痰技术
	五、围手术期肺康复护理高危因素防治措施 1. 缩短苏醒时间：术毕适当提前停用肌松药 2. 有效镇痛：加强评估、个体化多模式镇痛 3. 保持气道通畅：有效咳嗽、体位引流、胸背部叩击，必要时吸痰 4. 早期下床活动：无禁忌证的患者术后第一天下床，经主管医师和麻醉师评估后可更早下床活动 5. 限制液体入量：根据病情，术后前 3d 液体摄入量控制在 35 ～ 50ml/（kg • 24h），对全肺切除者，液体摄入量控制更加严格
	六、健康教育 1. 所有拟行择期手术患者，都应尽快戒烟 2. 高危患者术前进行肺扩张（胸部物理治疗、呼吸训练、诱发性呼吸训练和持续气道正压训练）的健康教育 3. 进行促进患者自我管理技能和自我效能的健康教育

工作流程	工作规范
	七、心理康复 1. 轻度焦虑和抑郁症状可通过康复改善 2. 严重焦虑和抑郁患者需考虑心理治疗
	八、围手术期营养 1. 术前术后均进行营养评估 2. 营养不良患者早期提供口服营养补充剂
	九、术后镇痛 1. 疼痛评估，制订个体化多模式镇痛方案 2. 采取肋间神经阻滞或硬膜外麻醉替代阿片类镇痛药物

图 4-1 围手术肺康复的 SOP

第五节 围手术期肺康复的技术操作规程

一、呼吸功能锻炼技术操作规程

见表 4-4。

表 4-4 呼吸功能锻炼技术操作规程

操作项目	操作步骤	知识要点	标准分
操作目的	将传统的呼吸肌训练与全身训练相结合，达到进一步改善肺功能和增强体质的目的		
评估要点	1 评估患者病情、意识状态、年龄、心理状态及合作程度 2. 向患者解释操作的目的和配合事项，取得患者配合		
操作准备	护士准备：着装整洁规范，仪表端庄大方。洗手；修剪指甲；戴口罩	• 遵守医院感染控制要求	2
	操作用物：必要时备纸巾、痰盂		5
操作步骤	缩唇式呼吸		
	可取卧位、坐位或立位	• 如取卧位，两膝下可垫软枕，使之半屈，腹肌松弛	3

续表

操作项目	操作步骤	知识要点	标准分
	吸气时鼻吸气，呼气时经口呼出，嘴唇缩成口哨状。吸呼比为 1 ∶ 2 或 1 ∶ 3	• 缩唇口形太小，呼气阻力过大，呼气费力，呼气时间延长，呼出气量反而减少；缩唇口形太大，则不能达到防止小气道过早陷闭的目的。缩唇口形大小和呼气流量，以能使距离口唇 15 ～ 20cm 处蜡烛火焰随气流倾斜，不致熄灭为适度	15
	腹式呼吸		
	可取卧位、坐位或立位	• 如取卧位，两膝下可垫软枕，使之半屈，腹肌松弛	3
	将左、右手分别放于上腹部和前胸部。即吸气时，上腹部对抗手的压力，徐徐隆起；呼气时，腹部下沉，该手稍微加压用力，以进一步增加腹内压，促使膈肌上抬	• 呼吸气应该缓慢和均匀，吸气和呼气时间之比达到 1 ∶ 2 或 1 ∶ 3	15
	全身性呼吸体操锻炼		
	1. 患者取立位		3
	2. 放松呼吸：双足分开与肩同宽，身体自然放松，吸气时双臂上举，双臂尽量往上伸展，嘴缩成口哨状双臂缓慢放下时呼气，足还原	• 主要运动：膈肌、肋间肌、上肢骨骼肌	8
	3. 腹式呼吸：双足分开与肩同宽，右手放于胸前，左手放于下腹部，腹部向外膨隆时用鼻吸气，呼气时收腹，双手自然下垂，足还原	• 主要运动：腹肌、膈肌、肋间肌	8
	4. 抱肩呼吸：双足分开与肩同宽，鼻吸气时双臂上举，尽量往上伸展，双臂缓慢放下在胸前交叉抱肩挤压胸部，嘴呼气，双手自然下垂，足还原	• 主要运动：膈肌、肋间肌、上肢骨骼肌	8

续表

操作项目	操作步骤	知识要点	标准分
	5. 压腹呼吸：双足分开与肩同宽，鼻吸气时双臂上举，尽量往上伸展，双臂缓慢放下置于腰侧，拇指向后，四指向前挤压腹部，嘴呼气，双手自然下垂，足还原	• 主要运动：膈肌、肋间肌、上肢骨骼肌	8
	6. 下蹲呼吸：双足并拢，鼻吸气时双臂上举，尽量往上伸展，双臂缓慢放下，下蹲双手抱膝挤压腹部，嘴呼气，站立还原	• 主要运动：膈肌、肋间肌、四肢骨骼肌	8
	7. 屈腰呼吸：双足分开与肩同宽，鼻吸气时双臂上举，尽量往上伸展，双臂缓慢放下弯腰，双手身前交叉挤压胸部，嘴呼气，双手自然下垂，足还原	• 主要运动：膈肌、肋间肌、上肢骨骼肌	8
	8. 操作完成时间 30min 内		1
综合评价	A.5　B.4　C.3　D.2　E.1　F.0		5
指导要点	1. 呼吸要深长而缓慢，尽量用鼻吸气用口呼气 2. 身体好的人屏息时间可以延长，呼吸节奏尽量放慢加深。身体差的人，可以不屏气，但气要吸足		
注意事项	1. 保持心情平和，呼吸要深长而缓慢 2. 注意用鼻吸气，用口呼气 3. 评估患者活动能力，注意安全		
评分标准	1. 按操作程序各项实际分值评分 2. 原则性操作程序颠倒一处扣 2 分 3. 关心，体贴患者不够，态度不亲切扣 2 分 4. 超过规定时间酌情扣分		

二、胸部体疗操作规程

见表 4-5。

表 4-5　胸部体疗操作规程

操作项目	操作内容	知识要点	标准分
操作目的	患者安全舒适，促进痰液排出，保持呼吸道通畅		
评估要点	1. 胸部手术史、外伤史、心脏病史 2. 胸痛及疼痛的部位、性质和程度 3. 呼吸困难症状 4. 咳痰的难易程度，痰液的量和性状 5. 有无胸壁压痛，肋骨骨折 6. 肺部听诊 7. 胸部 X 线片或 CT		
操作准备	护士准备：着装整洁规范，仪表端庄大方。 物品准备：PDA、听诊器（必要时）	遵守医院感染控制要求	3
操作步骤	1. 二人核对医嘱。(核对床号，姓名，住院号，诊断)		4
	2. 洗手，戴口罩		2
	3. 核对患者信息，PDA 扫描患者腕带，向患者解释以取得合作		7
	4. 评估患者到位：了解病情、双肺听诊、依据影像学资料等，初步确定痰液的位置，协助患者取舒适卧位（前倾半卧位）。(有痰液的部位尽量朝上，如右侧有痰则可采取左侧卧位；有引流管者固定妥善)		7
	5. 叩拍：将手掌微曲成杯状，五指并拢，以手腕为支点，借助上臂力量有节奏的叩拍患者胸部，叩拍频率 2 ～ 5 次 / 秒，每个治疗部位拍 3 ～ 5min，单手或双手交替叩拍，可直接或隔着不宜过厚的衣物叩拍。重点叩拍需引流部位，沿着支气管走向由外周向中央叩拍	每天叩击 3 ～ 4 次，每次 10 ～ 15min（以患者能承受为宜）；叩背时间以具体情况而定，应在饭前 30min 或饭后 2h 进行	12
	6. 震颤：双手掌重叠或分别置于胸廓的两侧部位，吸气时随胸廓扩张慢慢抬起，不施加任何压力，呼气时手掌紧贴胸壁，急速地振动胸壁，频率 120 ～ 130 次 / 分；震动时根据患者需治疗的部位选取相应的体位		10

续表

操作项目	操作内容	知识要点	标准分
	7. 叩击震颤配合体位引流，效果更佳。上或中肺叶可取头稍抬高位，10°～45°；下肺叶可取头低足高位，俯卧位		8
	8. 叩背震颤过程中注意询问患者主观感受，如胸痛、呼吸困难等，并注意观察患者呼吸频率及节律，是否存在胸部异常运动、辅助呼吸肌参与，血流动力学状况，如心率、血压等；氧合状况，如口唇及皮肤颜色，SpO_2 等。出现问题及时处理		10
	9. 叩拍震颤后指导患者咳嗽，咳嗽无力患者可行气管内吸引以清除痰液		10
	10. 指导患者咳嗽 ①患者取坐位，上身略前倾，双肩放松 ②缓慢深吸气，若深吸气会诱发咳嗽，可分次吸气，以使肺泡充气足量 ③屏气 1s，张口咳嗽，咳嗽时收缩腹肌。咳嗽无力者，医护人员将双手掌放在患者的下胸部或上腹部，在咳嗽的同时给予加压辅助。对于疼痛明显、咳嗽受限患者可利用用力呼气技术代替咳嗽动作，咳嗽时注意配合伤口保护的动作 ④停止咳嗽，缩唇将剩余气体缓慢呼出 ⑤缓慢深吸气，重复以上动作		13
	11. 观察痰液的颜色、性状、量，评估患者情况		2
	12. 评价治疗效果		5
	13. 询问需要，协助患者取舒适卧位。整理床单位		5
	14. 洗手取口罩，记录		2
综合评价	A.5 分　B.4 分　C.3 分　D.2 分 E.1 分　F.0 分		
指导要点	告知患者及其家属胸部体疗的目的		

续表

操作项目	操作内容	知识要点	标准分
注意事项	1. 避免拍打患者脊椎、胸骨、乳房、腹部、胸部伤口 2. 不得在拉链纽扣上叩打；高年或皮肤容易破者注意保护皮肤 3. 叩击过程中注意观察患者病情变化，如出现心率增快、呼吸困难、面色苍白等应立即停止，并通知医生 4. 每天叩击3～4次，每次10～15min（以患者能承受为宜）；叩背时间以具体情况而定，应在饭前30min或饭后2h进行		
评分标准	1. 按操作程序各项实际分值评分 2. 原则性操作程序颠倒一处扣2分 3. 关心、体贴患者不够，态度不亲切扣2分 4. 超过规定时间10%扣1分		

第六节 围手术期肺康复的质量管理

围手术期肺康复的质量管理见表4-6。

表4-6 围手术期肺康复的质量管理

指标类别	指标名称	计算公式	标准	备注
结构指标	护患比	同期每日各班次患者数之和 ÷ 统计周期内各班次责任护士数之和	上升	查看排班
	肺康复知识培训落实率	护士实际接受培训次数 ÷ 应进行培训护士总例数 ×100%	上升	查看培训记录
	护理人员肺康复训练知识考核合格率	肺康复知识考核护士的护士例数 ÷ 接收考核护士总例数 ×100%	上升	查看培训记录
	振动排痰仪使用率	使用振动排痰仪的患者例数 ÷ 外科手术患者总例数 ×100%	上升	查看病历记录
	呼吸功能训练器使用率	使用呼吸功能训练器患者例数 ÷ 外科手术患者总例数 ×100%	上升	查看病历记录
过程指标	术前肺部并发症高危因素评估落实率	接受术前肺部并发高危因素评估患者例数 ÷ 外科手术患者总例数 ×100%	上升	查看病历记录

续表

指标类别	指标名称	计算公式	标准	备注
	术前肺功能评估落实率	接受术前肺功能评估的患者例数 ÷ 外科手术患者总例数 ×100%	上升	查看病历记录
	术前戒烟达标率	术前戒烟患者例数 ÷ 外科患者总例数 ×100%	上升	现场观察
	雾化吸入执行规范率	正确执行雾化吸入操作例次 ÷ 雾化吸入操作总例次 ×100%	上升	现场观察
	腹式呼吸训练规范率	正确执行腹式呼吸训练例次 ÷ 腹式呼吸训练总例次 ×100%	上升	现场观察
	有效咳痰训练规范率	正确执行有效咳痰例次 ÷ 有效咳痰总例次 ×100%	上升	现场观察
	体位引流训练规范率	正确执行体位引流例次 ÷ 体位引流总例次 ×100%	上升	现场观察
	胸背部叩击训练规范率	正确执行胸背部叩击例次 ÷ 胸背部叩击总例次 ×100%	上升	现场观察
	呼吸训练器应用规范率	规范应用呼吸训练器例数 ÷ 外科手术患者总例数 ×100%	上升	现场观察
	运动耐力训练达标率	肢体肌肉运动耐力训练达标患者例数 ÷ 外科手术患者总例数 ×100%	上升	现场观察
	呼吸功能训练时机达标率	正确及时进行呼吸功能训练患者例数 ÷ 外科手术患者总例数 ×100%	上升	现场观察
	首次下床时间达标率	术后首次下床时间达标患者例数 ÷ 外科手术患者总例数 ×100%	上升	现场观察
	早期活动达标率	术后早期活动时间达标患者例数 ÷ 外科手术患者总例数 ×100%	上升	现场观察
结局指标	肺炎发生率	确诊肺炎患者例数 ÷ 外科手术患者总例数 ×100%	上升	查看病历记录
	肺不张发生率	确诊肺不张患者例数 ÷ 外科手术患者总例数 ×100%	上升	查看病历记录

续表

指标类别	指标名称	计算公式	标准	备注
	患者对围手术期肺康复训练知识掌握率	掌握围手术期肺康复训练知识患者例数 ÷ 外科手术患者总例数 ×100%	上升	问卷调查、访谈
	患者呼吸功能训练规范执行率	主动及时正确进行呼吸功能训练患者例数 ÷ 外科手术患者总例数 ×100%	上升	现场观察
	患者对护理工作满意度	回收满意度调查表实际得分值之和 ÷ 回收的满意度调查表满分值 ×100%	上升	问卷调查

第七节　围手术期肺康复的健康教育

1. 什么是肺康复训练？

肺康复训练技术指对有症状、日常生活能力下降的呼吸系统疾病患者采取的能提高肺功能、运动耐力及生活自理能力的多学科综合干预措施，包含物理康复、药物康复、术后镇痛等一系列干预措施。

2. 为什么要进行术前术后肺康复训练？

1%～23%的患者术后出现感染、肺不张、呼吸衰竭及慢性肺部疾病恶化等肺部并发症，是导致患者术后死亡率高、医疗费用增加及住院时间延长的主要原因。预防术后肺部并发症尤为重要。肺康复技术通过对患者进行全面评估，开展运动训练、教育、药物、营养和行为改变等一系列干预措施，能有效改善患者呼吸功能、降低术后肺部并发症发生率并提高远期生活质量。肺康复技术将关注点由手术治疗转为恢复患者社会功能、提高远期生活质量，更符合健康中国方针及患者利益。

3. 肺康复训练包含哪些内容？

肺康复训练技术包含危险因素评估、肺康复评估（肺部并发症风险评估、肺功能评估、呼吸功能评估、运动能力评估）、药物康复（抗感染、祛痰、平喘）、物理康复（呼吸训练、耐力训练、排痰技术训练）、术后高危因素防治（缩短苏醒时间、有效镇痛、保持气道通畅、早期下床活动、限制液体入量）、健康教育、心理康复、围手术期营养及术后镇痛。

4. 进行肺康复训练会加剧疼痛吗？

会。在执行肺康复训练技术过程中，有效咳痰、呼吸训练、背部叩击等技术均可能会诱发或加剧伤口疼痛。但不可因为疼痛而排斥肺康复训练，应正视疼痛并加强术后镇痛管理。镇痛管理同属于肺康复技术的重要内容，采取有效的镇痛措施是保证肺康复训练执行的重要保障。

5. 肺康复训练会导致伤口裂开、引流管滑脱吗?

不会。手术过程中医生对伤口进行了有效的缝合及引流管的固定，并不会因为呼吸训练、有效咳嗽等导致伤口裂开或引流管滑脱。带管训练患者，在训练前应由护士进行引流管妥善固定，预留一定长度，防止因训练过程中牵拉导致非计划拔管。

6. 肺康复训练应该加入运动处方吗?

运动处方是肺康复训练的核心内容，除药物治疗外，多项研究证实运动处方能有效提高患者肺功能、运动耐力和生活质量。除此之外，执行运动处方的患者生活自理能力、疼痛不适平均值、焦虑抑郁发生率均优于未参与运动的患者。

7. 应该从何时开始肺康复训练?

在入院后早期即应开始肺康复训练。通过高危因素评估及肺功能评定，针对呼吸功能的具体问题制订个体化肺康复训练方案。

8. 肺康复中物理训练需要在哪里进行? 出院后还继续进行吗?

在医院与在家中或社区进行物理训练效果并无差异，若患者在家中或社区能保证安全及运动强度，鼓励患者在住院期间掌握规范的肺康复训练技术，并在出院后继续进行肺康复训练。多数研究结果显示，患者在出院后坚持肺康复训练 1 年，心肺功能及呼吸耐力均高于平均水平，运动能力及生活自理能力明显提高。

第 5 章 术中获得性压力性损伤

第一节　概述及定义

一、概述

手术患者因手术制动时间长、麻醉、术中较低体温等因素更易发生压力性损伤（pressure injury，PI）。研究表明，约 45% 的医院内获得性 PI 均与手术相关。术中获得性压力性损伤（intraoperative acquired pressure injury，IAPI）一旦发生不仅延长患者住院时间和原发疾病康复时间，增加护理难度，还极大降低患者生活质量，增加感染风险、加重原发疾病，若感染扩散至全身，甚至会引起败血症、脓毒血症、感染性休克，严重威胁患者生命。

二、定义

1. 压力性损伤　是指由于剧烈和（或）持续存在的压力或压力联合剪切力导致的发生在皮肤或潜在皮下软组织的局限性损伤，通常发生在骨隆突处或皮肤与医疗器械或其他设备的接触处，表现为局部组织受损但表皮完整或开放性溃疡并可能伴有疼痛。

2. 术中获得性压力性损伤　指术后 48 ～ 72h 出现并与手术部位有关的任何与压力相关的组织损伤（表现为指压不变白的红斑、皮肤变紫色或水疱等）。

3. 手术时间　指患者躺在手术床上不再改变体位至麻醉结束体位改变时间。

4. 预防性敷料　是一类有 PI 预防作用的敷料总称。主要包括透明薄膜敷料、泡沫敷料及水胶体敷料等。

第二节 术中获得性压力性损伤的专科评估

一、术中获得性压力性损伤常见的风险因素

（一）压力因素

压力、剪切力、摩擦力是直接导致压力性损伤发生的形成因素。持续性的垂直压力直接作用于皮肤，是引发压力性损伤的最主要原因。剪切力与体位密切相关，作用于相邻组织表面。剪切力的发生可牵拉、扭曲、撕裂毛细血管，切断较大区域的血供，引起血液循环障碍，导致深层组织坏死。摩擦力是皮肤与接触面相互移动产生的，容易损坏皮肤的角质层，同时使皮肤温度升高，组织耗氧量增加，加剧组织缺血程度。手术床单不平整，摆放体位时，发生拖、拽、扯、拉等动作，可导致患者局部皮肤与床单连续性的摩擦，增加了摩擦力；术中手术体位的调整，虽然会使局部受压点的压力再分布，但同时也会增加剪切力出现的概率；手术过程中，使用一些特殊的手术仪器设备如“钻”“凿”等产生的额外压力，也是导致手术获得性压力损伤的高危因素之一。

（二）手术特异性因素

1. 手术时间　是手术压力性损伤发生的主要风险因素，在手术开始4h后，压力性损伤的发生风险是每30分钟增加33%。在护理上应特别加强手术时间大于4h患者皮肤的评估，及时发现患者皮肤异常情况，采取积极有效的措施以预防压力性损伤的发生。

2. 手术体位　研究结果表明，患者的侧卧位、俯卧位比仰卧位者更容易发生术中压力性损伤。美国围手术期注册护士协会体位指南指出，任何的手术体位都有可能给患者带来包括压力性损伤等损伤风险，建议应每隔2h调整患者体位，以预防压力性损伤发生。因此，加强规范手术室护士体位摆放原则，可避免因手术体位摆放欠妥而增加手术压力性损伤发生的风险。

3. 麻醉因素　手术常用的麻醉方式包括全身麻醉、区域阻滞麻醉、局部浸润性麻醉等。麻醉方式本身不会对受压皮肤造成影响，但麻醉药物可引起血流动力学的改变，从而引起组织耗氧的改变。麻醉药物的阻滞作用使受阻滞的部位以下的血管扩张，血流变慢，受压部位失去了正常的血液循环。同时，麻醉分级作为手术压力性损伤发生的一个相关独立危险因素，也应引起重视，级别越高，病情越严重，越容易发生压力性损伤。

4. 术中体温　手术患者的低体温是由于麻醉药物诱导的体温调节作用减弱，

以及机体暴露于一个相对较凉爽的环境内产生的。持续时间超过 1h 的全身性或主要区域麻醉可诱导发生低体温。冷却液体、血液及血制品的输注，或大量冲洗液冲洗体腔等各种原因也可导致患者术中发生低体温。体温下降时，外周血管收缩，末梢循环不良，降低皮肤抵抗力。若身体长时间受压，可进一步减少皮肤血流，加重缺氧，导致术中 PI 的发生。因此，术前可对患者进行预保温，术中积极采取保温措施以维持患者的体温在 36.5 ～ 37℃，如使用保温毯、维持室温在 22 ～ 25℃、术中所需液体加温至 37℃后再输注等。

5. *医疗器械* 如梯度压力袜、气管导管及其固定支架、血氧饱和度监测、桡动脉导管、无创面罩、连续加压装置等，与皮肤接触的部位也有增加压力性损伤的风险。

（三）患者因素

1. *年龄* 高龄患者由于生理性的皮肤特性，皮下组织疏松，在手术过程中受到体位压力、麻醉药物、手术时间等多因素的综合影响下，更容易发生手术压力性损伤。术中压力性损伤的风险随着年龄的增长而增加，这与老龄患者合并一些基础疾病、血管老化、组织代谢下降等有关，因此对于高龄的手术患者，应加强其皮肤护理的观察与评估，做好压力性损伤预防措施。

2. *营养状况* 对患者营养状况的评价主要包括体格检查和实验室检查指标，如血红蛋白、血细胞比容、血清白蛋白、总蛋白等。相关研究结果表明，血清白蛋白水平≤ 35g/L 组患者压力性损伤发生率为 21.49%，而血清白蛋白水平＞35g/L 组患者压力性损伤发生率为 7.7%，由此可见，低血清白蛋白的患者，其术中压力性损伤风险显著增高。因此，患者机体的营养状况在压力性损伤的发生发展过程中有着重要的作用。

二、术中获得性压力性损伤评估量表的使用

目前我国不同地区手术室使用的压力性损伤评估工具不尽相同，主要有以下几种。

（一）Braden 压力性损伤风险量表

该量表由美国 Braden 和 Bergstrom 两位博士于 1987 年制定，包括感知觉、湿度、移动度、活动度、营养状况、摩擦力和剪切力 6 个风险因素评定指标。量表总分 23 分，其中 15 ～ 18 分为低风险，13 ～ 14 分为中风险，10 ～ 12 分为高风险，≤ 9 分为极高风险。该量表是目前应用最广泛的压疮风险评估表之一，其灵敏度为 80% ～ 100%，特异度为 64% ～ 77%，适用于内外科患者和老年人。

（二）Waterlow 压力性损伤风险量表

该量表由 Waterlow 1984 年制定。该量表涉及的压力性损伤风险因素覆盖

面更广，涵盖了性别、年龄、BMI、皮肤类型等，同时还纳入了手术时间、用药情况、脊髓损伤等情况，总分值范围为 4 ～ 40 分，分数越高，提示压力性损伤的发生风险越高，可用于所有的住院患者。

（三）Munro 压力性损伤风险评分量表

该量表由美国加州 St Johan's Health Center 的围手术期护理专家研制，量表整合了 15 项围手术期发生压力性损伤的循证风险因素，每项风险因素分 1、2、3 分，分为术前、术中、术后 3 个阶段进行评估，每个阶段将产生低风险、中风险、高风险分值，压力性损伤的风险水平可在整个围手术期变化。术前评估患者的活动度、营养状况、BMI、年龄、健康不利因素等 6 个方面；术中评估麻醉分级、麻醉类型、患者体温、患者血压、皮肤潮湿程度、手术床表面 / 移动情况及术中体位 7 项内容；术后根据整个围手术期的时间和手术的出血量情况进行评估，最后得到总分数，确立患者的压力性损伤风险程度。

（四）术中获得性压力性损伤危险因素评估量表

2021 年 11 月高兴莲等发布了《术中获得性压力性损伤危险因素评估量表》，量表经过系统的文献检索、专家函询、多中心信效度检验，包含 10 个危险因素，能持续动态地评估 IAPI 的高风险患者，为及时干预提供评估工具，为建立围手术期患者压力性损伤链式管理方案奠定基础。

（五）本院前期术中获得性压力性损伤评估量表

该量表主要参考高兴莲等推广的 3S 术中压疮高危因素评估表，结合我院实际情况制定，包括手术患者术中获得性压力性损伤初步筛查表和手术室术中压力性损伤发生高危人群评估表。目前结合《术中获得性压力性损伤预防与护理专家共识》及高兴莲等发布的《术中获得性压力性损伤危险因素评估量表》，结合本院实际情况，制定荆州市中心医院手术室《术中获得性压力性损伤评估量表》，正推广使用，具体见表 5-1。

表 5-1　荆州市中心医院手术室《术中获得性压力性损伤评估量表》

术前压力性损伤危险因素评估表（在 □ 内打✓，总分：____分）　评估者：________				
项目及评估	1 分	2 分	3 分	4 分
麻醉分级	Ⅰ级 □	Ⅱ级 □	Ⅲ级 □	Ⅳ级及以上 □
体重指数	18.5 ～ 23.9 □	24 ～ 27.9 □	≥28 □	＜ 18.5 □
受压部位皮肤状态	完好 □	红斑潮湿 □	红斑水疱 □	重度水肿 □
术前肢体活动	不受限 □	轻度受限 □	部分受限 □	完全受限 □

续表

预计手术时间（h）	< 3 □	≥3 且< 3.5 □	≥3.5 且< 4 □	≥4 □
基础疾病：糖尿病				有 □
术前评估> 14 分为高风险患者；9 ～ 14 分为中风险患者；< 9 分为低风险患者。				
术中压力性损伤危险因素评估（在□内打✓，总分____ 分）　评估者：______				
项目及评估	1 分	2 分	3 分	4 分
体温丢失因素	浅部组织冷稀释 □	深部组织冷稀释 □	体腔 / 器官冷稀释 □	低体温 / 降温治疗 □
手术出血量（ml）	< 200 □	≥200 且< 400 □	400 ～ 800 □	> 800 □
术中压力剪切力改变	轻度增加 □	中度增加 □	重度增加 □	极重度增加 □
实际手术时间（h）	< 3 □	≥3 且< 3.5 □	≥3.5 且< 4 □	≥4 □
术中评估> 12 分为高风险患者；8 ～ 12 分为中风险患者；< 8 分为低风险患者。				
术中获得性压力性损伤申报：□是　□否　申报者：______　护士长签名：______				
术后受压部位皮肤评估（在□内打✓）　评估者：_______				
正常□　带入性压力性损伤 □ 部位：______________　面积：______cm × ______cm 术中压力性损伤□：压红□ 1 期□ 2 期□ 3 期□ 4 期□ 深部组织损伤□ 不可分期□ 器械性压力性损伤□黏膜压力性损伤 □ 部位：______________________　面积：______cm × ______cm 皮肤受压时间____(h) 备注：____				

（六）《术中获得性压力性损伤评估量表》说明

1. 麻醉分级　美国麻醉医师协会（ASA）于麻醉前根据患者体质状况和对手术危险性进行分类，并将患者分为五级，具体见表 5-2。

表 5-2　麻醉分级

分级	分值	标　准
Ⅰ级	1	健康，除局部病变外，无全身性疾病，如全身情况良好的腹股沟疝
Ⅱ级	2	有轻度或中度的全身疾病。如轻度糖尿病和贫血，新生儿和 80 岁以上老年人
Ⅲ级	3	有严重的全身性疾病。日常活动受限，但未丧失工作能力。如重度糖尿病
Ⅳ级	4	有生命危险的严重全身性疾病，已丧失工作能力
Ⅴ级		病情危重，属紧急抢救手术。如主动脉瘤破裂等

2. 体重指数（BMI） 身体质量指数简称体质指数，是用体重千克数除以身高米数平方得出的数字，是目前国际上常用的衡量人体胖瘦程度以及是否健康的一个标准。计算公式：体重（kg）÷ 身高（m）^{2}。

3. 受压部位皮肤状态评估 具体内容见表 5-3。

表 5-3 受压部位皮肤状态评估

评估内容	程度分级	评分值
受压部位皮肤状态	皮肤完好	1
	皮肤有红斑、潮湿	2
	皮肤有瘀斑、水疱	3
	患者重度水肿，皮肤发亮，按压很难回弹	4

4. 术前肢体活动程度的评估 具体内容见表 5-4。

表 5-4 术前肢体活动程度的评估

评估内容	程度分级	评分值
术前肢体活动	不受限：患者活动自如	1
	轻度受限：能经常独立的改变躯体或四肢的位置，但变动幅度不大	2
	部分受限：偶尔能轻微的移动躯体或四肢，但不能独立完成经常的或显著的躯体位置变动	3
	完全受限：没有帮助的情况下不能完成轻微的躯体或者四肢的位置变动	4

5. 预计手术时间（h） 指评估者预计的，患者躺在手术床上不再改变体位至麻醉结束体位改变时间。

6. 基础疾病 糖尿病。

7. 体温丢失因素程度评估 具体内容见表 5-5。

表 5-5 体温丢失因素程度评估

评估内容	程度分级	评分值
体温丢失因素	浅部组织暴露：手术切开解剖位置涉及皮肤、皮下组织和筋膜	1
	深部组织暴露：手术切开解剖位置涉及肌肉、关节、骨组织	2
	体腔 / 器官暴露：手术切开解剖位置涉及胸腔、腹腔和盆腔，有重要组织器官暴露在外	3
	低体温 / 降温治疗：术中或者术后核心体温＜ 36℃，或因手术治疗需要，术中使用降温措施	4

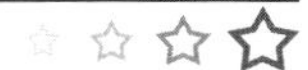

8. 手术出血量程度评估　具体内容见表 5-6。

表 5-6　手术出血量程度评估

评估内容	程度分级（ml）	评分值
手术出血量	＜ 200ml	1
	200 ～ 400ml	2
	400 ～ 800ml	3
	＞ 800ml	4

9. 术中压力剪切力程度评估　具体内容见表 5-7。

表 5-7　术中压力剪切力程度评估

评估内容	程度分级	评分值
压力剪切力改变	轻度改变：体位调节 0° ～ 10°	1
	中度改变：体位调节 10° ～ 30°	2
	重度改变：体位调节 30° ～ 60°	3
	极度改变：体位调节＞ 60°	4

10. 实际手术时间（h）　指实际的患者躺在手术床上不再改变体位至麻醉结束体位改变时间。

第三节　术中获得性压力性损伤的护理常规

一、准确进行护理评估

1. 评估皮肤状况。术前访视时，对患者进行皮肤评估，了解患者皮肤特点（年老体弱者尤应注意），询问基础疾病，如糖尿病、高血压病等。
2. 查看病历中各种检查情况（如凝血功能、蛋白指数等）。
3. 了解手术时长、手术方式、术前卧位情况，对相应受压部位进行细致观察。
4. 术中和术后做好相关记录。

二、正确进行体位摆放

1. 体位摆放不正确会影响手术操作，同时也会增加术中不良反应的发生，特别是神经损伤及术中获得性压力性损伤。

2. 摆放手术体位时操作应规范，符合人体力学原理，降低因受力集中而带来的皮肤和软组织（如皮下脂肪和肌肉）的扭曲和变形。

3. 选择合适的支撑面及合理使用预防性敷料，最大限度地降低因体位安置不当导致的神经损伤及 PI 的发生风险。

三、维持适宜的皮肤温度并保持干燥

1. 皮肤温度升高会引起诸多代谢改变和物理效应，使外部因素破坏皮肤的风险增高；过度潮湿会降低皮肤组织对压力、摩擦力等的耐受性，增加皮肤和支撑表面的摩擦力和剪切力，进而增加 PI 发生风险。

2. 术中环境温度、伤口、瘘管引流，术中冲洗液、消毒液的使用等因素均可破坏皮肤的温度及干湿度平衡。

3. 术中手术室内环境温度应维持在 21 ～ 25℃为宜，湿度应控制在 40% ～ 60%；术中输注的各类液体及血制品、冲洗液均应进行加温；应用各类主动加温设施，尽量将体温维持在 36℃以上；术前消毒时应避免使用过量消毒液；操作中应注意观察管路的密闭性，注意维持手术敷料干燥，避免引流液、冲洗液浸湿床单位。

四、减压垫和预防性敷料的应用

1. 预防机制：研究表明，泡沫类敷料可通过分散压力、降低摩擦力与剪切力、降低皮肤湿度而降低 PI 的发生，也有敷料通过改善局部血液供应状态来改善皮肤组织耐受性从而降低 PI 的发生。特定敷料的不同材料和构造方式产生的物理效应不同。

2. 应用策略：预防性敷料应在皮肤评估和 PI 风险评估确认患者有发生风险后使用，不同解剖部位可能需要不同的敷料结构来优化 PI 的预防作用，应当谨慎选择，正确使用与医疗器械接触时所用的敷料。敷料不应妨碍器械发挥作用，且应当避免在器械下添加过厚的敷料而增加皮肤下的压力。

3. 术中加强巡视，若手术操作允许，每 2 小时对皮肤受压部位进行适当调整。

五、术中获得性压力性损伤的预防与护理流程

详见图 5-1。

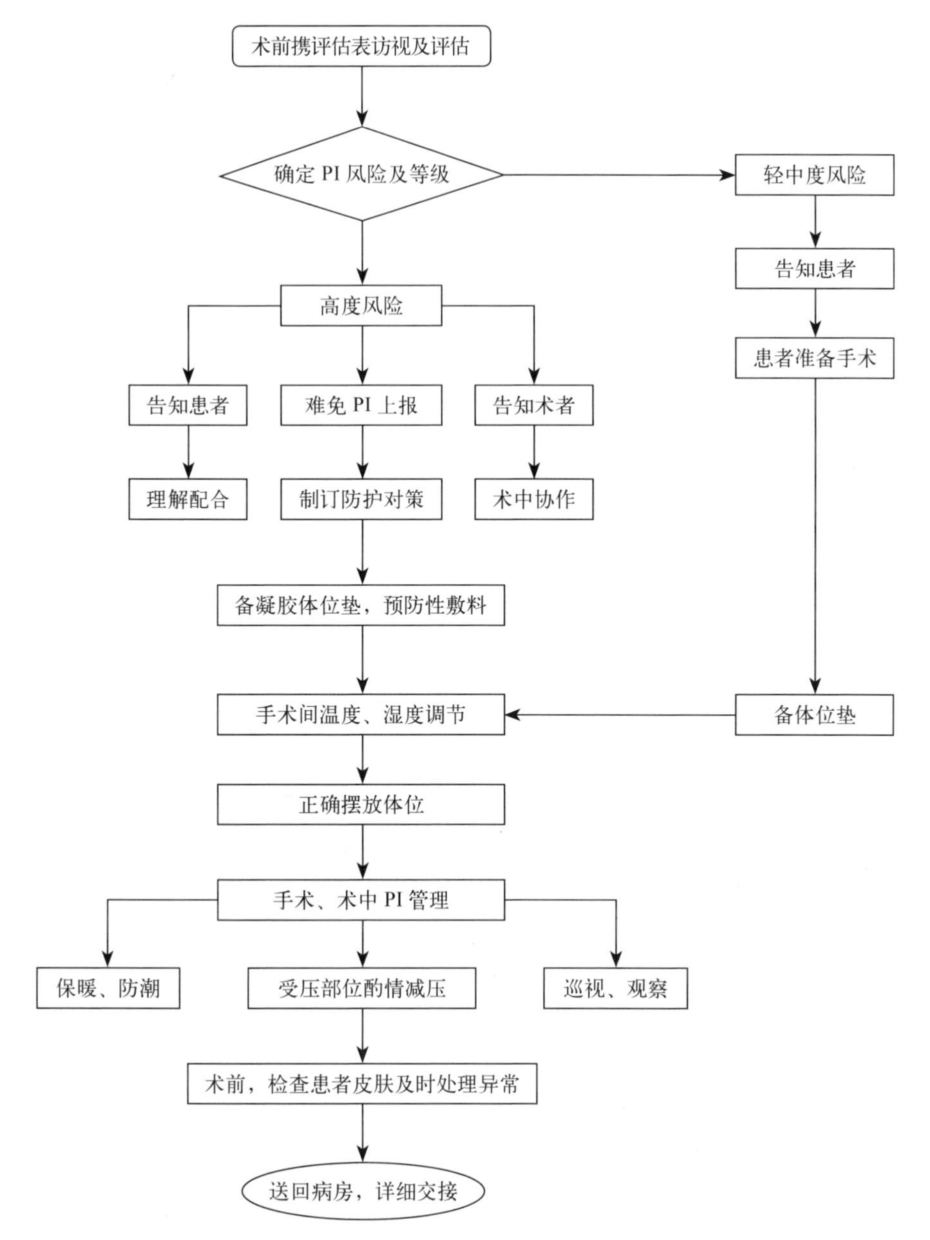

图 5-1　术中获得性压力性损伤预防与护理流程

PI 为压力性损伤

第四节　术中获得性压力性损伤的 SOP

术中获得性压力性损伤的 SOP 见图 5-2。

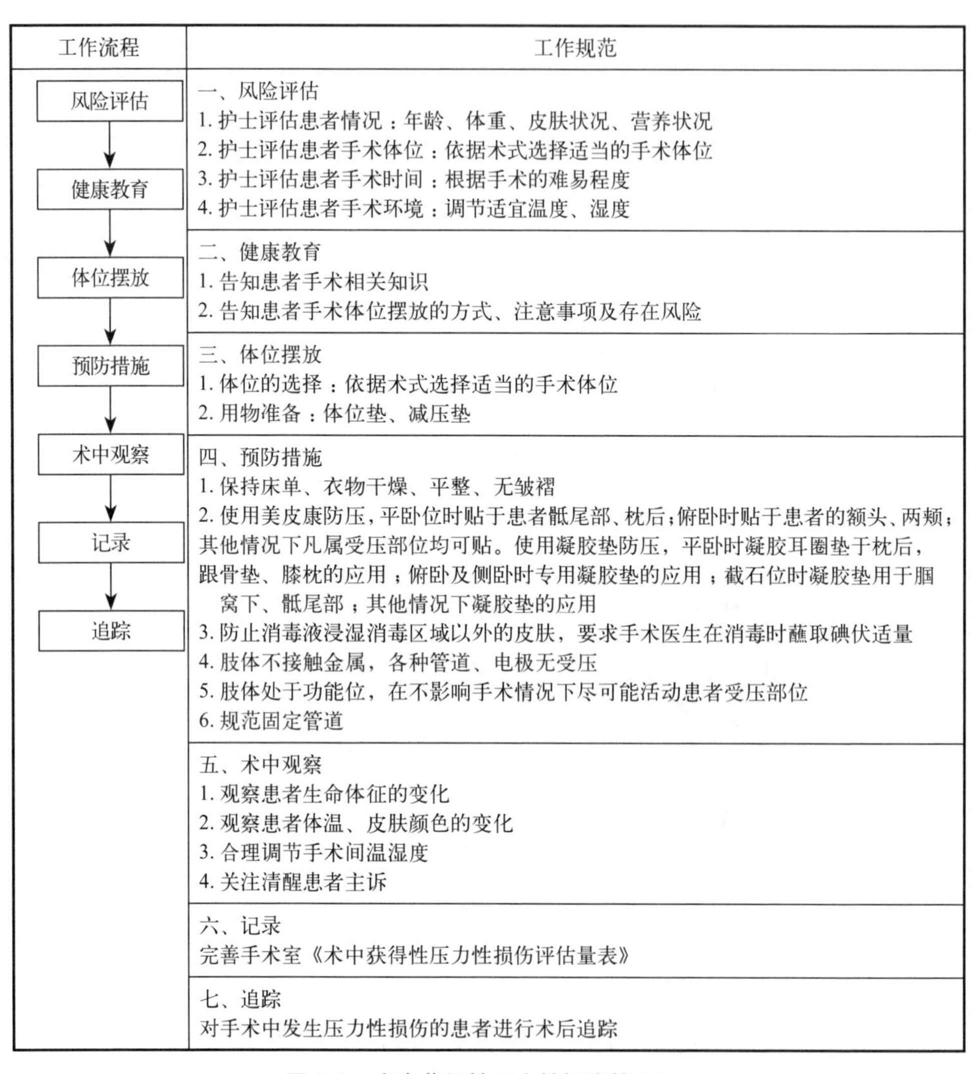

工作流程	工作规范
风险评估	一、风险评估 1. 护士评估患者情况：年龄、体重、皮肤状况、营养状况 2. 护士评估患者手术体位：依据术式选择适当的手术体位 3. 护士评估患者手术时间：根据手术的难易程度 4. 护士评估患者手术环境：调节适宜温度、湿度
↓ 健康教育	二、健康教育 1. 告知患者手术相关知识 2. 告知患者手术体位摆放的方式、注意事项及存在风险
↓ 体位摆放	三、体位摆放 1. 体位的选择：依据术式选择适当的手术体位 2. 用物准备：体位垫、减压垫
↓ 预防措施	四、预防措施 1. 保持床单、衣物干燥、平整、无皱褶 2. 使用美皮康防压，平卧位时贴于患者骶尾部、枕后；俯卧时贴于患者的额头、两颊；其他情况下凡属受压部位均可贴。使用凝胶垫防压，平卧时凝胶耳圈垫于枕后，跟骨垫、膝枕的应用；俯卧及侧卧时专用凝胶垫的应用；截石位时凝胶垫用于腘窝下、骶尾部；其他情况下凝胶垫的应用 3. 防止消毒液浸湿消毒区域以外的皮肤，要求手术医生在消毒时蘸取碘伏适量 4. 肢体不接触金属，各种管道、电极无受压 5. 肢体处于功能位，在不影响手术情况下尽可能活动患者受压部位 6. 规范固定管道
↓ 术中观察	五、术中观察 1. 观察患者生命体征的变化 2. 观察患者体温、皮肤颜色的变化 3. 合理调节手术间温湿度 4. 关注清醒患者主诉
↓ 记录	六、记录 完善手术室《术中获得性压力性损伤评估量表》
↓ 追踪	七、追踪 对手术中发生压力性损伤的患者进行术后追踪

图 5-2　术中获得性压力性损伤的 SOP

第五节　术中获得性压力性损伤的专科设备

术中获得性压力性损伤的专科设备见图 5-3 ～图 5-8。

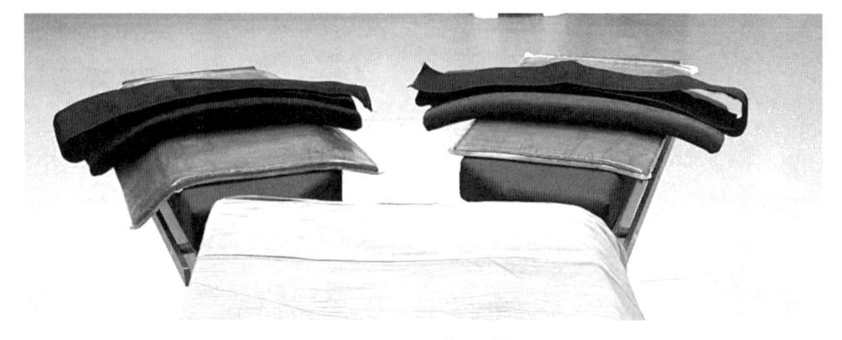

图 5-3　下肢凝胶垫

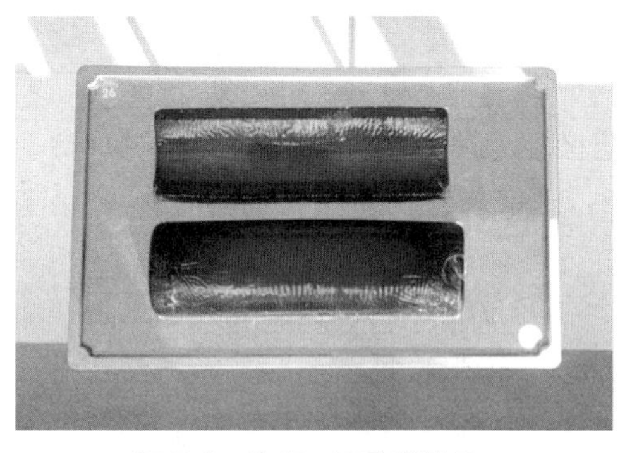

图 5-4　头部、耳廓凝胶垫

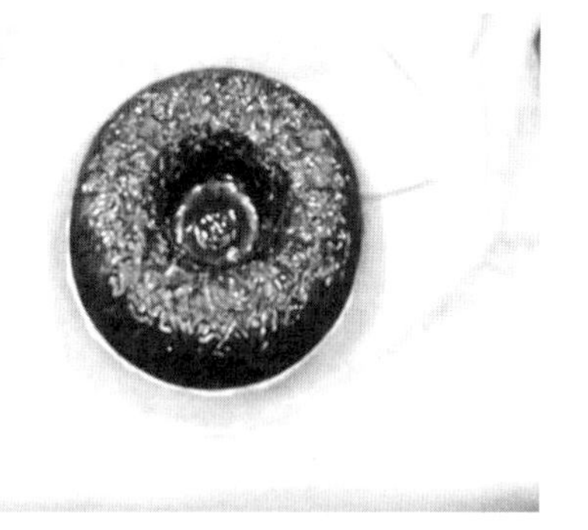

图 5-5　俯卧位凝胶垫

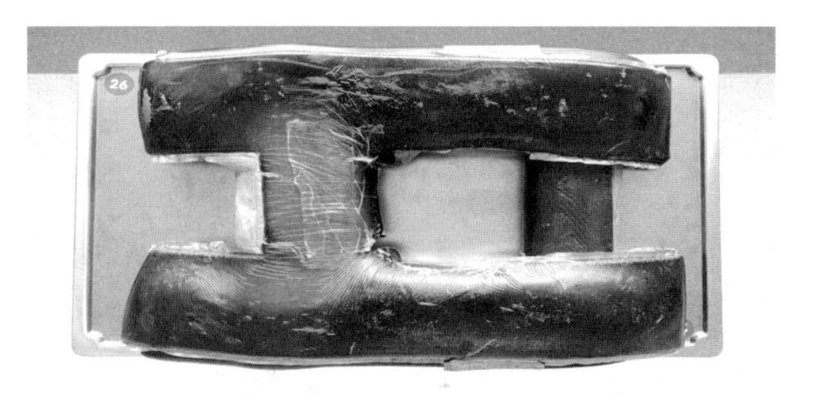

图 5-6　俯卧位凝胶垫

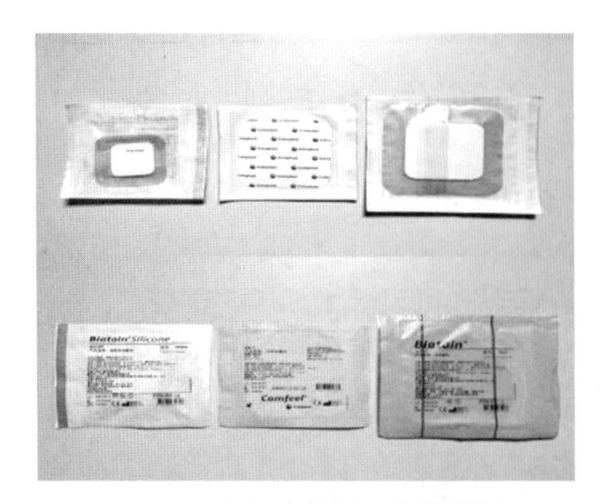

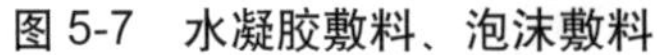
图 5-7 水凝胶敷料、泡沫敷料

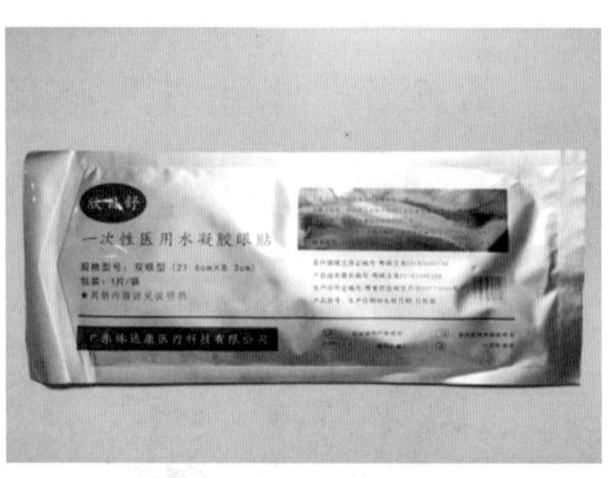

图 5-8 水凝胶眼贴

第六节 术中获得性压力性损伤的质量管理

一、质量管理要求

1. 有术中压力性损伤评估办法、预防措施，护士知晓并能按照要求执行。

2. 每月对手术患者术中获得性压力性损伤进行统计、分析、评估，并落实质量持续改进。

3. 手术患者术中获得性压力性损伤评估与预防由巡回护士完成，术前评估手术患者基本情况，运用《术中获得性压力性损伤评估量表》对手术患者进行评估。

4. 评估内容

（1）评估对象：所有手术患者；眼科手术、局部麻醉手术、手术时间 30min 以内的由巡回护士评估，可酌情排除。

（2）评估时机：术前、术中、术后。

（3）评估内容：按照《术中获得性压力性损伤评估量表》进行。

（4）评估责任人：巡回护士。

5. 根据患者皮肤状况和评估结果，采取相应的预防措施。

（1）根据患者情况，若患者身体肥胖或非常消瘦，在患者骨隆突部位使用减压敷料、压疮贴、凝胶垫防压。

（2）根据手术种类、时间选择舒适的体位垫。手术时间＞ 2h 者术前应在受压部位贴泡沫敷料。

（3）手术时注意患者的体温保护，采用保暖措施（输液加温、冲洗液加温等）。

（4）手术过程中，使用切口保护套、手术粘贴巾等预防手术敷料潮湿，如

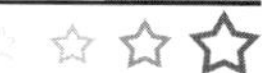

发生潮湿及时更换敷料或加盖手术巾。

（5）保持床单、衣物干燥、平整、无皱褶。

（6）肢体处于功能位，不接触金属，各种管道、电极无受压。

（7）不影响手术的情况下，尽可能活动受压部位。

（8）规范麻醉医生、手术医生操作，尽量避免拖、拽、拉等操作。

6. 手术结束后，及时评价受压部位的皮肤状况，做好记录。

7. 评估为压力性损伤高风险患者（术前评估> 14 分、术中评估> 12 分），须进行术中获得性压力性损伤的申报，通过信息系统上报。

8. 如发生术中获得性压力性损伤，做好相应处置，与病房护士详细交班，12h 内上报护士长。

二、专科质量指标

1. 专科质量指标　术中获得性压力性损伤发生率：比例下降（比上一年）。

2. 计算公式　某一时间段手术患者术中获得性压力性损伤发生例数 ÷ 手术总例数 ×100%。

三、专科质量标准

共计 26 项，100 分，见表 5-8。

表 5-8　术中获得性压力性损伤的专科质量标准

<table>
<tr><th>项目</th><th colspan="2">内容和要求</th><th>分值</th><th>检查方法</th></tr>
<tr><td rowspan="3">组织管理（15 分）</td><td colspan="2">有管理制度，规范术中获得性压力性损伤管理流程，有效防范发生</td><td>5</td><td rowspan="9">现场查看
查看相关资料
每月抽查 50 例手术患者</td></tr>
<tr><td colspan="2">护士知晓相关管理的制度与流程，并能严格执行</td><td>5</td></tr>
<tr><td colspan="2">每月对手术患者 PI 发生情况进行分析、评价与改进</td><td>5</td></tr>
<tr><td rowspan="6">术中获得性压力性损伤评估（20 分）</td><td rowspan="6">术前危险因素</td><td>麻醉分级</td><td>2</td></tr>
<tr><td>体重指数</td><td>2</td></tr>
<tr><td>受压部位皮肤状态</td><td>2</td></tr>
<tr><td>术前肢体活动</td><td>2</td></tr>
<tr><td>预计手术时间</td><td>2</td></tr>
<tr><td>基础疾病</td><td>2</td></tr>
</table>

续表

项目	内容和要求		分值	检查方法
	术中危险因素	体温丢失因素	2	
		手术出血量	2	
		术中压力剪切力改变	2	
		实际手术时间	2	
术后受压部位皮肤评估（15分）	正常□		2	
	带入性压力性损伤 □ 部位：____面积：_____cm×_____cm		5	
	术中压力性损伤□：压红□ 1期□ 2期□ 3期□ 4期□ 深部组织损伤□ 不可分期□		5	
	器械性压力性损伤□黏膜压力性损伤 □ 部位：_____面积：____cm×____cm 皮肤受压时间：____(h)		5	
术中压力性损伤预防措施（40分）	保持床单、衣物干燥、平整、无皱褶		5	
	使用美皮康防压：平卧位时贴于患者骶尾部、枕后；俯卧时贴于患者的额头、两颊；其他情况下凡属受压部位均可贴		5	
	使用凝胶垫防压：平卧时凝胶耳圈垫于枕后，跟骨垫、膝枕的应用；俯卧及侧卧时专用凝胶垫的应用；截石位时凝胶垫用于腘窝下、骶尾部；其他情况下凝胶垫的应用		8	
	防止消毒液浸湿消毒区域以外的皮肤：要求手术医生在消毒时小纱块蘸取碘伏适量，不可过湿，不可将消毒液直接泼洒于皮肤上		7	
	肢体不接触金属，各种管道、电极无受压		5	
	肢体处于功能位，在不影响手术情况下尽可能活动患者受压部位		5	
	规范气管插管的固定方法，防止因撕取胶布而损坏患者面部皮肤；应用气压止血带时先在肢体上缠绕绷带或垫以纱垫，防止摩擦力引起水疱或坏死		5	

续表

项目	内容和要求	分值	检查方法
上报处理（10 分）	评估为压力性损伤高风险患者（术前评估＞ 14 分、术中评估＞ 12 分），通过信息系统进行术中获得性压力性损伤的申报，每月汇总上报护理部	5	
	发生后如实填写 PI 情况，报告护士长，及时上报护理部	5	

四、专科质量查检表

1. 手术室术中压力性损伤管理查检表（组织管理、IAPI 评估、术后受压部位皮肤评估） 见表 5-9。

表 5-9　术中压力性损伤管理查检表

项目 科室/时间	IAPI 发生率 =IAPI 发生例数 / 手术总例数 ×100	组织管理			IAPI 评估										术后受压部位皮肤评估				
					术前危险因素评估						术中危险因素评估								
		制定手术室 PI 管理制度	护士知晓 PI 管理的制度与流程	每月对进行分析、评价与改进	麻醉分级	体重指数	受压部位皮肤状态	术前肢体活动	预计手术时间	基础疾病	体温丢失因素	手术出血量	术中压力、剪切力改变	实际手术时间	正常	带入性压力性损伤	术中压力性损伤	器械性压力性损伤	黏膜压力性损伤

2. 手术室 IAPI 规范管理查检表（预防措施、上报处理） 见表 5-10。

表 5-10　术中压力性损伤管理查检表

项目 科室 / 时间	预防措施							上报处理	
	保持床单、衣物干燥、平整、无皱褶	使用美皮康防压	使用凝胶垫防压	防止消毒液浸湿消毒区域以外的皮肤	肢体不接触金属，各种管道、电极无受压	肢体处于功能位，尽可能活动受压部位	气管插管的固定方法规范，使用气压止血带肢体缠绕纱布	发生 PI 如实填写情况，报告护士长，及时上报护理部	评估为压力性损伤高风险患者（术前评估 > 14 分、术中评估 > 12 分），通过信息系统进行术中获得性压力性损伤的申报，每月汇总上报护理部

第 6 章 术中低体温管理

第一节 定义与危险因素

一、定义

1. 正常核心体温 是指机体深部重要脏器的温度与体表温度，正常人核心体温为 36.5 ～ 37.5℃，体表温度为 33℃左右，二者之间温度梯度为 2 ～ 4℃。

2. 术中 是指从麻醉开始至手术结束离开手术间。

3. 术中低体温 是指在非控制性低温的情况下，术中患者的核心体温低于 36℃。分为轻度（核心体温 34 ～ 36℃）、中度（核心体温 32 ～ 34℃）、重度（核心体温＜ 32℃）三级。

二、术中低体温的危险因素及危害

（一）危险因素

1. 患者因素 年龄、BMI、ASA 分级、基础体温、合并症。

2. 手术因素 分级、类型、时间、术中冲洗。

3. 麻醉因素 麻醉方式、麻醉时间、麻醉药物、术中输液 / 输血。

4. 环境因素 手术间温度。

（二）危害

1. 增加外科切口感染发生率。

2. 心血管不良事件 中度或重度低温引起心排血量降低、低血压和致死性心律失常；核心体温低于 30℃时，常见心房颤动，体温再下降时可发生心室颤动。

3. 凝血功能下降 轻度体温降低可使血小板计数减少、降低血小板功能，降低凝血因子活性，激活血纤维蛋白溶解作用系统，导致出血时间延长；严重低温导致 DIC；显著增加失血量和对输血的需要；导致静脉淤滞和局部组织氧供减少，引起深静脉血栓形成。

4. 麻醉苏醒时间延长　低温时儿茶酚胺产生减少，使机体对外界刺激的应激反应减弱，从而相对延长清醒和拔管时间；低温使肝脏代谢率降低，肝功能受到抑制，使肌松药和静脉麻醉药的作用延迟，可使苏醒期延长。

5. 寒战的发生率增加　寒战增加患者不适感，以及引起伤口疼痛，需增加镇痛药用量。

6. 其他　住院时间延长、高血糖、肠蠕动减低等。

第二节　术中低体温管理的专科评估

一、评估时机

1. 全身麻醉超过 30min 或手术时间超过 1h。
2. 可能大量失血、液体出入较大的患者。
3. 高龄、儿童或重症患者。
4. 输血患者。
5. 已知可能有体温异常的患者（感染、休克、恶性高热风险）。
6. 手术创面大的患者（大切口开胸、开腹手术、大面积烧伤手术）。
7. 给予温度治疗（升温、降温）的患者。

二、评估方法

由于机体不同部位温度并不一致，相比外周和皮肤温度，核心体温更均匀一致，反映机体的热量状态。因此应重点关注患者的核心体温，并将其列为术中常规监测指标。常用的核心体温监测部位包括肺动脉、食管下段、鼻咽部、鼓膜等，其中鼻咽部和鼓膜温度较易获取。

1. 电子体温计　连续监测、监测鼻咽或食管下段温度。
2. 红外线体温计　鼓膜温度测定、术前及术后温度测量、无法连续测量。
3. 无创监测系统　贴于体表、连续监测、建立连续的体温管理数据库。

第三节　术中低体温管理的护理常规

一、评估低体温发生的原因

对手术患者进行风险评估：术中低体温的危险因素包括手术间温度、BMI 指数较低患者、术前基础体温低、年长或年幼、手术时间长等因素，医护人员应当对这些危险因素保持预警，提前做好评估及防控。

二、采取预防措施

（一）预防术中低体温最有效的办法是积极进行术前保温

患者进入手术室前使用加温毯预热，提高术前核心温度，使核心体温≥36℃。根据季节调整盖被厚度，冬天宜对使用的接送车床、盖被和手术床做好预先加温的工作。手术室巡回护士术前 1h 控制好手术间温度。

（二）术中可以通过以下方式来维持机体温度

1. 根据手术方式，选择接近核心体温的部位进行测量，如口腔、鼻腔、外耳、腋窝和直肠等，实施手术全程体温监测，维持核心体温在 36 ～ 37℃。

2. 调节合适的室温，患者入室后调节室温 24 ～ 25 ℃，术中保持 22 ～ 24℃，不能过低。根据手术不同时段及时调节。

3. 覆盖体表防止暴露皮肤，及时给患者盖被和穿衣，术中尽量减少非手术部位的暴露。保持体表覆盖物的干燥，包括手术切口铺巾、患者衣服等。

4. 使用输液加温器。输入液体使用输液加温泵或干热恒温箱、干热恒温柜和电热恒温浴锅（箱）等加温后再使用。

5. 使用恒温箱，保持腹腔冲洗液处于恒温。如非手术特殊要求，手术创面、切口、体腔冲洗液宜使用温度在 37℃左右的液体。

6. 高危患者（婴儿、新生儿、严重创伤、大面积烧伤患者等），除采取上述保温措施外还需要防止计划外低体温，可在手术开始前适当调高室温，穿棉裤腿等，设定个性化的保温措施。

7. 麻醉后手术全程使用医用加温毯或加热床垫。

（三）术后保暖措施

1. 及时帮患者穿好衣服、盖好被子。

2. 转送患者途中注意保暖。

3. 患者到恢复室、病房提高室温。

4. 术后加强体温监测。

（四）注意事项

1. 应采用综合保温措施。

2. 在使用加温冲洗液前需再次确认温度。

3. 应使用安全的加温设备，并按照生产商的书面说明书进行操作，尽量减少对患者可能造成的损伤。

4. 装有加温后液体的静脉输液袋或灌洗瓶不应用于患者皮肤取暖。

5. 使用加温毯时，软管末端空气温度极高，容易造成患者热损伤。不能在没有加温毯的情况下直接加温或使用中软管与加温毯分离。

6. 加温后的静脉输液袋或灌洗瓶的保存时间应遵循静脉输液原则及产品使用说明。

7. 对使用电外科设备需要粘贴负极板时，应注意观察负极板局部温度，防止负极板局部过热性状改变对患者皮肤造成影响。

8. 使用加温设备需做好病情观察及交接班工作。

9. 加强护士培训，掌握预防低体温及加温设备使用的相关知识。

第四节　术中低体温管理的SOP

术中低体温管理的SOP见图6-1。

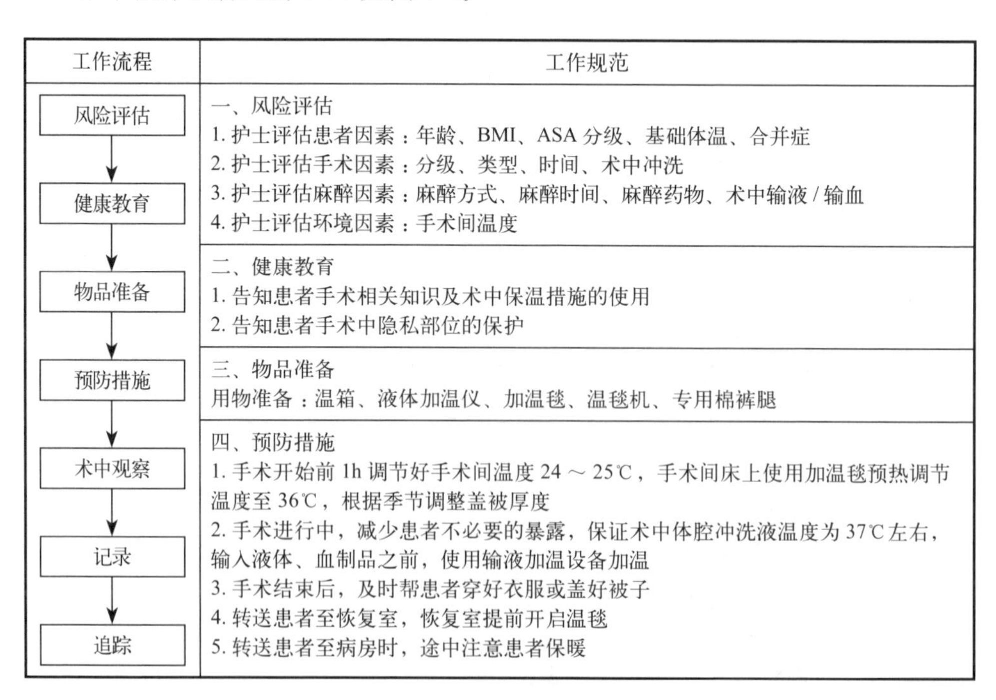

工作流程	工作规范
风险评估 → 健康教育 → 物品准备 → 预防措施 → 术中观察 → 记录 → 追踪	一、风险评估 1. 护士评估患者因素：年龄、BMI、ASA分级、基础体温、合并症 2. 护士评估手术因素：分级、类型、时间、术中冲洗 3. 护士评估麻醉因素：麻醉方式、麻醉时间、麻醉药物、术中输液/输血 4. 护士评估环境因素：手术间温度
	二、健康教育 1. 告知患者手术相关知识及术中保温措施的使用 2. 告知患者手术中隐私部位的保护
	三、物品准备 用物准备：温箱、液体加温仪、加温毯、温毯机、专用棉裤腿
	四、预防措施 1. 手术开始前1h调节好手术间温度24～25℃，手术间床上使用加温毯预热调节温度至36℃，根据季节调整盖被厚度 2. 手术进行中，减少患者不必要的暴露，保证术中体腔冲洗液温度为37℃左右，输入液体、血制品之前，使用输液加温设备加温 3. 手术结束后，及时帮患者穿好衣服或盖好被子 4. 转送患者至恢复室，恢复室提前开启温毯 5. 转送患者至病房时，途中注意患者保暖

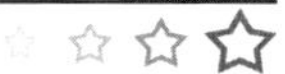

工作流程	工作规范
	五、术中观察 1. 观察患者生命体征的变化 2. 使用电子体温计、红外线体温计、无创监测系统观察患者体温变化 3. 合理调节手术间温度 22 ～ 24 ℃ 4. 关注清醒患者主诉
	六、记录 在手术护理清点记录单上记录采取的保暖措施
	七、追踪 对手术中发生低体温的患者进行术后追踪

图 6-1　术中低体温管理的 SOP

第五节　术中低体温管理专科设备的使用

一、医用恒温培养箱

（一）操作目的

保持冲洗液的温度适宜。

（二）操作步骤

1. 按下绿色电源开关开机（图 6-2）。

2. 设定好运行参数，设置温度 45℃ 。

3. 如果箱内温度达到设定温度后，设定温度与箱内温度偏差大于 1.5℃，将会产生温度报警。按蜂鸣器停止鸣叫。

4. 如出现传感器故障及报警，加热器关闭并自动进入“待机”状态。只有将故障排除，设备才能重新正常工作。

二、医用输血输液加温器

（一）操作目的

用于术中输注的液体和血液制品的加温。

（二）操作步骤

1. 将仪器固定在底座牢固的输液架或吊塔支架上，高度在输液袋口或血袋口下面 25cm，与滴斗平齐（图 6-3）。

2. 将输液（血）管路流速调节旋钮移到滴斗下方。

3. 将预充的管路末端处压入加热管尾部（小头），尽量减少裸露部分可减少热量流失（大头）。方向捋压过去，直到管路填满加热管。

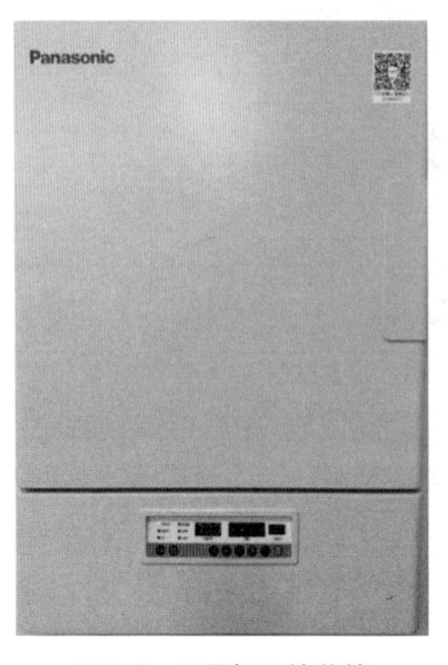

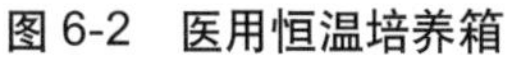
图 6-2　医用恒温培养箱

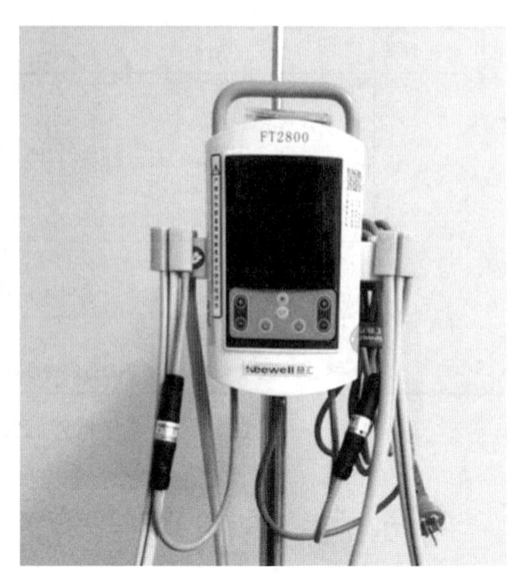

图 6-3　医用输血输液加温器

4. 将加热管头尾分别挂靠在仪器相应的位置上，避免输液管尾端触碰到地上。

5. 插上电源，调节需要的温度（注意在加温过程中要改变设定温度时，需按压键 进入待机状态，才可重新设定温度）。

6. 输液时，先调节输液速度，开始输注后，再按压待机 / 运行键 1s 开始加热。

三、加温手术床垫

（一）操作目的

用于维持患者术中体温适宜。

（二）操作步骤

1. 接通插头和电源，依次按下电源总开关（“—”）、直流开关，机器进入自检状态。

2. 根据需要在主界面上打开或关闭某个通道。

3. 在主界面上点击“设定温度”按钮设置好目标温度（图 6-4）。

四、充气式加温仪

（一）操作目的

用于术中患者体表加温。

（二）操作步骤

1. 温毯机加温深度分 3 个档位：36℃、40℃、44℃，常规选择 36℃。
2. 接通电源。
3. 按下绿色电源开关（d）打开 EQUATOR 温毯机，进行自测（图 6-5）。

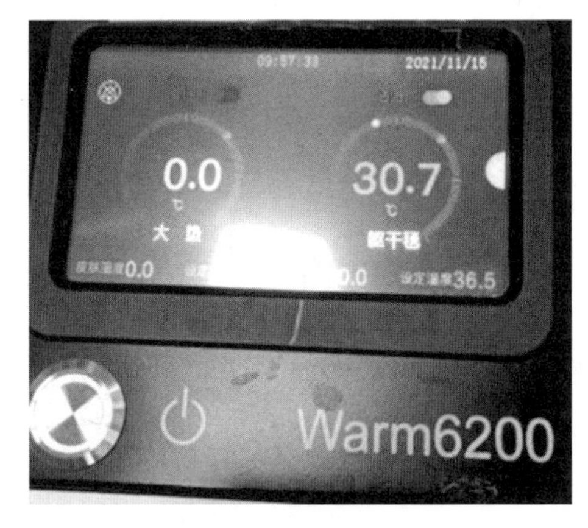

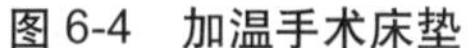
图 6-4　加温手术床垫

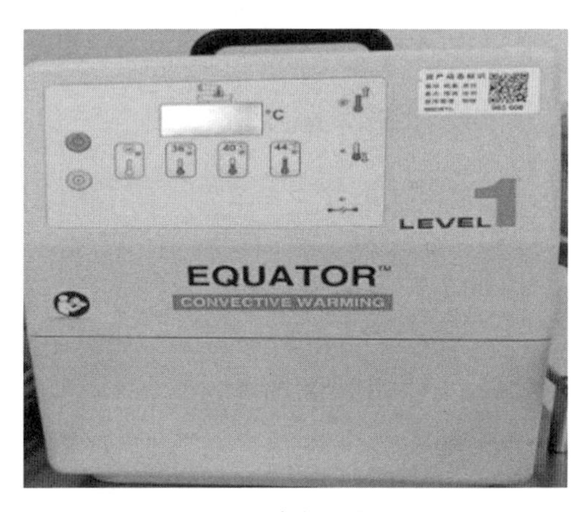

图 6-5　充气式加温毯

4. 确认自测按以下顺序完成

（1）加温 36℃、40℃、44℃指示器（b）以及低温指示器（c）同时亮起。

（2）断开指示器（d）闪烁 3 次。

（3）超温指示器（e）闪烁同时响起 1 声警报，标志自测完成。

5. 自测时或自测后按下 36℃温度设置。温度设置可根据患者耐受情况增加。

6. 连续监测患者温度和生命体征，定时查看受热的皮肤表面。根据情况调整温度设置或停止治疗。

五、保温棉裤腿

（一）操作目的

截石位及大字位患者的下肢保暖。

（二）操作步骤

根据需要选择合适的棉裤腿，为患者穿上（图 6-6）。

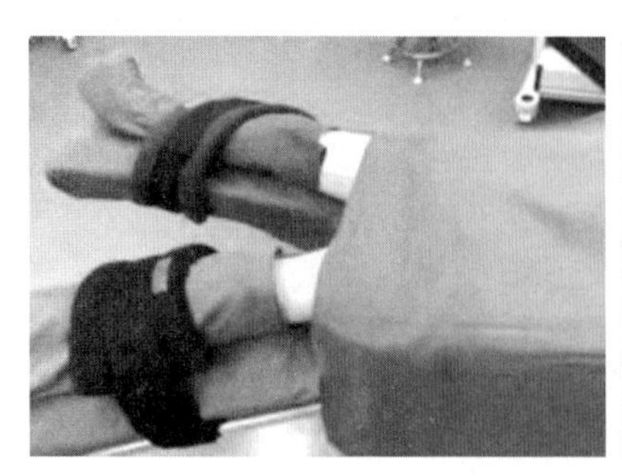
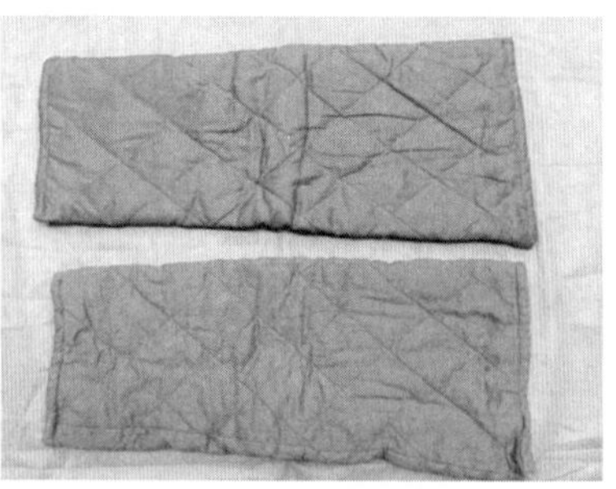

图 6-6 保温棉裤腿

第六节 术中低体温的质量管理

一、专科质量指标

1. 术中低体温发生率 比例下降（比上一年）。

2. 计算公式 术中低体温发生率 = 某一时间段手术患者术中低体温发生例数 ÷ 手术总例数 × 100%

二、专科质量标准

共计 11 项，100 分，专科质量标准见表 6-1。

表 6-1 专科质量标准

项目	内容和要求		分值	检查方法
组织管理(20分)	制定术中低体温管理制度、标准、措施		5	现场查看 查看相关资料 每月抽查 50 例手术患者
	护士知晓相关管理的制度与流程，并能严格执行		10	
	每月对手术患者术中低体温发生情况进行分析、评价与改进		5	
预防措施(80分)	手术开始前(30 分)	术前 1h 调节好手术间温度	10	
		手术间床上使用加温毯预热	10	
		根据季节调整盖被厚度	10	
	手术进行中(30 分)	减少不必要的暴露	10	
		保证术中体腔冲洗液温度为 38℃	10	
		输入液体 / 血制品之前，使用输液加温适当加温	10	
	手术结束后(20 分)	及时帮患者穿好衣服或盖好被子	10	
		转送患者至恢复室 / 病房时注意保暖	10	

三、专科质量查检表

专科质量查检表见表 6-2。

表 6-2　专科质量查检表

项目 / 拟行手术	实际得分	组织管理（20 分）				手术开始前（30 分）			手术进行中（30 分）			手术结束后（20 分）	
		术中低体温护理质量管理小组，有标准、措施	使用恰当的质量监测指标并实施监测	定期进行术中低体温病例讨论，完善记录	每月对落实情况进行检查评价、分析、改进，记录完整	术前 1h 调节好手术间温度	手术间床上使用加温毯预热	根据季节调整盖被厚度	减少不必要的暴露	保证术中体腔冲洗液温度为 38℃	输入液体 / 血制品之前，使用输液加温适当加温	及时帮患者穿好衣服或盖好被子	转送患者至恢复室 / 病房时注意保暖

第7章
围手术期活动

第一节　概述及定义

一、概述

术后早期活动是ERAS的重要内容，也是检验ERAS实施成功与否的关键指标。主要包括床上活动、坐起、站立、病房内走动、走廊内走动及低强度运动。长期卧床可能导致胰岛素抵抗、血栓形成、骨骼肌萎缩、坠积性肺炎、压疮等问题，影响消化系统、呼吸系统等多系统功能恢复，延迟术后恢复时间，甚至影响术后病人的肌肉强度。术后早期活动已经被国内外学者研究证实在许多疾病的快速康复中是安全有效的，它有利于改善血液循环，促进胃肠和全身肌肉关节功能的恢复，促进伤口愈合，增加肺活量，减少肺部并发症，预防下肢深静脉血栓形成，加快患者康复过程，提高患者的满意度，为社会节约宝贵的医疗资源。但因术前患者的身体功能、手术创伤、疼痛、疲劳、直立不耐受、患者及其家属认知不足等因素影响了患者早期下床活动。综上所述，做好患者术后早期活动的管理，提升早期下床活动率，是我们需要关注的重要护理问题。

二、定义

1. *早期活动*　是指协助术后病人在可能的情况下尽早离开床，做一些轻微活动（如坐、站、走）的一种护理技术。

2. *早期下床活动*　指术后尽可能早期开始离床活动，包括床椅转移、床旁站立或行走任意距离，在《加速康复外科中国专家共识及路径管理指南（2018版）》中指出，早期下床活动是指术后第1天下床活动。但因手术患者个体差异、手术部位以及手术类型不同，早期下床活动的时间和形式也不同。

第二节　围手术期活动的专科评估

一、评估标准

术后患者在实施早期下床活动前需进行风险评估，内容包括病情、生命体征、疼痛、肌力、营养状况、管道、术后并发症、心理状况等，以确保早期下床活动的安全性。其中生命体征是早期下床活动的基础，疼痛是影响患者主动早期下床活动最主要的原因，见表 7-1。

表 7-1　术后早期活动评估标准

项目	评估内容	评估标准
意识	清楚	是
生命体征	改良早期预警评分	0 ～ 1 分
疼痛	视觉模拟评分	＜ 4 分
	功能活动评分	＜ C 级
肌力	肌力分级评分	≥ 4 级
术后疲劳	术后早期疲乏评估量表	＜ 2 分
麻醉并发症	恶心、呕吐、谵妄等	否
活动性出血	手术切开渗血	否
直立不耐受	头晕、心悸、视物模糊等系列症状，平卧后缓解	否
管道安全	固定妥当，引流液量、颜色、性状正常	是

二、评估时机

麻醉清醒后或术后 6h、术后 24 ～ 48h、住院稳定期、出院前、活动形式及方案发生变化时（床椅转移、离床坐位、床边站立及平地行走）进行评估。

三、评估方法

1. *病情评估*　由医生进行评估，需要医生评估患者的手术方式、麻醉过程、出血量、术后一般情况、伤口与导管、术后并发症等。研究表明对存在心律不齐、神经肌无力、凝血功能障碍、颅内压＞ 200cmH_2O、脊柱、骨盆和四肢有不稳定的骨折、存在深静脉血栓、严重的焦虑或精神障碍等病人不建议下床活动。

2. 生命体征评估　用改良早期预警评分（modified early warning score，MEWS）表进行评分，是一种可以早期识别病人病情恶化危机的客观性指标工具，包括意识、心率、收缩压、呼吸频率、体温 5 项生理指标为参数，每个参数 0 ～ 3 分，总分 15 分。分值越高，提示患者的潜在病情越重。具体见表 7-2。

表 7-2　MEWS 评分

项目	3	2	1	0	1	2	3
心率（次 / 分）		≤ 40	41 ～ 50	51 ～ 100	100 ～ 110	111 ～ 129	≥ 100
收缩压（mmHg）	≤ 70	71 ～ 50	81 ～ 100	101 ～ 199		≥ 200	
呼吸频率（次 / 分）		＜ 9		9 ～ 14	15 ～ 20	21 ～ 29	≥ 30
体温（℃）		＜ 35		35 ～ 38.4		≥ 38.5	
意识状态				清楚	对声音有反应	对疼痛有反应	无反应

3. 疼痛评估　具体内容见疼痛评估章节。

（1）视觉模拟评分法（visual analogue scale，VAS）。

（2）功能活动分级法（functional activity score，FAS）：为有效咳嗽、深呼吸、下床行走和关节功能锻炼时的活动疼痛评估，分为 3 个级别。

A 级：未受限，疼痛完全没有限制功能活动。

B 级：轻中度受限，疼痛轻度限制功能活动，但能完成。

C 级：重度受限，疼痛严重限制功能活动，不能完成。

4. 肌力评估　用肌力分级量表（MRC）进行评估，该量表将肌力用数字 0 ～ 5 表示，0 级为无肌力收缩，5 级为正常肌力，3 级是手法检查的中心，4 级表示对抗阻力进行主动运动是可能的，见表 7-3。

表 7-3　肌力分级量表

分级	描　述
5	正常力量
4	抗重力和阻力主动运动
3	抗重力（但不能抗阻力）的主动运动
2	去重力主动运动
1	有肌肉收缩
0	没有肌肉收缩

5. 直立不耐受（orthostatic intolerance，OI）　是指因直立体位而导致的头晕、头痛、视物模糊、面色改变、心悸、恶心、出汗、疲劳等一系列症状，平卧后症状可以缓解。当患者站立时舒张压下降超过20mmHg和（或）收缩压下降超过10mmHg，也认为存在直立不耐受。有研究表明50%的患者术后6h因直立不耐受阻碍了早期活动。

6. 营养状态评估　NRS2002营养风险评分量表。具体内容见营养评估章节。

7. 管道安全　外科引流管的评估内容包括引流管的名称标记和位置是否正确、固定是否妥当、管路是否通畅、引流管周围皮肤是否正常、引流液有无异常等。满足拔管指征尽早拔管，对于不能早期拔管的患者，在妥善固定各引流管及输液通路的情况下，可采用多功能移动输液架，促进患者早期下床活动。

8. 心理状态　能配合无恐惧心理。

9. 术后并发症　无恶心、呕吐、谵妄等麻醉后并发症；无活动性出血；无术后疲乏等。采用术后早期疲乏评估量表评估术后疲乏，分值为0～3分。0分表示无乏力感，活动正常，睡眠正常；1分表示轻度乏力，能完成床上活动；2分表示较乏力，完成床上活动费力，无精打采，睡眠增多；3分表示筋疲力尽，不能坐起，嗜睡，情绪不稳定或易激怒。

10. 用药情况　有无使用镇静催眠药物及扩血管药物。若有，应推迟活动。

11. 环境　要宽敞、明亮，地面干燥不湿滑，床周围无杂物；衣服合身，准备合适的防滑鞋；脊柱脊髓术后患者备好定制支具。

第三节　围手术期活动的护理常规

术后早期下床活动能有效预防肠粘连、肺部感染、下肢静脉血栓、压疮的发生，有利于促进伤口愈合，能增强病人信心，减轻焦虑，缩短住院时间，改善预后。

一、手术前护理

责任护士通过宣教视频、手册、展板做好术后早期下床活动相关的教育，使病人了解术后早期活动的概念、活动的意义和术后快速康复的重要性。评估患者肌力、耐力、管道、疼痛，做好护理记录，及时向医生反馈患者的情况。

二、手术后护理

（一）告知

1. 告知病人早期下床活动目的或好处。

2. 告知病人早期下床活动的方法。

3. 告知病人早期下床活动的注意事项。

（二）评估

1. 患者及其家属的文化程度和认知需求。

2. 评估患者病情、生命体征、疼痛、肌力、直立不耐受、营养状态、管道安全、术后并发症、用药情况。

3. 评估患者心理状况，有无恐惧心理，是否能配合活动。

4. 评估周围环境，病房温度适宜，地面清洁干燥，无障碍物。

（三）早期床上活动

1. 至少 2h 翻身一次。

2. 行踝关节屈伸运动和踝关节绕环动作。

（四）首次下床活动

1. 首次下床活动由医务人员协助完成。

2. 遵循循序渐进的原则。根据病情特点制订个体化早期活动方案。

3. 选择合适的时间。避开患者治疗、用餐、休息的时间。

4. 选择安全实用的辅助工具。如稳定、舒适的靠椅，专业康复用的助行器，按需做的脚踏凳等。

5. 下床之前，先检查各管路并妥善固定，床头抬高 30° ，协助患者按住伤口，双腿移至床边，双足下垂，床边静坐 5min。

6. 扶助患者在床边站立 3min，自觉不适者立即扶助坐下休息，待自觉症状改善后可再次站立。

7. 无不适，护士搀扶患者腋下进行床边活动，扶着床栏活动 3 圈。

8. 总下床活动时间不超过 30min，过程中有任何不适，立即停止活动，卧床休息，测量患者生命体征，同时汇报医生给予密切观察及处理。

（五）病情观察

1. 活动时，随时观察患者的症状，如出现头晕、呕吐、心慌、出冷汗、出血增多等情况随时终止活动，可指导患者先下蹲，降低重心，防止跌倒的发生。

2. 患者疼痛评分≥ 3 分时，遵医嘱用镇痛药，并观察用药后的效果，疼痛的评分＜ 3 分，再协助患者下床活动。

（六）心理护理

1. 做好患者心理护理，提供足够的理解和支持。

2. 通过认知行为、松弛疗法、放松疗法、转移注意力等增加患者的活动信心，减轻焦虑。

（七）健康教育

1. 出现疼痛、头晕、心慌等不适时，及时向医护人员报告。

2. 掌握下床的五步骤三部曲，积极配合医护人员执行早起下床方案。

3. 正确的早期下床活动会减少手术后的并发症，促进康复。

第四节　围手术期早期下床活动的 SOP

围手术期早期下床活动的 SOP 见图 7-1。

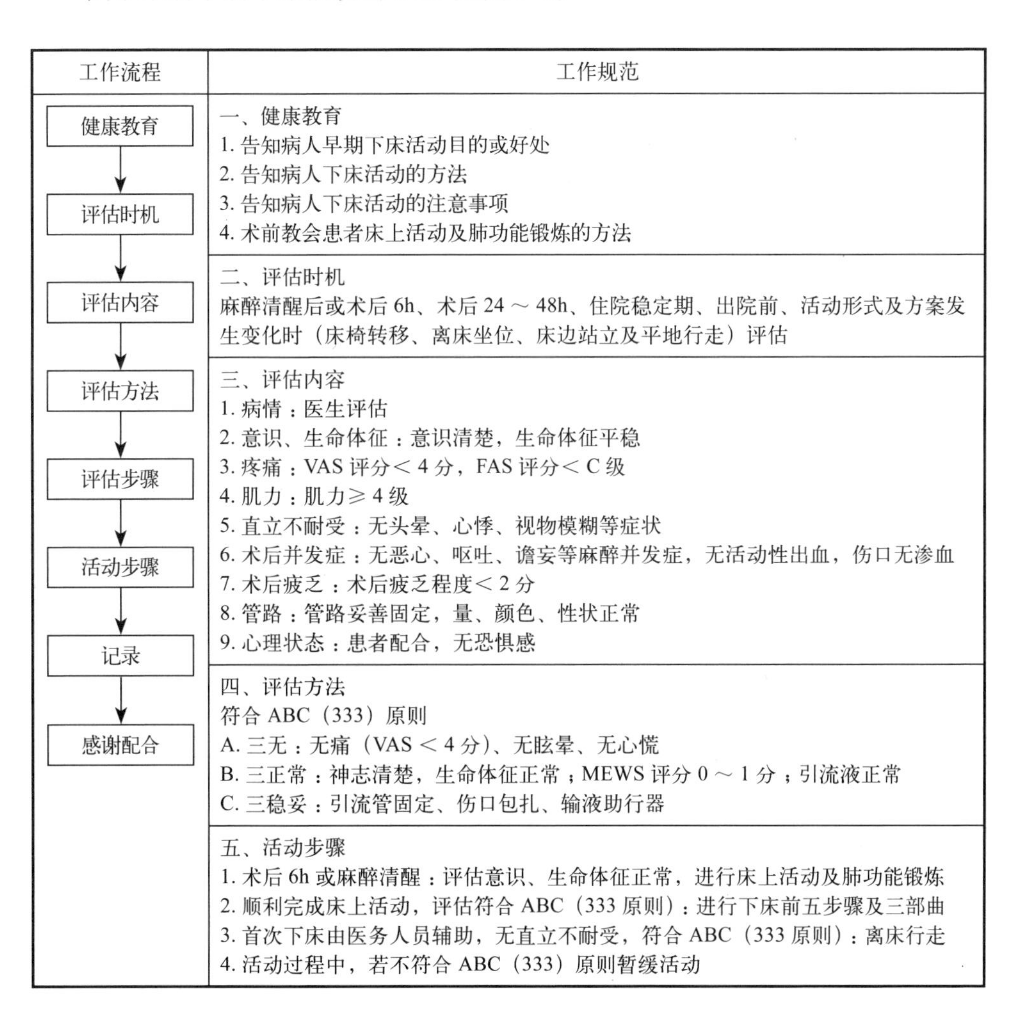

工作流程	工作规范
健康教育 → 评估时机 → 评估内容 → 评估方法 → 评估步骤 → 活动步骤 → 记录 → 感谢配合	一、健康教育 1. 告知病人早期下床活动目的或好处 2. 告知病人下床活动的方法 3. 告知病人下床活动的注意事项 4. 术前教会患者床上活动及肺功能锻炼的方法
	二、评估时机 麻醉清醒后或术后 6h、术后 24 ～ 48h、住院稳定期、出院前、活动形式及方案发生变化时（床椅转移、离床坐位、床边站立及平地行走）评估
	三、评估内容 1. 病情：医生评估 2. 意识、生命体征：意识清楚，生命体征平稳 3. 疼痛：VAS 评分＜ 4 分，FAS 评分＜ C 级 4. 肌力：肌力≥ 4 级 5. 直立不耐受：无头晕、心悸、视物模糊等症状 6. 术后并发症：无恶心、呕吐、谵妄等麻醉并发症，无活动性出血，伤口无渗血 7. 术后疲乏：术后疲乏程度＜ 2 分 8. 管路：管路妥善固定，量、颜色、性状正常 9. 心理状态：患者配合，无恐惧感
	四、评估方法 符合 ABC（333）原则 A. 三无：无痛（VAS ＜ 4 分）、无眩晕、无心慌 B. 三正常：神志清楚，生命体征正常；MEWS 评分 0 ～ 1 分；引流液正常 C. 三稳妥：引流管固定、伤口包扎、输液助行器
	五、活动步骤 1. 术后 6h 或麻醉清醒：评估意识、生命体征正常，进行床上活动及肺功能锻炼 2. 顺利完成床上活动，评估符合 ABC（333 原则）：进行下床前五步骤及三部曲 3. 首次下床由医务人员辅助，无直立不耐受，符合 ABC（333 原则）：离床行走 4. 活动过程中，若不符合 ABC（333）原则暂缓活动

工作流程	工作规范
	六、记录 在护理记录单中记录患者首次下床活动时间
	七、感谢配合 1. 对病人的配合表示感谢 2. 对病人配合所付出的辛苦表示歉意，如："大爷、大娘，您辛苦了"

图 7-1 围手术期早期下床活动的 SOP

第五节 术后首次早期下床活动操作规程

术后首次早期下床活动操作规程见表 7-4。

表 7-4 术后首次早期下床活动操作规程

操作项目	操作步骤	知识要点	标准分
操作目的	预防肺部感染、压力性损伤和深静脉血栓形成，促进患者胃肠功能恢复，缩短住院时间		5
评估要点	1. 患者及其家属的文化程度和认识需求 2. 评估患者病情、生命体征、疼痛、肌力、直立不耐受、营养状态、管道安全、术后并发症、用药情况 3. 评估患者心理状况，有无恐惧情绪，是否能配合活动 4. 评估周围环境，病房温度适宜，地面清洁干燥，无障碍物		8
操作准备	护士准备：面带微笑，着装整洁规范，声音和蔼可亲，仪表端庄大方		2
	操作用物：合身的衣物，防滑鞋，助行器		2
	患者准备 1. 评估患者意识清楚 2. 测量患者生命体征稳定，改良早期预警评分 0～1 分 3. 疼痛（VAS）评分＜ 4 分，功能活动评分（FAS）＜ C 级 4. 肌力（MRC）评分≥ 4 级 5. 疲劳程度＜ 2 分 6. 无恶心、呕吐、谵妄 7. 管道固定妥善，引流液颜色、性状正常，手术切口无渗血 8. 无头晕、心悸、视物模糊等症状 环境准备：环境宽敞、明亮，地面干燥不湿滑，床周围无杂物		10

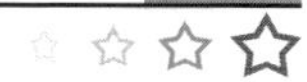

续表

操作项目	操作步骤	知识要点	标准分
操作步骤	1. 双人核对医嘱		2
	2. 核对患者床号、姓名、住院号（核对床头卡及腕带）		2
	3. 洗手，戴口罩，备齐用物携至床旁，再次核对		2
	4. 协助患者妥善固定各种管道，穿适宜长裤，穿防滑鞋，给予病人保暖，避免着凉		2
	5. 抬高床头 30°，指导患者正确按压切口两侧，护理人员及其家属协助其左腿弯曲，缓慢翻向右侧，右肘支撑，双手支撑，协助患者双腿移动至床边坐起。静坐 5min 后；能耐受者再评估患者能否下床，无特殊不适站立 3 ～ 5min，无不适再行走	五步骤：左腿弯曲、翻向右侧、右手支撑、双手支撑、床边坐起 三部曲：床边坐立 3 ～ 5min，无特殊不适，站立 3 ～ 5min，无不适，再行走	20
	6. 护理人员搀扶患者腋下，使患者起身站立 3min，再次观察有无不适。护士搀扶患者腋下进行床边活动，扶着床栏活动 3 圈		10
	7. 总下床活动时间不超过 30min，过程中有任何不适，立即停止活动，卧床休息，测量患者生命体征，同时汇报医生给予密切观察及处理	活动时，如出现头晕、呕吐、心慌、出冷汗、出血增多、自我感觉不适或者体力不支等情况随时终止活动	10
	8. 早期下床活动结束，责任护士协助患者卧床休息，取舒适卧位，妥善固定各种管道，确保通畅，询问患者有无不适及其他需求		5
	9. 做好记录		2
综合评价	A.5　B.4　C.3　D.2　E.1　F.0		5

续表

操作项目	操作步骤	知识要点	标准分
指导要点	1. 首次下床之前，进行活动安全性评估 2. 活动幅度由小到大、由慢到快进行；活动量由少到多，以病人身体发热，感觉不疲劳为原则。从坐起→站立→原地活动→离床活动→病房活动→病区活动，逐渐增加活动量和活动时间 3. 下床活动期间，以患者安全、舒适为前提，以促进快速康复为目标		3
注意事项	1. 首次下床活动由医护共同评估，由医务人员协助完成 2. 活动步骤遵循循序渐进的原则，根据病情特点制订个体化早期活动方案 3. 选择合适的时间，避开患者治疗、用餐、休息的时间 4. 下床活动前妥善固定胃管、腹腔引流管和营养管，防止滑脱、反流和感染，提高患者的舒适度，提高下床活动的依从性。若有输液管路可以使用移动输液架 5. 穿防滑鞋，以防滑倒；穿合适衣物，避免受凉 6. 防止低血糖、直立性低血压、直立不耐受 7. 观察患者有无头晕、气促、心悸、出冷汗等不适，如发生上述症状，暂停活动		10

第六节　围手术期活动的质量管理

一、专科质量指标

1. 早期下床活动规范率　≥ 90 分。

2. 计算公式　早期下床活动规范率 = 早期下床活动规范项目数 ÷ 早期下床活动总项目数 × 100%。

二、专科质量标准

共计 15 项，100 分，围手术期活动专科质量标准见表 7-5。

表 7-5　围手术期活动专科质量标准

项目	内容和要求	分值	检查方法
组织管理（15 分）	本专科有术后早期下床活动指导的护理规范指引、培训考核	5	查看相关资料 抽查考核护士
	护士熟练掌握上述内容	5	
	每月对落实情况进行检查评价、分析改进，记录完整	5	
患者筛查（10 分）	评估适合早期下床活动的患者	5	现场查看
	识别有风险的患者	5	
活动指导（40 分）	术后 6h 内床上活动：翻身、踝泵运动	4	抽查考核护士
	术后 6h，评估患者：意识清楚、生命体征平稳、肌力评分≥ 4 级，疼痛≤ 3 分，术后疲劳＜ 2 分，无直立不耐受，无活动性出血的患者，管道固定妥当，在医护辅助下进行床旁活动	20	
	术后 6h 不能下床活动的，每小时评估，符合要求尽早下床活动	4	
	术后第 1 天，在病房内活动，每次 15 ～ 20min，每天至少 3 次	4	
	术后第 2 天，在病区内活动，每次 30min，每天至少 3 次	4	
	术后第 3 天及以上，能在病区内自由活动	4	
病情观察（20 分）	活动时，如出现头晕、呕吐、心慌、出冷汗、出血增多、自我感觉不适或者体力不支等情况随时终止活动	20	抽查考核护士
健康教育（15 分）	患者知晓早期下床活动的重要性	5	现场查看
	患者知晓下床活动的方法	5	
	患者知晓终止活动的症状	5	

三、专科质量查检表（14项）

围手术期活动专科质量查检见表7-6。

表7-6　围手术期活动专科质量查检

床号	姓名	组织管理（15分）			患者筛查（10分）		活动指导（60分）						健康教育（15分）			签名
		本专科有术后早期下床活动指导的护理规范指引、培训考核	护士熟练掌握上述内容	每月进行检查评价、分析改进，记录完整	评估适合早期下床活动的患者	识别有风险的患者	术后6h床上活动：翻身、踝泵运动	术后6h，患者意识清楚、生命体征平稳、肌力评分≥4级，疼痛≤3分，术后疲劳＜2分，无直立不耐受，无活动性出血的患者，管道固定妥当，在医护辅助下进行床旁活动。同时进行病情观察	术后6h不能下床活动的，每小时评估，符合要求尽早下床活动	术后第1天，在病房内活动，每次15～20min，每天至少3次	术后第2天，在病区内活动，每次30min，每天至少3次	术后第3天及以上，能在病区内自由活动	患者知晓早期下床活动的重要性	患者知晓下床活动的方法	患者知晓终止活动的症状	

第七节　围手术期活动的健康教育

1. 为什么术后要早期活动?

(1) 术后早期活动可以改善下肢运动范围和肌肉力量，减少静脉血栓、肺部感染等与卧床相关的并发症，缩短住院时间，改善预后。

(2) 术后早期活动有利于促进伤口愈合；增强病人信心，减轻焦虑。

2. 术后活动有哪几种?

活动分为床上活动、椅子就坐和站立行走 3 种。

3. 如何早期床上活动?

(1) 勤翻身：至少 2h 翻身一次。

(2) 踝关节屈伸运动：躺或坐在床上，下肢伸展，大腿放松，缓缓勾起足尖，尽力使足尖朝向自己，至最大限度时保持 10s，然后足尖缓缓下压，至最大限度时保持 10s，然后放松，此为完成一组动作。每次 20 组，每天 4 ～ 6 次。

(3) 踝关节绕环动作：躺或坐在床上，下肢伸展，大腿放松，以踝关节为中心，足趾做 360° 绕环，尽力保持最大幅度动作。每次 20 组，每天 4 ～ 6 次。

4. 首次下床活动要做哪些准备?

(1) 必须有医务人员陪同。

(2) 检查各管路并妥善固定，床头抬高 30°，左腿弯曲、翻向右侧、右肘支撑、双手支撑、双腿移至床边，双足下垂，床边静坐 5min。

(3) 穿防滑鞋，以防滑倒；穿合适衣物，避免受凉。

(4) 医务人员扶助在床边站立 3min，自觉不适者立即扶助坐下休息，待自觉症状改善后可再次站立。

(5) 无不适，需医务人员搀扶腋下进行床边活动，扶着床栏活动 3 圈。

5. 下床活动需要注意什么?

活动幅度由小到大、由慢到快进行；活动量由少到多，以自己身体发热，感觉不疲劳为原则。从坐起→站立→原地活动→离床活动→病房活动→病区活动，逐渐增加活动量和活动时间。

6. 什么叫作下床五步骤、三部曲、三个半分钟?

(1) 五步骤：左腿弯曲、翻向右侧、右手支撑、双手支撑、床边坐起。

(2) 三部曲：床边坐立 3 ～ 5min，无特殊不适，站立 3 ～ 5min，无不适，再行走。

(3) “三个半分钟”：第一个半分钟，醒来后床上躺半分钟；第二个半分钟，起来后床上坐半分钟；第三个半分钟，下地后靠床站半分钟。

7. 什么情况需要停止活动?

活动时，如出现头晕、呕吐、心慌、出冷汗、出血增多、自我感觉不适或者体力不支等情况随时终止活动。

8. 如不适即将跌倒时应该怎么办?

在清醒的状态下，抓住周边固定的辅助物，双腿弯曲，重心下移，慢慢坐下，避免快而重的摔下而导致的摔伤。

第 8 章 围手术期静脉血栓栓塞症的管理

第一节　概述及定义

一、概述

静脉血栓栓塞症（venous thromboembolism，VTE）的发生率高，是患者围手术期死亡的主要原因之一，也是院内非预期死亡的重要原因。对患者施以有效的预防，不仅可以降低 VTE 的发生率，减轻患者痛苦，还可以降低医疗费用。因此，有效预防静脉血栓栓塞症成为临床护理工作中的重点工作内容。

二、定义

1. 静脉血栓栓塞症（venous thromboembolism，VTE）　指血液在静脉内不正常的凝结，使血管完全或不完全阻塞，属静脉回流障碍性疾病。VTE 包括两种类型：深静脉血栓形成（deep venous thrombosis，DVT）和肺动脉血栓栓塞症（pulmonary thromboembolism，PTE），两者相互关联，是 VTE 在不同部位和不同阶段的两种临床表现形式。

2. 深静脉血栓形成　约占 VTE 的 2/3，可发生于全身各部位静脉，多见于下肢深静脉，一般无临床症状或出现局部疼痛、压痛和远端肢体水肿。根据部位，下肢 DVT 可分为：近端（腘静脉或其近侧部位，如股静脉）和远端（小腿肌肉静脉丛）。发生于腘静脉以上部位的近端 DVT 是肺栓塞血栓栓子的主要来源。预防深静脉血栓形成可降低发生肺动脉血栓栓塞症的风险。

3. 肺动脉血栓栓塞症（pulmonary thromboembolism，PTE）　指来自静脉系统或右心的血栓阻塞肺动脉主干或其分支导致的肺循环和呼吸功能障碍为主要临床和病理生理特征的疾病。常表现为呼吸困难、胸闷、胸痛，大面积 PTE 可导致低血压、休克甚至猝死，是患者围手术期死亡的重要原因之一。

第二节 围手术期静脉血栓栓塞症专科评估

VTE 具有发生率高、致死率高、复发率高的特点。研究指出，正确评估 VTE 的风险因素，并对风险进行分级，采取有效的预防、护理措施，能降低患者 VTE 发生率、提高患者生活质量、减轻家庭和社会负担。

一、适用范围

所有的住院患者，在入院后 24h 内、转科 24h 内、手术后 24h 内、治疗方案或病情变化时、出院时，采用 Caprini 评分量表对患者进行 VTE 风险评估。治疗变化包括手术、中心静脉导管置入、石膏固定、牵引、行化疗药、避孕药、激素等特殊药物治疗等;病情变化包括活动能力下降、感染、严重腹泻、脑梗死、心肌梗死、肺功能障碍、血液相关检查结果变化等。

二、评估方法

（一）VTE 风险评估

1. 对手术患者建议采用 Caprini 模型，该模型包含了若干病人自身或手术相关的风险因素，通过相应分值计算出病人的风险评分，继而判断患者的风险等级。其中，0 分风险等级为极低危，1 ～ 2 分为低危，3 ～ 4 分为中危，≥ 5 分为高危。对于≥ 3 分的病人，应及时报告医生，同时可在病人床头放置血栓风险警示标志。VTE 风险评估量表见表 8-1。

表 8-1 VTE 风险评估量表 -Caprini

A 每项 1 分	C 每项 3 分
□ 年龄 41 ～ 60（岁）	□ 年龄≥ 75（岁）
□ 计划小手术	□ 深静脉血栓或肺栓塞史
□ 大手术史（< 1 个月）	□ 血栓家族史
□ 肥胖（BMI > 25kg/m^2）	□ 凝血因子 V Leiden 突变
□ 下肢肿胀	□ 凝血酶原 G20210A 突变
□ 静脉曲张	□ 狼疮抗凝物阳性
□ 脓毒血症（< 1 个月）	□ 抗心磷脂抗体阳性
□ 急性心肌梗死	□ 血清同型半胱氨酸酶升高
□ 充血性心力衰竭（< 1 个月）	□ 肝素诱导的血小板减少症（避免使用普通肝素或低分子肝素）
□ 炎症性肠病史	

续表

A 每项 1 分	C 每项 3 分
□ 需卧床的内科患者 □ 严重的肺部疾病，含肺炎(< 1 个月) □ 肺功能异常（如慢性阻塞性肺气肿） □ 口服避孕药或激素替代治疗 □ 妊娠期或产后（1 个月） □ 异常妊娠 □ 不明原因死胎、反复流产（≥ 3 次），因脓毒血症或胎儿生长停滞造成早产 □ 其他风险因素	□ 其他先天性或获得性易栓症
B 每项 2 分	**D 每项 5 分**
□ 年龄 61 ～ 74（岁） □ 关节镜手术 □ 大手术（> 45min） □ 腹腔镜手术（> 45min） □ 恶性肿瘤 □ 卧床(> 72h) □ 石膏固定（< 1 个月） □ 中心静脉置管	□ 脑卒中（< 1 个月） □ 急性脊髓损伤（瘫痪）(< 1 个月) □ 择期下肢关节置换术 □ 髋部、骨盆或下肢骨折(< 1 个月) □ 多发性创伤（< 1 个月）
总分：	

2. VTE 风险评估条目解读，具体见表 8-2。

表 8-2 VTE 风险评估条目内容解读

分值	条目内容	条目解读
1 分 / 项	年龄 41 ～ 60 岁	查阅病历或询问患者
	计划小手术	指手术时间< 45min，患者术后立即评估时勾选，手术时间的计算需查阅手术麻醉单，起止时间分别为麻醉单上的开始和结束时间
	大手术史（< 1 个月）	指患者在近 1 个月内进行过手术，手术时间> 45min
	肥胖（BMI > $25kg/m^2$）	根据患者实际情况填写
	下肢肿胀	包括任何程度的凹陷性水肿，骨隆突消失，足背静脉不显现或脱袜时腿部出现压痕，一条腿肿胀或两条腿肿胀均给 1 分
	静脉曲张	静脉有明显隆起，不包括蜘蛛痣或有静脉曲张切除手术病史的病人

续表

分值	条目内容	条目解读
	脓毒血症（< 1 个月）	查阅病历或询问患者
	急性心肌梗死	查阅病历或询问患者
	充血性心力衰竭（< 1 个月）	包括近 1 个月内急性发作的病人，此外，还包括目前正在接受充血性心力衰竭药物治疗的患者，即使他们近 1 个月内没有急性发作
	需卧床的内科患者	卧床（行动不便）定义为，患者不能持续行走超过 10m（30 英尺）的路程。根据这个定义，患者上厕所的短距离移动，或者坐在椅子上，都属于行动不便（卧床）范畴 此外，这还适用于无法用两腿肌肉来行走的患者。例如，如果患者需要拐杖，且自身不能承重，即使他们能够持续行走 10m（30 英尺），也会被视为行动不便。但如果患者能使用双腿进行负重行走，即使使用拐杖或助行器来辅助保持平衡或稳定，也不包括在此范围内 持续卧床时间以 72h 为界限，< 72h 评分为 1 分。这些评分适用于所有患者，包括外科、肿瘤科、妇产科，甚至是儿科
	严重肺部疾病，含肺炎（< 1 个月）	除了肺炎或慢性阻塞性肺病，还包括间质性肺疾病或其他肺功能异常的患者。这些疾病还包括（但不限于）结节病、肺纤维化、肺动脉高压和支气管扩张等。凡有 1 项以上诊断符合肺部疾病标准的患者，每项诊断得 1 分。例如，如果患者诊断为结节病和慢性阻塞性肺病，他们将获得 2 分。就风险评估得分而言，哮喘不被视为“肺部疾病”。此外，与肥胖相关的限制性肺部疾病患者不包括在本标准中
	肺功能异常（如慢性阻塞性肺气肿）	查阅病历或询问患者
	口服避孕药或激素替代治疗	激素替代治疗包括任何类型的雌激素避孕药。也包括雌激素样药物，例如雷洛昔芬、他莫昔芬、阿那曲唑、来曲唑。依西美坦及睾酮并没有增加 DVT 的风险，被排除在外
	妊娠期或产后(1 个月)	查阅病历或询问患者
	不明原因死胎、反复流产（≥ 3 次），因脓毒血症或胎儿生长停滞造成早产	查阅病历或询问患者

续表

分值	条目内容	条目解读
	其他风险因素	其他可能导致 DVT 的风险，此表内未列出的危险因素，如髂静脉压迫综合征、人工血管或血管腔内移植物
2 分 / 项	年龄 61 ～ 74 岁	查阅病历或询问患者
	关节镜手术	患者术后立即评估时勾选，根据患者实际情况填写
	大手术（＞ 45min）	患者术后立即评估时勾选，根据患者实际情况填写
	腹腔镜手术（＞ 45min）	患者术后立即评估时勾选，根据患者实际情况填写
	恶性肿瘤	包括现在或既往诊断的恶性肿瘤，不包括皮肤癌，但包括黑色素瘤 对每种癌症都进行单独的考虑，并进行相应评分。例如，一个既往有乳腺癌病史的患者，最近被诊断为子宫癌，评分则为 4 分 乳腺导管原位癌（DCIS）评分 2 分，因为它可能发展为浸润性癌症 骨髓增生异常综合征（MDS）仅在需要化疗时才评 2 分
	卧床＞ 72h	持续卧床时间＞ 72h
	石膏固定（＜ 1 个月）	限制小腿肌肉泵作用的影响因素，还包括绷带、支架
	中心静脉置管	包括 CVC、PICC 和输液港，根据患者实际情况填写
3 分 / 项	年龄≥ 75 岁	查阅病历或询问患者
	深静脉血栓或肺栓塞史	查阅病历或询问患者
	血栓家族史	应包括一级亲属（兄弟姐妹、儿子 / 女儿、父母、祖父母）、二级亲属（母系亲属、父系亲属、侄女 / 侄子）和三级亲属（同辈表亲或堂亲）
	凝血因子 V Leiden 阳性；凝血酶原 G20210A 阳性；血清同型半胱氨酸酶升高；狼疮抗凝物阳性；抗心磷脂抗体阳性	查阅病历，若患者做了其中某项检查且结果为符合条目的描述，则勾选；若患者没有做其中该项检查或结果与条目描述不符，则不勾选
	肝素诱导的血小板减少症（避免使用普通肝素或低分子肝素）	查阅病历，根据医生诊断进行勾选

续表

分值	条目内容	条目解读
	其他先天性或获得性易栓症	每一个遗传性易栓症标志物阳性评分为 3 分。如果有一个家庭成员存在一个已被证实的遗传性标志物，除非有证据证实此病人没有遗传性标志物，否则此病人此项将评 3 分；人类免疫缺陷病毒（HIV）感染是获得性易栓症，也应评 3 分
5 分 / 项	脑卒中（< 1 个月）	查阅病历或询问患者
	□ 急性脊髓损伤（瘫痪）（< 1 个月）	查阅病历或询问患者
	择期下肢关节置换术	若患者在 1 个月之内，行过髋关节或膝关节置换术，则勾选；每次手术评分 5 分，分期或双侧关节置换手术评 10 分
	髋部、骨盆或下肢骨折（< 1 个月）	需要手术修复的骨折将评 5 分，还将根据手术类型评估手术分数。例如，接受切开复位内固定手术（ORIF）的患者将获得骨折的 5 分以及“手术时间超过 60min”的手术的 2 分，但如果接受半关节置换手术的患者，因为获得了“选择性关节置换术”的 5 分手术评分，将不再获得“手术时间超过 60 分钟”的 2 分。如果使用石膏或支架固定，或者患者本身不能承重，则会额外增加 2 分
	多发性创伤（< 1 个月）	近 1 个月内因跌倒或车祸造成多处骨折，如果骨折与创伤重叠，只能二选一

（二）出血风险评估

1. **评估时机** 主管医生在患者入院 24h 内、病情变化时、药物预防前采用出血风险评估表对患者完成出血风险的评估。

2. **评估方法** 手术患者出血高危风险评估表（表 8-3），综合考虑出血的常规危险因素、手术特异性危险因素及出血并发症可能会导致严重后果的手术类型，病人具有表格中任何一项危险因素，则为出血高风险或出血会导致严重后果的人群。

表 8-3 出血高危风险评估表

常规危险因素	手术特异性危险因素
□ 活动性出血 □ 3 个月内有出血病史 □ 已知、未治疗的出血性疾病 □ 严重肝衰竭或肾衰竭	**腹部手术** □ 男性恶性肿瘤病人，术前血红蛋白< 13g/dl，行复杂手术（联合手术、分离难度高或超过一个吻合术）

续表

常规危险因素	手术特异性危险因素
□ 血小板计数＜ 50×10^9/L □ 急性脑梗死 □ 未控制的高血压 □ 腰穿、硬膜外或椎管内麻醉术前 4h 至术后 12h □ 同时使用抗凝药、抗血小板治疗或溶栓药物 **出血并发症可能会导致严重后果的手术** □ 开颅手术 □ 脊柱手术 □ 脊柱外伤 □ 游离皮瓣重建手术	**心脏手术** □ 使用阿司匹林 □ 术前 3d 使用氯吡格雷 □ BMI ＜ $25kg/m^2$，非择期手术，放置 5 个以上支架，高龄 □ 高龄，肾功能不全，非旁路移植手术但心脏体外循环时间较长 **胰十二指肠切除术** □ 败血症、胰漏、定点出血 **肝切除术** □ 肝叶切除数量，伴随肝外器官切除，原发性肝癌，术前贫血和血小板低 **胸部手术** □ 全肺切除或扩大切除术

3. VTE 评估流程　见图 8-1。

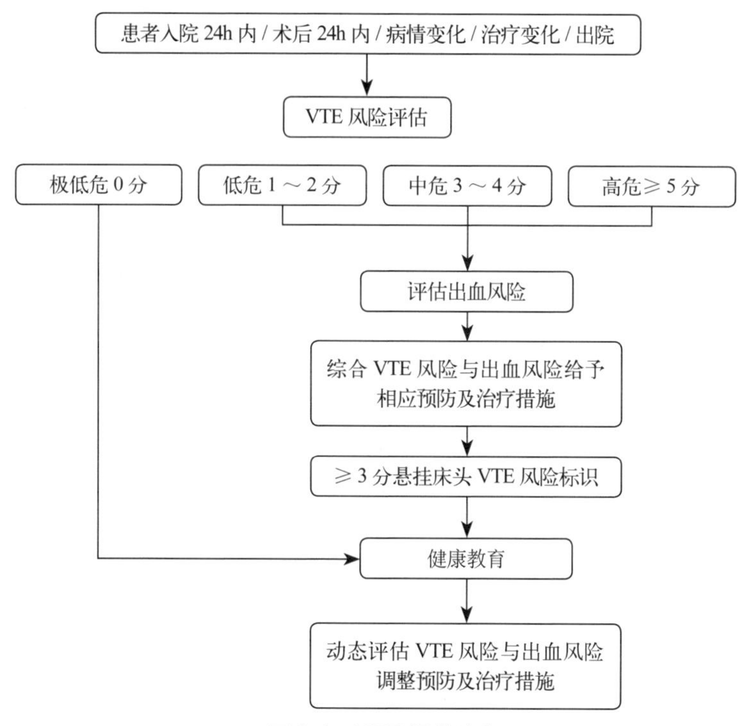

图 8-1　VTE 评估流程

三、评估结果解读

1. VTE 风险分层　见表 8-4。

表 8-4　VTE 风险分层

VTE 风险	Caprini 评分	不采取预防措施 VTE 发生率
极低危	0	< 0.5%
低危	1 ～ 2	1.5%
中危	3 ～ 4	3.0%
高危	≥ 5	6.0%

2. 基于血栓风险和出血风险的 VTE 预防措施选择策略　见表 8-5。

表 8-5　血栓风险和出血风险的 VTE 预防措施选择策略

VTE 风险等级	出血风险	预防措施
极低风险（0 分）	/	早期离床活动，无须使用机械或药物抗凝措施
低风险（1 ～ 2 分）	/	机械预防措施，建议使用间歇充气加压装置（IPC）
中等风险（3 ～ 4 分）	不伴高出血风险	低分子肝素、低剂量普通肝素或使用 IPC
	伴高出血风险	使用 IPC
高风险（≥ 5 分）	不伴高出血风险	低分子肝素、低剂量普通肝素 建议同时使用机械预防措施，如弹力袜或 IPC
	伴高出血风险	使用 IPC，直至出血风险消失可启用药物预防
高风险（≥ 5 分）但对低分子肝素、普通肝素禁忌的病人	不伴高出血风险	磺达肝癸钠，小剂量阿司匹林 建议同时使用机械预防措施，如 IPC
高风险（≥ 5 分）的腹盆腔肿瘤手术病人	不伴高出血风险	延长低分子肝素预防（4 周）

第三节　围手术期静脉血栓栓塞症的护理常规

一、VTE 的危险因素

1. 静脉血流淤滞相关因素　长期卧床、制动、术中应用止血带、瘫痪，既往 VTE 病史等。

2. 静脉内膜损伤相关因素　创伤、手术、反复静脉穿刺、化学性损伤、感染性损伤等。

3. 血液高凝状态相关因素　高龄、肥胖、中心静脉插管、恶性肿瘤、妊娠、口服避孕药、红细胞计数增多症等。

二、临床表现

（一）DVT 的症状

一般无明显临床症状，容易被忽视。对于有症状的患者，主要表现为患肢肿胀、疼痛，部分患者还会出现患肢皮温升高、皮肤颜色改变等，同时可能伴有体温升高、脉率增快、白细胞计数增多等全身反应。

（二）DVT 的体征

1. Homans 征　将患肢伸直，足被动背屈时，引起小腿后侧肌群疼痛，为阳性。

2. Neuhof 征　压迫小腿后侧肌群，引起局部疼痛为阳性。

（三）DVT 的并发症

1. 肺动脉血栓栓塞症（PTE）　约 1% 发生致命性 PTE，是最严重的并发症。可出现呼吸困难及气促；胸痛（胸膜炎性胸痛、心绞痛样疼痛）；咯血；晕厥；休克；烦躁不安、惊恐；猝死（可在数秒至数分钟内出现意识丧失、心搏、呼吸停止）。确诊方法为肺动脉造影。

2. 深静脉血栓形成后综合征(PTS)　发生率20%～50%，PTS 多表现为水肿、疼痛、静脉曲张，有些甚至表现为腿部溃疡。影响工作和生活质量。

3. 慢性栓塞性肺动脉高压（CTEPH）　发生率（0.5%～3.8%）如果未能及时接受治疗，可能会导致右心室功能不全，最终导致右心衰竭。

4. 血栓复发　10 年复发率为 40%。

三、DVT的诊断

（一）DVT的辅助检查

1. *血浆D-二聚体测定*　灵敏度高，特异性差，主要用于急性VTE的筛查、特殊情况下DVT的诊断疗效评价、VTE复发危险程度评估等。

2. *彩色多普勒超声探查*　灵敏性、准确性均较高，DVT诊断首选。

3. *CT静脉成像*　准确性较高，主要用于下肢主干静脉或下腔静脉血栓的诊断，联合应用CTV及CT肺动脉造影检查，可增加VTE的确诊率。

4. *MRI静脉成像*　能准确显示髂、股、腘静脉血栓，但不能满意地显示小腿静脉血栓。无须使用造影剂。

5. *静脉造影*　准确率高，是诊断的金标准，是有创伤的检查。常被用来评估其他方法的诊断价值。

（二）DVT的筛查流程

DVT的筛查流程见图8-2。

1. 所有患者入院后均应进行Caprin风险评分。

2. 患者入院后24h内检查D-二聚体进行初步筛查，并定期复查。

3. D-二聚体阴性且Caprini评分低风险，排除DVT。

4. 对D-二聚体阳性及Caprini评分中、高危患者，需继续动态监测D-二聚体，或1周后复查下肢静脉超声。

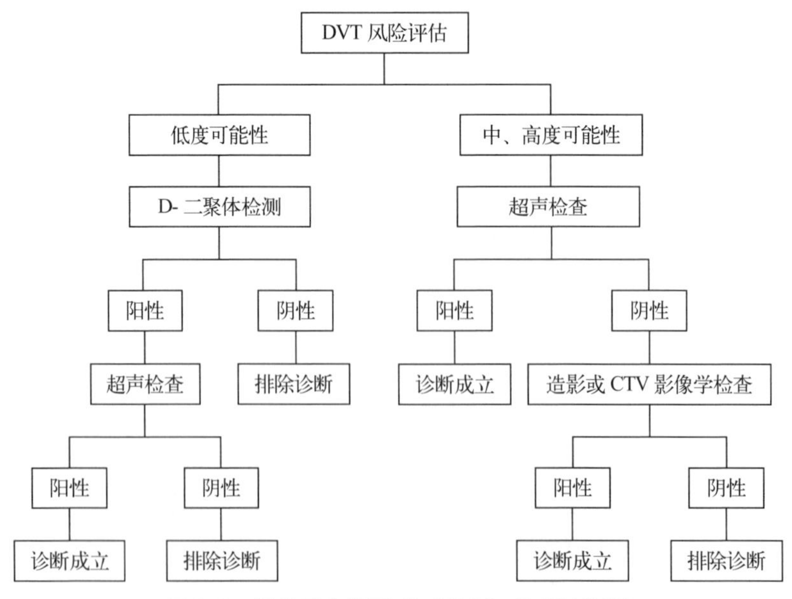

图8-2　深静脉血栓形成（DVT）诊断流程图

5. 下肢超声检查若阴性，需进一步检查下肢静脉以外的部位是否有 DVT。

四、病情观察

1. 观察患者双下肢情况，发现肿胀、疼痛、皮肤温度和色泽变化及感觉异常等，及时通知医生并处理。

2. 观察患者有无胸痛、呼吸困难、血压下降、咯血等肺栓塞症状。

3. 测量双下肢腿围（大腿腿围：髌骨上缘向上 10cm；小腿腿围：胫骨结节下 10cm）。在定位后的肢体做标记，并与之前的测量值进行对比；注意健侧与患侧均需要测量。

4. 应用抗凝药期间要严密观察有无局部出血、渗血和全身出血倾向（如皮下瘀斑、牙龈出血等），以及消化道出血和脑出血。

五、预防措施

（一）基本预防（根据病情采取适宜措施）

1. 指导患者抬高患肢 20° ～ 30°，促进静脉回流。

2. 卧床期间协助勤翻身，正确指导和鼓励病人床上活动，如踝泵运动、股四头肌功能锻炼。

（1）踝泵运动：分为屈伸和环绕两组动作。

①屈伸动作：病人躺或坐在床上，下肢伸展，大腿放松，缓缓勾起足尖，尽力使足尖朝向自己，至最大限度时保持 10s，然后足尖缓缓下压，至最大在限度时保持 10s，然后放松，这样一组动作完成。稍休息后可再次进行下一组动作。每次做 20 ～ 30 组，每天 3 ～ 4 次。

②环绕动作：病人躺或坐在床上，下肢伸展，大腿放松，以踝关节为中心，足趾做 360° 绕环，尽力保持动作幅度最大。活动频率和屈伸动作相同，可结合屈伸动作一起锻炼。

（2）股四头肌功能锻炼：主要包括股四头肌等长收缩（绷腿练习）和股四头肌非负重直腿抬高训练（抬腿练习）。

①绷腿练习方法：仰卧或坐在床上，在不增加疼痛的前提下，绷直双腿，保持这种状态 10s，放松休息 10s。每次做 20 ～ 30 组，每天 3 ～ 4 次。

②抬腿练习方法：用力使足背向上勾，伸直双腿并抬高至 20cm 左右高度，维持 10s，再将整条腿缓缓放下并放松 10s。每次做 20 ～ 30 组，每天 3 ～ 4 次。

3. 鼓励病人尽早离床活动，多做深呼吸和咳嗽动作。

4. 围手术期适度补液，多饮水（病情许可情况下，每日 2000ml 以上），避免血液浓缩。

5. 对病人进行预防静脉血栓知识教育，建议病人改善生活方式，如戒烟、戒酒、控制血糖及血脂等。

6. 鼓励病人进食低脂、粗纤维、维生素含量较高的食物，保持大便通畅。

7. 避免在膝下垫硬枕、过度屈髋、用过紧的腰带和紧身衣物而影响静脉回流。

8. 避免在同一部位反复穿刺或在下肢穿刺。

（二）物理预防

1. 物理预防是利用机械性原理促使下肢静脉血流加速，减少血液滞留，降低下肢DVT发生率。常用的有梯度压力袜（GCS）、间歇充气加压装置（IPC）、足底静脉泵（VFP）等。

2. 推荐与药物预防联合应用。单独使用物理预防仅适用于合并凝血异常疾病、有高危出血风险的患者。出血风险降低后，仍建议与药物预防联合应用。

3. 对患侧肢体无法或不宜采用物理预防措施的患者，可在对侧肢体实施预防。

4. 应用前应常规筛查禁忌，如患者存在下列情况，禁用或慎用物理预防措施。

（1）充血性心力衰竭、肺水肿或下肢严重水肿。

（2）下肢DVT形成、肺栓塞发生或血栓（性）静脉炎。

（3）下肢局部异常（如皮炎、坏疽、近期接受皮肤移植手术）。

（4）下肢血管严重动脉硬化或狭窄、其他缺血性血管病（糖尿病等）及下肢严重畸形等。

（三）药物预防

1. Caprini评分3分及以上的病人，应及时报告医生，医生评估决定是否使用抗凝药物。常用的药物有低分子肝素、利伐沙班、华法林等。

2. 用药前须评估患者有无药物预防禁忌证，如近期有活动性出血及凝血功能障碍；严重头颅外伤或急性脊髓损伤；血小板计数＜ $20\times10^9/L$；活动性消化道溃疡；恶性高血压；对药物过敏；严重肝肾功能损害；类风湿视网膜病且有眼底出血风险；既往有肝素诱导的血小板减少症病史者禁用肝素和低分子肝素等。

3. 药物预防开始时间及剂量

（1）低分子肝素：临床按体质给药，每次100U/kg，每日1次，皮下注射，肾功能不全者慎用。严重出血并发症少，较安全；一般无须常规血液学监测，有出血倾向时检测血小板计数。

使用方法：术前12h内不再使用低分子肝素，术后12～24h（硬膜外腔导管拔除后2～4h）开始皮下给予常规剂量低分子肝素；或术后4～6h开始给予常规剂量的1/2，次日增加至常规剂量。

（2）利伐沙班：直接 Xa 因子抑制剂，口服，每天 1 次，无须常规监测，无须根据年龄、体重调节剂量，不受食物影响。术后 6 ～ 10h（硬膜外腔导管拔除后 6 ～ 10h）开始使用。

（3）维生素 K 拮抗剂（华法林）：易受药物及食物影响；治疗剂量范围窄，个体差异大，需常规监测凝血功能的 INR，调整剂量控制 INR 在 2.0 ～ 2.5，INR ＞ 3.0 会增加出血危险。

初始计量：3 ～ 5mg/d；监测方法：达治疗水平前，每日测 INR；后 2 周每周测 2 ～ 3 次，以后每周测 1 次；长期治疗者，每 4 周测 1 次 INR。

（4）对使用区域阻滞麻醉或镇痛（腰丛等）者，应注意用药、停药及拔管时间：神经阻滞前 7d 停用氯吡格雷；术前 5d 停用阿司匹林；若使用低分子肝素，应于末次给药 18h 后拔管；如使用华法林，不建议采用硬膜外麻醉，或必须于末次给药 48h 后拔管。

4. 用药观察

（1）出血：药物预防期间要配合医生做好各项凝血功能指标及血小板的监测，密切观察病人有无出血倾向。常见出血包括：伤口出血、皮肤黏膜出血、消化道出血和颅内出血等。在用药期间，一旦发生异常情况，要及时告知医生，遵医嘱做出相应处理。同时尽量减少有创性检查或操作。做好病人心理护理，嘱咐病人勿用手挖鼻。

（2）过敏反应：观察病人有无寒战，发热、荨麻疹等过敏反应。一旦发生过敏反应立即告知医生，遵医嘱处理。

5. 出血事件的评估与处理，见图 8-3。

（四）术中 VTE 的预防

1. 护士应了解患者血栓相关病情，如高危因素、是否使用抗凝剂、放置血栓滤器、使用弹力袜等。

2. 体位摆放

（1）仰卧位：在不影响手术的前提下将患者的腿部适当抬高，利于双下肢静脉血回流。

（2）截石位：应避免双下肢过度外展、下垂及腘窝受压。

（3）俯卧位：注意避免腹部受压。

（4）侧卧位：避免腋窝受压。同时，腹侧用挡板支撑耻骨联合处，避免股静脉受压。患者转运过程中搬动不宜过快、幅度不宜过大，建议使用转运工具。

3. 压力防治措施

（1）间歇式充气压力装置：可改善下肢静脉回流，以减轻静脉血液滞留，预防 DVT 的发生。

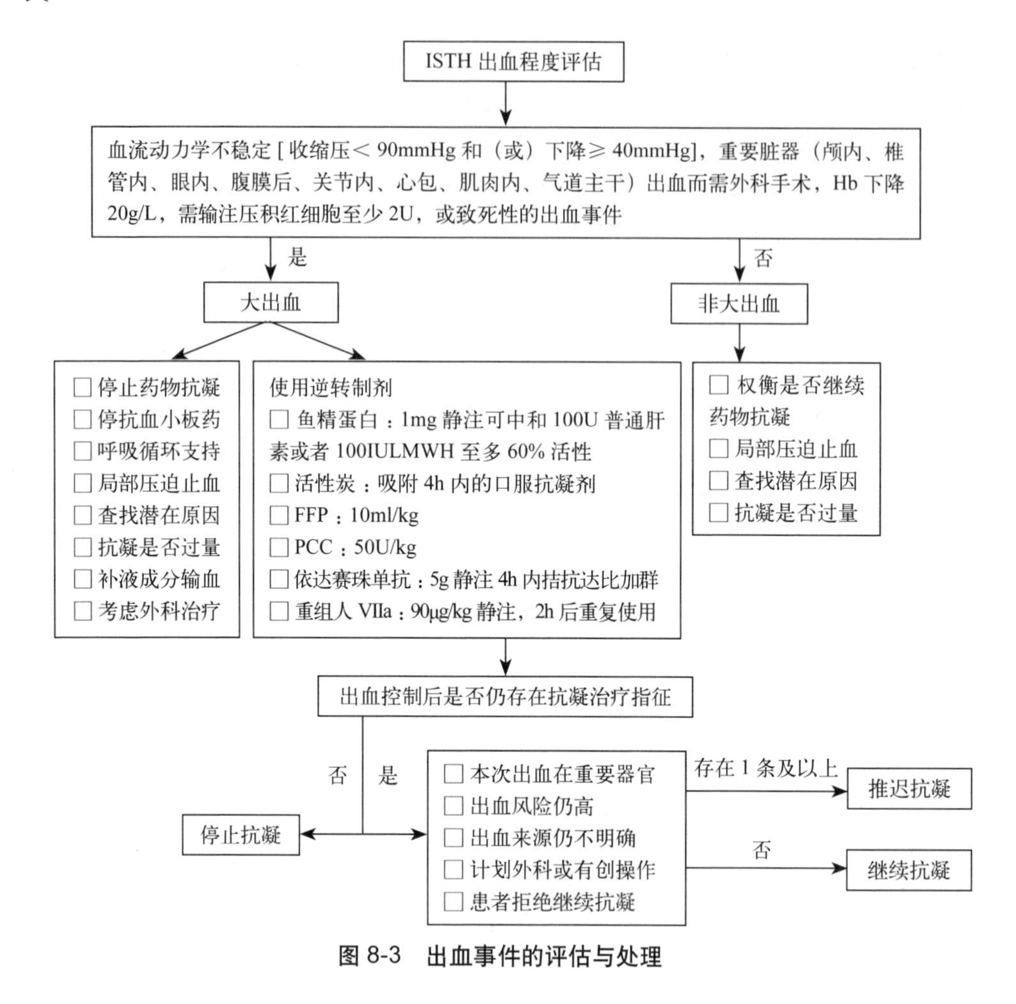

图 8-3 出血事件的评估与处理

（2）弹力袜：有助于预防下肢深静脉血栓的形成，其工作原理是利用外界机械力与肌肉收缩的相互挤压作用，但术中患者处于静止状态，特别是使用肌松药物时，不建议使用，反而会增加血栓形成的概率。

（3）禁忌证：充血性心力衰竭、下肢严重畸形、下肢骨折、小腿严重变形、严重动脉粥样硬化、下肢缺血；急性期、亚急性期下肢深静脉血栓形成；下肢创伤或近期接受过植入手术；下肢皮炎、坏疽、水肿、溃疡、下肢蜂窝织炎、感染性创口；严重外周神经疾病及材料过敏体质等。

4. 遵医嘱适当补液，避免脱水造成血液黏稠度增加。

5. 预防患者低体温，避免静脉血液滞留、高凝状态。

6. 抗凝药物预防

（1）遵医嘱用药，了解药理作用。

（2）低分子量肝素：可降低 DVT 发生率，在用药过程中护士应注意观察伤口渗血量、引流量有无增多等症状。

(3) 术前口服抗凝药、抗血小板药对预防血栓有意义，但术中会增加出血风险。

7. 预防已有血栓患者出现新发血栓形成。

8. 避免同一部位、同一静脉反复穿刺，尽量不要选择在下肢静脉穿刺，尤其避免下肢留置针封管。

六、DVT 的护理措施

对于已发生 DVT 的患者，应采取相应的护理措施，以控制病情发展，及时发现病情变化，预防并发症的发生，并按照医院流程及时上报相关管理部门。

(一) 病情观察

1. 每班观察双下肢肿胀、疼痛、皮肤色泽、温度等情况，主动询问患者感受。

2. 根据病情评估双下肢远端动脉搏动情况。在评估时应注意患侧与健侧对称部位的对比，若出现动脉搏动减弱或消失，应及时通知医生处理。

3. 测量双下肢相应不同平面的腿围（大腿腿围：髌骨上缘向上 10cm 位；小腿腿围：胫骨结节下 10cm）。在定位后的肢体做标记，并与之前的测量值进行对比；注意健侧与患侧均需要测量。

4. 注意观察有无相关并发症发生的症状和体征，如出血倾向或肺栓塞。若有应及时通知医生，并协助处理。

(二) 常规护理措施

1. 抬高患肢 20º ～ 30° ，促进静脉回流，减轻肿胀。

2. 患肢禁止局部按摩和热敷，以免造成血栓脱落，发生肺栓塞危及生命。

3. 遵医嘱适当活动

(1) 漂浮血栓：患者需要严格制动。

(2) 腘静脉或以上近端血栓：患者卧床，患肢制动。

(3) 胫腓静脉血栓，无漂浮血栓：健肢床上活动，患肢踝泵和足趾运动。

(4) 小腿肌间静脉血栓：可下床活动。

4. 遵医嘱使用抗凝药物，观察患者有无牙龈出血、鼻出血、皮肤紫癜及血尿、血便等情况。输液完毕，延长穿刺点按压时间。

5. 疼痛护理：遵医嘱给予有效镇痛措施，或告知患者通过听音乐等方式，分散注意力，以减轻疼痛。

6. 饮食护理：根据患者病情，给予低脂、高纤维、易消化饮食，嘱患者多饮水，保持大便通畅，避免排便用力。

7. 心理护理：主动关心患者，每日与患者及其家属沟通，了解其心理状态，给予相应支持，树立战胜疾病的信心。

8. 建议患者戒烟，远离吸烟环境。因烟草中的尼古丁可引起血管收缩，影响患肢血液循环。

（三）药物溶栓的护理

1. 药物溶栓前，遵医嘱完善各项化验检查。

2. 药物溶栓过程中，及时评估溶栓效果（下肢肿胀、疼痛等情况）。

3. 注意观察伤口敷料或穿刺点有无渗血、患者有无胸痛或呼吸困难等表现以及过敏等不良反应。同时注意观察有无全身出血倾向。

4. 遵医嘱监测 D- 二聚体、凝血酶时间、血浆纤维蛋白原含量、血浆凝血酶原时间、活化部分凝血活酶时间等。

5. 加强皮肤护理，预防压疮发生。

（四）下腔静脉滤器置入术的护理

1. 协助完善术前各项检查。

2. 术后遵医嘱压迫穿刺部位，密切观察有无渗血、血肿等。

3. 经股静脉穿刺的患者，须注意下肢远端动脉搏动及皮肤温度有无异常；经颈内静脉穿刺的患者，须警惕患者出现胸闷、胸痛、呼吸困难、血压下降等表现。

4. 在病情允许的情况下，鼓励患者进行踝泵运动，促进下肢深静脉再通和侧支循环建立。

（五）下肢深静脉血栓形成常见并发症的观察与护理

1. 肺栓塞　是 DVT 最严重的并发症，当患者有胸痛、呼吸困难、血压下降、咯血等异常情况时，提示可能发生肺栓塞，应立即通知医生，并配合抢救，包括建立静脉通道，高浓度氧气吸入，监测生命体征，观察意识变化等。

2. 出血　是 DVT 抗凝治疗过程中最常见的并发症，在应用抗凝药期间要严密观察有无局部出血、渗血和全身出血倾向（如皮下瘀斑、牙龈出血等），以及消化道出血和脑出血。若出现异常，及时通知医生并协助处理。

（六）出院健康指导

1. 教会患者识别深静脉血栓及肺栓塞的症状和体征。

2. 教会患者弹力袜的护理要点，包括每日清洗、观察皮肤、定时观察弹力袜是否下滑等。教会患者穿脱弹力袜的正确方法。告知患者穿着弹力袜的最佳时间为早上起床时，因此时血液循环最畅通，肢体未肿胀。如患者腿部肿胀，可先抬腿 5 ～ 10min。

3. 强调抗凝药物的重要性，教会患者遵医嘱正确服用抗凝药物，定期检测血液凝血指标。教会患者识别出血的症状，如皮肤紫癜、牙龈出血、黑粪等出血现象，必要时及时就诊。

4. 嘱患者多饮水，有利于稀释血液浓度及预防感染。教会患者平衡膳食，进食低脂、高纤维素的饮食，保持大便通畅。

5. 要绝对禁烟，防止烟草中尼古丁刺激引起血管收缩。

6. 教会患者适当运动，促进静脉回流。应鼓励患者加强日常锻炼，避免长久站立，促进静脉回流，预防静脉血栓形成。对于出院后仍长期卧床和制动的患者，应同时指导其家属加强患者床上运动，如定时翻身，协助患者做四肢的主动或被动锻炼。

7. 告知患者卧床时避免在膝下垫硬枕、过度屈髋、用过紧的腰带和穿紧身衣物等，影响静脉回流。

8. 对于已发生 DVT 的患者，除注意以上事宜外，还要关注患肢症状的变化，及时就医。

第四节　围手术期静脉血栓栓塞症管理的 SOP

围手术期静脉血栓栓塞症管理的 SOP 见图 8-4。

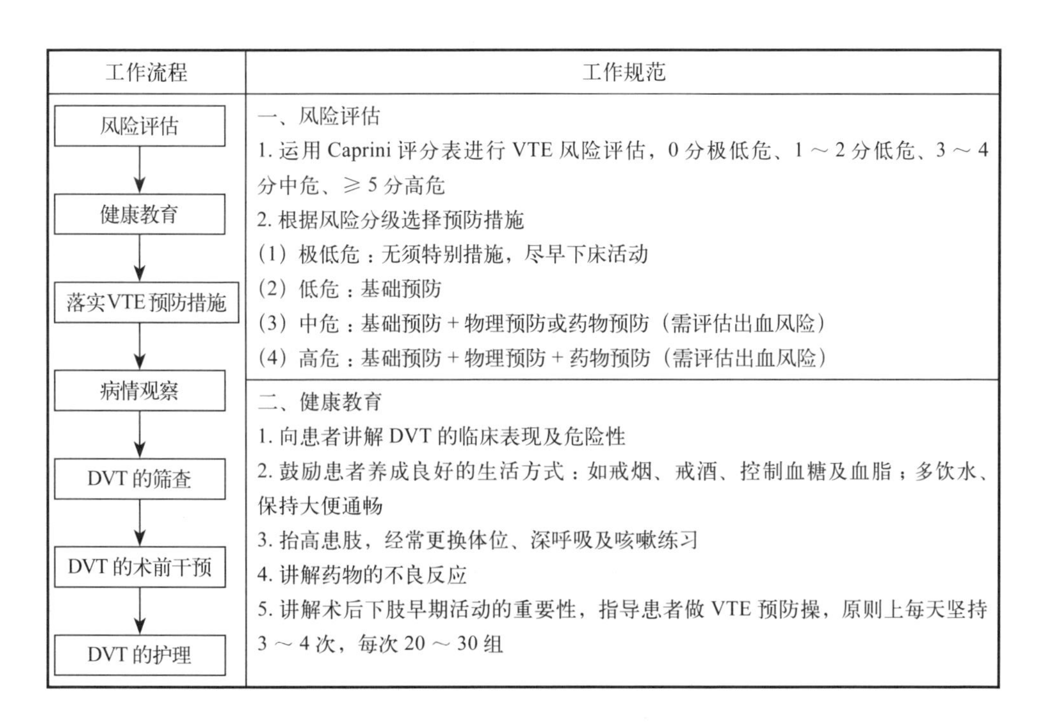

工作流程	工作规范
风险评估 ↓ 健康教育 ↓ 落实VTE预防措施 ↓ 病情观察 ↓ DVT 的筛查 ↓ DVT 的术前干预 ↓ DVT 的护理	一、风险评估 1. 运用 Caprini 评分表进行 VTE 风险评估，0 分极低危、1 ～ 2 分低危、3 ～ 4 分中危、≥ 5 分高危 2. 根据风险分级选择预防措施 （1）极低危：无须特别措施，尽早下床活动 （2）低危：基础预防 （3）中危：基础预防 + 物理预防或药物预防（需评估出血风险） （4）高危：基础预防 + 物理预防 + 药物预防（需评估出血风险）
	二、健康教育 1. 向患者讲解 DVT 的临床表现及危险性 2. 鼓励患者养成良好的生活方式：如戒烟、戒酒、控制血糖及血脂；多饮水、保持大便通畅 3. 抬高患肢，经常更换体位、深呼吸及咳嗽练习 4. 讲解药物的不良反应 5. 讲解术后下肢早期活动的重要性，指导患者做 VTE 预防操，原则上每天坚持 3 ～ 4 次，每次 20 ～ 30 组

工作流程	工作规范
	三、落实 VTE 预防措施 1. 基础预防 （1）抬高患肢 20° ～ 30° ，促进静脉回流 （2）卧床期间协助勤翻身，正确指导和鼓励病人床上活动，如踝泵运动、股四头肌功能锻炼 （3）病人尽早离床活动，多做深呼吸和咳嗽动作 （4）围手术期适度补液，多饮水（病情许可情况下，每日 2000ml 以上），避免血液浓缩 （5）对病人进行预防静脉血栓知识教育，建议病人改善生活方式，如戒烟、戒酒、控制血糖及血脂等 （6）鼓励病人进食低脂肪、粗纤维、维生素含量较高的食物，保持大便通畅 （7）避免在膝下垫硬枕、过度屈髋、用过紧的腰带和紧身衣物而影响静脉回流 （8）避免在同一部位反复穿刺或在下肢穿刺 2. 物理预防　推荐与药物预防联合应用；单独使用仅适用于合并凝血异常疾病、有高危出血风险的患者；已发生 DVT 或 PTE 者禁用物理预防措施 （1）间歇充气加压装置（IPC） （2）足底静脉泵（VFP） （3）梯度压力袜（GCS） 3. 药物预防　有高出血危险的患者应慎用药物预防措施 （1）低分子肝素（LMWH） （2）利伐沙班 （3）华法林
	四、病情观察 1. 观察患者双下肢情况，发现肿胀、疼痛、皮肤温度和色泽变化及感觉异常等，及时通知医生并处理 2. 观察患者有无胸痛、呼吸困难、血压下降、咯血等肺栓塞症状 3. 测量双下肢腿围（大腿腿围：髌骨上缘向上 10cm；小腿腿围：胫骨结节下 10cm）。在定位后的肢体做标记，并与之前的测量值进行对比；注意健侧与患侧均需要测量 4. 应用抗凝药期间要严密观察有无局部出血、渗血和全身出血倾向（如皮下瘀斑、牙龈出血等），以及消化道出血和脑出血
	五、DVT 的筛查 1. 所有患者入院后均应进行 Caprini 风险评分 2. 患者入院后 24h 内检查 D- 二聚体进行初步筛查，并定期复查 3.D- 二聚体阴性且 Caprini 评分低风险，排除 DVT 4. 对 D- 二聚体阳性及 Caprini 评分中、高危患者，行下肢静脉超声检查 5. 下肢超声检查若阴性，需进一步检查下肢静脉以外的部位是否有 DVT（腹腔大静脉 + 髂静脉超声、腹腔静脉 CTA、MRI 静脉成像或上肢静脉超声） 6. 下肢近端 DVT，需进一步做 CT 肺动脉造影

<table>
<tr><th>工作流程</th><th>工作规范</th></tr>
<tr><td></td><td>六、DVT 的术前干预措施
1. 术前确诊 DVT，需急诊 / 限期手术，滤器保护下手术 + 抗凝治疗（无抗凝禁忌）
2. 术前确诊 DVT，需择期手术，无抗凝禁忌者，抗凝 4 ～ 6 周后手术
3. 术前确诊 DVT，需择期手术，有抗凝禁忌者，下腔静脉滤器预防 1 周后再评估</td></tr>
<tr><td></td><td>七、DVT 的护理
1. 病情观察
（1）每班观察双下肢肿胀、疼痛、皮肤色泽、温度等情况，主动询问患者感受
（2）根据病情评估双下肢远端动脉搏动情况。在评估时应注意患侧与健侧对称部位的对比，若出现动脉搏动减弱或消失，应及时通知医生处理
（3）测量双下肢相应不同平面的腿围（大腿腿围：髌骨上缘向上 10cm 位；小腿腿围：胫骨结节下 10cm）。在定位后的肢体做标记，并与之前的测量值进行对比；注意健侧与患侧均需要测量
（4）注意观察有无相关并发症发生的症状和体征，如出血倾向或肺栓塞。若有应及时通知医生，并协助处理
2. 常规护理措施
（1）抬高患肢 20° ～ 30°，促进静脉回流，减轻肿胀
（2）患肢禁止局部按摩和热敷，以免造成血栓脱落，发生肺栓塞危及生命
（3）遵医嘱适当活动
①漂浮血栓：患者需要严格制动
②腘静脉血栓：患者卧床，患肢制动
③胫腓静脉血栓，无漂浮血栓：健肢床上活动，患肢踝泵和足趾运动
④小腿肌间静脉血栓：可下床活动
（4）遵医嘱使用抗凝药物，观察患者有无牙龈出血、鼻出血、皮肤紫癜及血尿、血便等情况。输液完毕，延长穿刺点按压时间
（5）疼痛护理：遵医嘱给予有效镇痛措施，或告知患者通过听音乐等方式，分散注意力，以减轻疼痛
（6）饮食护理：根据患者病情，给予低脂、高纤维、易消化饮食，嘱患者多饮水，保持大便通畅，避免排便用力
（7）心理护理：主动关心患者，每日与患者及其家属沟通，了解其心理状态，给予相应支持，树立战胜疾病的信心
（8）建议患者戒烟，远离吸烟环境。因烟草中的尼古丁可引起血管收缩，影响患肢血液循环
3. 药物溶栓的护理
（1）药物溶栓前，遵医嘱完善各项化验检查
（2）药物溶栓过程中，及时评估溶栓效果（下肢肿胀、疼痛等情况）
（3）注意观察伤口敷料或穿刺点有无渗血、患者有无胸痛或呼吸困难等表现以及过敏等不良反应。同时注意观察有无全身出血倾向
（4）遵医嘱监测 D- 二聚体、凝血酶时间、血浆纤维蛋白原含量、血浆凝血酶原时间、活化部分凝血活酶时间等
（5）加强皮肤护理，预防压疮发生</td></tr>
</table>

工作流程	工作规范
	4. 下腔静脉滤器置入术的护理 (1) 协助完善术前各项检查 (2) 术后遵医嘱压迫穿刺部位，密切观察有无渗血、血肿等 (3) 经股静脉穿刺的患者，须注意下肢远端动脉搏动及皮肤温度有无异常；经颈内静脉穿刺的患者，须警惕患者出现胸闷、胸痛、呼吸困难、血压下降等表现 (4) 在病情允许的情况下，鼓励患者进行踝泵运动，促进下肢深静脉再通和侧支循环建立 5. 下肢深静脉血栓形成常见并发症的观察与护理 (1) 肺栓塞：是 DVT 最严重的并发症，患者有胸痛、呼吸困难、血压下降、咯血等异常情况时，提示可能发生肺栓塞，应立即通知医生，并配合抢救，包括建立静脉通道，高浓度氧气吸入，监测生命体征，观察意识变化等 (2) 出血：是 DVT 抗凝治疗过程中最常见的并发症，在应用抗凝药期间要严密观察有无局部出血、渗血和全身出血倾向（如皮下瘀斑、牙龈出血等），以及消化道出血和脑出血。若出现异常，及时通知医生并协助处理

图 8-4　围手术期静脉血栓栓塞症管理的 SOP

第五节　围手术期静脉血栓栓塞症管理的技术操作规范

一、抗凝剂皮下注射操作规程

抗凝剂皮下注射操作规程见表 8-6。

表 8-6　抗凝剂皮下注射操作规程

操作项目	操作步骤	知识要点	标准分
操作目的	1. 用于 VTE 的预防和治疗 2. 用于急性冠脉综合征、缺血性脑卒中、糖尿病肾病等疾病的抗凝治疗		
评估要点	1. 评估患者身体情况：严格掌握适应证和禁忌证 2. 评估患者局部情况：注射部位有无破损、瘀斑、瘢痕、硬结、色素沉着、炎症、水肿、溃疡、感染等，定位需避开上述部位 3. 评估患者心理状态、合作程度	• 存在肝素类过敏、肝素诱导性血小板减少症(HIT)、严重凝血功能障碍、活动性出血、前置胎盘等产前产后大出血风险、急性感染性心内膜炎的患者禁用抗凝剂	10

续表

操作项目	操作步骤	知识要点	标准分
操作准备	护士准备：着装整洁规范，仪表端庄大方 患者准备：注射部位清洁，符合注射要求 环境准备：清洁、安静、安全，温度、光线适宜	• 遵守医院感染控制要求	5
	操作用物： 1. 输液盘内：碘伏、棉签、弯盘、PDA、腹壁皮下注射定位卡 2. 遵医嘱准备药液 3. 其他：医嘱单、治疗卡、快速手消毒剂、医疗废物桶、锐器盒、清洁抹布		5
操作步骤	1. 核对医嘱		3
	2. 核对患者床号、姓名、住院号（询问患者姓名、核对床头卡及腕带）	• 核对确认患者身份	5
	3. 评估患者，向患者解释注射目的及注意事项	• 取得患者配合	3
	4. 洗手、戴口罩	• 严格无菌技术操作及查对制度	2
	5. 按注射单取药，双人查对药名、浓度、剂量、有效期，检查药液质量		5
	6. 备齐用物携至患者床边，再次核对，使用 PDA 扫描患者手腕带及药物标签上的二维码，确认一致		5
	7. 协助患者取合适体位：腹壁注射时，患者宜取屈膝仰卧位，嘱患者放松腹部；上臂外侧注射时，患者宜取平卧位或坐位，坐位注射时上臂外展 90°（置于椅背），患者肩部放松	• 对非妊娠期成年患者，抗凝剂注射部位优选腹壁。腹壁注射部位：上起自左右肋缘下 1cm，下至耻骨联合上 1cm，左右至脐周 10cm，避开脐周 2cm 以内，屈膝仰卧位，嘱患者放松腹部	10
	8. 再次核对		3

续表

操作项目	操作步骤	知识要点	标准分
	9. 注射流程 ①使用预灌式抗凝剂，无须排气，气泡在上 ②使用腹壁皮下注射定位卡，按数字顺序合理选择注射部位 ③消毒：碘伏棉签以穿刺点为中心，螺旋式消毒两遍，范围直径≥ 5cm，自然待干 ④保持左手拇、示指相距 5 ～ 6cm，提捏起腹壁皮肤使之形成一凸起皱褶 ⑤于皱褶最高点快速垂直进针，无须抽回血 ⑥缓慢匀速推注药液 10s，药液推注完毕针头停留 10s，快速拔针后不按压	• 非妊娠期成年患者需长期皮下注射低分子肝素时，推荐注射前使用腹壁定位卡定位	20
	10. 再次核对。协助患者取舒适卧位，整理床单位。询问患者需要，行相关知识宣教		10
	11. 处理用物	• 针头置于锐器盒中，注射器直接置于医疗废物桶中	3
	12. 洗手，取口罩		2
	13. 记录		2
	14. 操作完成时间 10min 内		2
综合评价	A.5　B.4　C.3　D.2　E.1　F.0		5
指导要点	1. 向患者解释操作目的及配合、注意事项 2. 嘱患者注射过程中勿突然更换体位 3. 注射部位禁忌热敷、理疗或用力在注射处按揉，以免引起毛细血管破裂出血 4. 皮带、裤带避免束缚过紧 5. 指导患者发现下列情况要及时告知医护人员：腹痛及牙龈、眼睑球结膜、呼吸道、消化道出现出血症状；腹壁注射部位出现硬结、瘀斑、疼痛；局部或全身有过敏反应，如皮疹、发热、发冷、头晕、胸闷等		

续表

操作项目	操作步骤	知识要点	标准分
注意事项	1. 预灌式注射剂针头为嵌入式，注射前检查玻璃针管乳头部位有无裂纹，取出过程中避免方法不当导致针头弯曲 2. 选择合适的注射部位和体位，避开硬结和瘢痕 3. 用拇指和示指提捏皮肤，注射全程保持皮肤皱褶高度不变 4. 皮下注射深度应根据患者个体差异、皮下脂肪厚度决定，如发现针头弯曲，应立即拔针 5. 患者腹部系皮带、裤带处不予注射		
评分标准	1. 按操作程序各项实际分值评分 2. 原则性操作程序颠倒一处扣 2 分 3. 无菌物品污染 1 次扣 10 分，跨越无菌区 1 次扣 2 分 4. 超过规定时间酌情扣分		

二、间歇充气加压装置操作规程

间歇充气加压装置操作规程见表 8-7。

表 8-7　间歇充气加压装置操作规程

操作项目	操作步骤	知识要点	标准分
操作目的	1. 利用间歇性充气促进静脉血液和淋巴回流，改善血流淤滞 2. 通过压力诱导改善高凝状态，改善内皮细胞功能紊乱		
评估要点	1. 评估患者有无潜在的使用禁忌 2. 评估患者病情、意识状态、年龄、合作程度 3. 评估伤口情况、管路情况，皮肤是否有破损，患肢末梢循环 4. 评估患肢是否有深静脉血栓	• 使用前评估患者有无潜在的使用禁忌，如疑似或确诊为急性期 VTE（未实施去栓治疗），对腿套严重过敏，下肢存在感染、丹毒、急性淋巴管炎或开放性伤口，合并严重的心力衰竭或下肢动脉缺血性疾病等不宜做	

续表

操作项目	操作步骤	知识要点	标准分
操作准备	护士准备：着装整洁规范，仪表端庄大方	• 遵守医院感染控制要求	2
	操作用物：间歇式充气加压装置，插座一个		5
操作步骤	1. 核对医嘱		5
	2. 核对患者床号、姓名、住院号（询问患者姓名、核对床头卡及腕带），评估患者		5
	3. 洗手，戴口罩		3
	4. 检查充气装置是否完好，连接是否紧密		10
	5. 备齐用物携至床旁。再次核对		5
	6. 协助患者平卧		5
	7. 接通电源→穿充气腿套，拉紧拉链→连接充气管→预设好时间 30min，调节充气强度（强度一般在中间档位，根据操作目的不同，选择合适压力值）→打开电源开关。 操作过程中注意患者保暖，防止体温过低	• 有伤口的部位禁止加压充气，防止伤口局部出血 • 有管道的患者，注意防止管道打折预防管道滑脱 • 调节充气强度时边调试，边询问患者感受 • 应注意腿套上充气管保持在腿套外表面，以避免器械相关性损伤	20
	8. 将呼叫器放于患者可触及之处，告知患者如有不适及时通知护士，整理床单位		5
	9. 理疗结束后，中断电源，拉开拉链，取下充气腿套，评估患肢的情况	• 确保患者在行走前告知护士及时移除装置，以防止绊倒或跌倒	15
	10. 整理用物，75% 乙醇或含氯消毒液擦拭后整理腿套、连接管、主机及电源线，妥善保存		10
	11. 洗手，取口罩，记录		2
	12. 操作速度：完成时间限 5min 以内		3
综合评价	A.5　B.4　C.3　D.2　E.1　F.0		5

续表

操作项目	操作步骤	知识要点	标准分
指导要点	1. 告知患者操作的目的，方法及注意事项 2. 告知患者操作过程中配合的方法及机械预防的重要性		
注意事项	1. 在无使用禁忌的情况下，建议外科患者术后即刻使用 IPC 2. 气囊气压值为 30 ～ 240mmHg，视患者的耐受程度调节，一般调至中档为宜（根据治疗需求选择不同压力值及时间，预防 VTE 调节至 35 ～ 40mmHg，术后水肿调节至 30 ～ 60mmHg），一旦患者可以下地活动即可停止 3. 如一侧肢体存在伤口等情况不宜应用，可在对侧肢体实施预防 4. 腿套避免与皮肤直接接触，以免引起皮肤不适 5. 未拔引流管的患者妥善固定引流管，以防脱落 6. 使用过程中注意观察患者反应，有无疼痛及肿胀，必要时暂停 7. 检查伤口敷料情况，如有渗血渗液及时通知医生给予换药		
评分标准	1. 按操作程序各项实际分值评分 2. 原则性操作程序颠倒一处扣 2 分 3. 未保护患者隐私扣 2 分 4. 关心，体贴患者不够，态度不亲切扣 2 分		

三、梯度压力袜（GCS）使用操作规程

梯度压力袜（GCS）使用操作规程见表 8-8。

表 8-8 梯度压力袜（GCS）使用操作规程

操作项目	操作步骤	知识要点	标准分
操作目的	1. 促进血液从浅静脉通过穿支静脉流向深静脉，增加深静脉血流速度和血流量 2. 适当的逐级加压可改善静脉瓣功能，增加骨骼肌静脉泵作用	• 适用人群包括长时间卧床或静坐者、孕妇、术后下肢制动者等 • 下肢运动障碍的患者由于缺乏肌肉收缩，因此在穿着 GCS 时应配合被动运动	

续表

操作项目	操作步骤	知识要点	标准分
评估要点	1. 评估血栓风险，询问有无 GCS 相关材质过敏史 2. 评估患者身体状况，双下肢皮肤情况：腿部、足部情况，以及指（趾）甲、足后跟和下肢皮肤情况 3. 向患者解释，取得配合	• 判断患者是否存在潜在禁忌，如严重的下肢水肿、严重的周围神经病变、肺水肿、腿部畸形或腿部皮炎致无法穿着 GCS，严重的下肢动脉疾病等	
操作准备	护士准备：着装整洁规范，仪表端庄大方	• 遵守医院感染控制要求	2
	操作用物：治疗盘、弹力袜 1 双、软尺、指甲剪、指甲锉、弯盘、快速手消毒剂、必要时备润肤膏		5
操作步骤	1. 核对医嘱		2
	2. 核对患者床号、姓名、住院号（询问患者姓名、核对床头卡及腕带并 PDA 扫描） 3. 评估患者，根据医生判断和患者偏好选择合适长度的 GCS 4. 测量踝部最小周径、小腿最大周径，腹股沟中央部位向下 5cm 部位周长选择合适的型号（肥胖患者由于腹股沟位置界定偏差大，建议在髌骨上 25cm 处测量大腿最大周径）	• 依据在足踝处施加的压力程度将 GCS 进行分级。VTE 的预防应采用 I 级压力，即压力范围为 15 ～ 21mmHg • GCS 包括膝长型、腿长型及连腰型 3 种，前两种更常用。腿长型优于膝长型 • 测量宜在患者直立时进行，对于不能站立者，也可取坐位或平卧位	10
	5. 洗手，戴口罩		5
	6. 备齐用物携至床旁。再次评估患者是否存在应用禁忌，检查 GCS 尺寸和完整性，提醒患者摘除饰物，酌情修剪指（趾）甲。清除足部皮屑，保持足部和腿部清洁干燥	• 建议患者不要在足部和腿部使用油性物质，以免对 GCS 弹性产生不利影响	3
	7. 协助患者取坐位或平卧位		2
	8. 移开床尾椅，松开床尾盖被		5
	9. 将患者足部暴露于盖被外		5
	10. 穿袜 ①穿着 GCS 前可佩戴专用手套 ②露趾型 GCS，可先将助穿袜套套于足部		

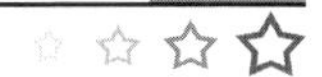

续表

操作项目	操作步骤	知识要点	标准分
	③将手伸进 GCS 里直至足跟，用拇指和示指捏住袜跟部中间，将 GCS 沿顶部往下拉，自里至外翻至袜跟部 ④双手沿 GCS 两侧轻柔地将 GCS 拉向足跟部，确保其对应足跟位置与足跟吻合 ⑤握住 GCS 将其往回翻拉至腿部，直至完全穿上 ⑥穿着后用手抚平并检查袜身，保持平整 ⑦穿好 GCS 后，应去除助穿袜套，收好备用		30
	11. 脱袜：若需脱下 GCS，用拇指沿其内侧向外翻，自上而下顺腿轻柔脱下		10
	12. 快速手消毒，整理患者衣、被，还原床尾椅，协助患者取舒适体位。询问患者需要，根据病情行相关知识宣教		5
	13. 按要求分类处理用物		5
	14. 洗手，取口罩		2
	15. 在护理记录单上记录		5
	16. 操作速度：完成时间限 10min 以内		2
综合评价	A.5　B.4　C.3　D.2　E.1　F.0		2
指导要点	1. 皮肤清洁护理：每天至少一次脱下 GCS，进行下肢皮肤清洁护理并检查皮肤情况，有异常及时与医生联系 2. 平整性评估：GCS 穿着后应保持表面平整，踝部、膝部和大腿根部等易出现褶皱，注意定期检查 3.GCS 完整性评估：经常检查 GCS 是否有磨损或破损现象，以保证 GCS 压力的有效性 4. 清洗时间：GCS 无须每日清洗或频繁清洗，建议表面有明显污渍时或出现异味时清洗，或根据患者需求定期清洗 5. 清洗要求：采用中性洗涤剂于温水中清洗，手洗时不要用力揉搓 6. 晾晒要求：清洗完毕，用手挤去或用干毛巾蘸吸多余水分，不要拧绞，于阴凉处晾干，切勿放置在阳光下暴晒或用吹风机等进行局部加热。晾干后不要熨烫		

续表

操作项目	操作步骤	知识要点	标准分
注意事项	1. 建议患者白天、晚间和夜间均穿着，直到患者活动量不再明显减少或恢复到疾病前活动水平 2. 每天至少脱下一次以评估患者下肢皮温、皮肤颜色、足背动脉搏动情况以及肢体有无疼痛、麻木等 3. 保持腿部清洁，确保 GCS 平整，避免袜身下卷 4. 如出现皮肤损伤，及时评估损伤部位和严重程度，做好记录并告知医生，视情况停止使用 5. 若患者穿着后腿部肿胀，在排除 VTE 后，需重新测量腿部周长，以配置合适尺寸的 GCS 6. 不推荐缺血性卒中患者穿着 GCS 预防 VTE		
评分标准	1. 按操作程序各项实际分值评分 2. 原则性操作程序颠倒一处扣 2 分 3. 关心体贴患者不够，态度不亲切扣 2 分		

第六节　围手术期静脉血栓栓塞症的质量管理

一、专科质量指标

围手术期静脉血栓栓塞症的质量管理见表 8-9。

表 8-9　围手术期静脉血栓栓塞症的质量管理

指标类别	指标名称	计算公式	标准	备注
结构指标	VTE 预防知识培训率	护士实际参加培训人数 ÷ 应进行培训护士总人数 ×100%	100%	
	VTE 预防知识考核合格率	VTE 预防知识考核合格的护士人数 ÷ 接受考核护士总人数 ×100%	100%	

续表

指标类别	指标名称	计算公式	标准	备注
过程指标	VTE 风险评估率	VTE 风险评估人次 ÷ 住院患者总人次 ×100%	比率上升	使用 Caprini 量表进行评分
	VTE 风险评估准确率	VTE 风险评估正确的项目数 ÷VTE 风险评估的总项目数 ×100%	比率上升	使用 Caprini 量表进行评分，评估时机、评估分值正确
	出血风险评估率	出血风险评估人次 ÷ 药物预防总人次 ×100%	比率上升	使用药物预防前评估出血风险
	VTE 中高危风险药物预防率	VTE 中高风险患者使用药物预防的人次 ÷VTE 中高风险患者总人次 ×100%	比率上升	无出血风险的 VTE 中高风险患者使用药物预防
	物理预防落实率	VTE 中高风险患者使用物理预防的人次 ÷VTE 中高风险患者总人次 ×100%	比率上升	VTE 中高风险患者使用物理预防
	住院患者 VTE 预防措施执行率	VTE 预防措施落实的项目数 ÷VTE 预防措施的总项目数 ×100%	比率上升	VTE 预防措施包括基础预防、物理预防、药物预防
	低分子肝素皮下注射正确率	低分子肝素皮下注射正确的项目数 ÷ 低分子肝素皮下注射的总项目数 ×100%	比率上升	体位、部位、捏皮、进针、注药、拔针均正确
结果指标	住院患者 VTE 发生率	住院患者发生 VTE 的人次 ÷ 住院患者总人次 ×100%	比例下降	VTE 包括 DVT、PTE；术前、术后行双下肢深静脉彩超 / 肺动脉 CTA 证实
	VTE 死亡率	VTE 死亡的人次 ÷VTE 患者总人次 ×100%	比例下降	因为 VTE 导致的死亡
	VTE 随访率	VTE 随访的人次 ÷VTE 患者总人次 ×100%	比率上升	VTE 患者出院后到血管外科门诊随访的人次

二、专科质量标准

1.VTE 风险评估准确率质量标准　见表 8-10。

2. DVT 预防护理措施准确落实率质量标准　见表 8-11。

3. 预充式低分子肝素注射合格率质量标准　见表 8-12。

表 8-10　VTE 风险评估准确率质量标准

<table>
<tr><th colspan="2">项目</th><th>内容和要求</th><th>分值</th><th>检查方法</th></tr>
<tr><td colspan="2" rowspan="3">组织管理
（9 分）</td><td>有本专科 VTE 预防的护理常规，有培训考核</td><td>3</td><td rowspan="3">查看相关资料
抽查考核护士</td></tr>
<tr><td>护士熟练掌握上述内容</td><td>3</td></tr>
<tr><td>每月对落实情况进行检查评价、分析改进，记录完整</td><td>3</td></tr>
<tr><td colspan="2" rowspan="3">评估时机
（13 分）</td><td>使用 Caprini 评分表进行 VTE 风险评估</td><td>3</td><td rowspan="3">现场查看</td></tr>
<tr><td>患者入院时、手术后、转科、出院时进行评估</td><td>5</td></tr>
<tr><td>患者病情变化时进行评估：如下肢石膏、中心静脉置管、活动能力下降、感染、脑（心肌）梗死、肺功能障碍、血液相关检查结果变化等</td><td>5</td></tr>
<tr><td rowspan="8">Caprini 量表的使用方法（64 分）</td><td>年龄</td><td>40 ～ 60 岁（1 分）；61 ～ 74 岁（2 分）；
≥ 75 岁（3 分）</td><td>5</td><td rowspan="8">现场查看</td></tr>
<tr><td>肥胖</td><td>BMI ≥ 25kg/m^2（1 分）</td><td>3</td></tr>
<tr><td rowspan="4">现病史</td><td>髋关节，骨盆或下肢骨折（5 分）
多发性创伤（1 个月内）（5 分）</td><td>5</td></tr>
<tr><td>深静脉血栓 / 肺栓塞病史（3 分）；静脉曲张（1 分）
血栓家族史（3 分）；下肢肿胀（1 分）</td><td>5</td></tr>
<tr><td>石膏固定（1 个月内）（2 分）
患者需要卧床大于 72h（2 分）</td><td>5</td></tr>
<tr><td>恶性肿瘤（既往或现患）（2 分）；中心静脉置管（2 分）</td><td>5</td></tr>
<tr><td rowspan="2">手术相关</td><td>计划性小手术（1 分）
大手术（> 45min）（2 分）；关节镜手术（2 分）
腹腔镜手术（> 45min）（2 分）
选择性下肢关节置换术（1 个月内）（5 分）</td><td>5</td></tr>
<tr><td>大手术史（1 个月内进行过大手术）（1 分）</td><td>5</td></tr>
</table>

续表

项目		内容和要求	分值	检查方法
	既往史	脑卒中（1 个月内）（5 分）	5	
		急性心肌梗死（1 分） 充血性心力衰竭（1 个月内）（1 分） 急性脊髓损伤（瘫痪 1 个月内）（5 分）	5	
		肺功能异常（COPD）（1 分） 严重的肺部疾病，含肺炎（1 个月内）（1 分）	5	
		脓毒血症（1 个月内）（1 分）；炎性肠疾病（1 分）	5	
	特殊风险	妊娠期或产后（1 个月内）（1 分） 口服避孕药或激素替代治疗（1 分） 异常妊娠：不明原因流产，习惯性流产（≥ 3 次）（1 分）	3	
	实验检查	狼疮抗凝物阳性（3 分）；凝血酶原 G20210A 阳性（3 分） 蛋白 C 或 S 缺乏症（5 分）；抗凝血酶缺乏症（5 分）	3	
危险分层（5 分）		0 分 极低危；1 ～ 2 分低危 3 ～ 4 分中危；≥ 5 分高危	5	现场查看
健康教育（9 分）		患者知晓深静脉血栓的危害	3	现场查看
		患者能识别深静脉血栓和肺栓塞的症状和体征	3	
		患者知晓 VTE 的预防方法	3	

表 8-11　DVT 预防护理措施准确落实率质量标准

项目	内容和要求	分值	检查方法
组织管理（9 分）	有本专科 DVT 预防的护理常规，有培训考核	3	查看相关资料 抽查考核护士
	护士熟练掌握上述内容	3	
	每月对落实情况进行检查评价、分析改进，记录完整	3	
DVT 筛查（12 分）	护士能在患者入院 24h 内、转科、病情变化、治疗变化（手术、CVC 植入、石膏固定）时运用 Caprini 评分表进行 VTE 风险评估	3	现场查看
	护士能评估患者出血风险	3	
	D- 二聚体检测规范	3	
	术前、术后彩超检查规范	3	

续表

项目	内容和要求	分值	检查方法
基础预防（28分）	抬高患肢20°～30°，避免在膝下垫硬枕和过度屈髋	5	现场查看
	麻醉清醒后协助患者翻身、抬臀、行深呼吸、有效咳嗽	4	
	鼓励患者多饮水，每日2000ml以上，保持大便通畅	5	
	建议患者改善生活方式，如戒烟、戒酒、控制血糖及血脂等	3	
	指导患者床上活动：踝泵运动、股四头肌运动，每日3～4次，每次20～30组	5	
	不宜下肢静脉穿刺	3	
	术后1～2d鼓励患者离床活动	3	
药物预防（18分）	药物预防开始时间正确：外伤患者活动性出血停止后24h内	3	现场查看
	依诺肝素：术后12～24h（硬膜外腔导管拔除后4h）使用 利伐沙班：术后12～24h（硬膜外腔导管拔除后6h）使用	3	
	频率正确：低分子肝素每天1次；利伐沙班每天1次	3	
	剂量正确：低分子肝素4000U或100U/kg；利伐沙班10mg	3	
	持续时间正确：TKA ≥ 10～14d，THA患者延长至术后35d	3	
	观察有无出血倾向：包括伤口、皮肤黏膜、皮下、消化道出血，有无寒战、发热、荨麻疹等过敏反应	3	
物理预防（15分）	开始时间正确：麻醉清醒后即使用间歇充气加压装置	3	现场查看
	使用频次正确：bid	3	
	使用时间正确：30分钟/次	3	
	持续时间正确：10～14d	3	
	严格掌握适应证及禁忌证	3	
病情观察（6分）	每班观察患者双下肢情况，发现肿胀、疼痛、皮肤温度和色泽变化及感觉异常等及时通知医生并处理	3	现场查看
	当患者有胸痛、呼吸困难、血压下降、咯血等异常情况时，提示可能发生肺栓塞，应立即通知医生，并配合抢救	3	
健康教育（12分）	患者知晓预防DVT的重要性及持续治疗的重要性	3	现场查看
	患者能识别深静脉血栓和肺栓塞的症状和体征	3	
	患者知晓DVT的预防方法	3	
	患者能识别出血的症状	3	

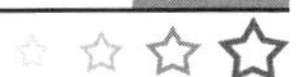

表 8-12　预充式低分子肝素注射合格率质量标准

项目	内容和要求	分值	检查方法
组织管理（9 分）	有预充式低分子肝素注射操作流程，有培训考核	3	查看相关资料 抽查考核护士
	护士熟练掌握上述内容	3	
	每月对落实情况进行检查评价、分析改进，记录完整	3	
评估（10 分）	评估患者身体情况：严格掌握适应证和禁忌证	4	现场查看
	评估患者局部情况：注射部位有无破损、瘀斑、瘢痕、硬结、色素沉着、炎症、水肿、溃疡、感染等，定位需避开上述部位	3	
	评估患者心理状态、合作程度	3	
预充式低分子肝素注射方法（45 分）	核对方法正确	10	现场查看
	协助患者取合适体位 腹壁注射：患者宜取屈膝仰卧位，嘱患者放松腹部 上臂外侧注射：患者宜取平卧位或坐位。坐位注射时上臂外展 90°（置于椅背），患者肩部放松	5	
	消毒：碘伏棉签以穿刺点为中心，螺旋式消毒两遍，范围直径≥ 5cm，自然待干	5	
	捏皮：保持左手拇、示指相距 5 ～ 6cm，提捏起腹壁皮肤使之形成一凸起皱褶	5	
	进针：于皱褶最高点快速垂直进针，无须抽回血	5	
	注射：缓慢匀速推注药液 10s，药液推注完毕针头停留 10s，快速拔针后不按压	10	
	穿刺点出血及时处理：穿刺点出血或渗液，以穿刺点为中心，垂直向下按压 3 ～ 5min	5	
注意事项（27 分）	向患者解释操作目的及配合、注意事项	5	
	嘱患者注射过程中勿突然更换体位	5	
	有规律地轮换注射部位	5	
	选择注射部位时应当避开炎症、破溃或者有肿块的部位	5	
	掌握腹壁定位卡使用方法	7	
健康教育（9 分）	患者知晓低分子肝素的作用及注意事项	3	现场查看
	患者知晓不良反应，及时告知	3	
	患者知晓注射部位禁忌热敷、理疗或用力在注射处按揉，以免引起毛细血管破裂出血	3	

三、专科质量查检表

1.VTE 风险评估准确率查检表　见表 8-13。

表 8-13　VTE 风险评估准确率查检表

项目 患者	日期	评估时机	年龄	肥胖BMI	现病史				手术相关		1. 急性心肌梗死 2. 急性脑梗死 3. 肺功能异常	危险分层	其他	评分	查检评分	责任人
		1. 入院 2. 转科 3. 手术后 4. 病情变化时 5. 出院时			1. 髋关节、骨盆或下肢骨折 2. 多发创伤	1. 浅静脉、深静脉血栓 2. 肺栓塞史 3. 静脉曲张	1. 石膏固定 2. 患者需要卧床大于72h	1. 恶性肿瘤 2. 中心静脉置管	1. 小手术 2. 大手术 3. 下肢关节置换术	大手术史						

2.DVT 预防护理措施准确落实查检表　见表 8-14。

表 8-14　DVT 预防护理措施准确落实查检表

科室 / 住院号	评估时机	血栓风险评估★		各项风险是否准确（实际评分 / 专家评分）					出血风险评估▲		预防措施是否相符（基础预防）				预防措施是否相符（物理预防 / 频次）			预防措施是否相符（药物预防 / 频次）			
		是	否	1 分项	2 分项	3 分项	5 分项	总分	是	否	多饮水 + 补液	下肢血栓预防操	温水泡脚	早期下床活动	穿弹力袜（h/d）	气压泵	足底泵	普通肝素	低分子肝素	维生素 K 拮抗剂	Xa 因子抑制剂
	★▲入院 24h																				
	★手术后 24h 内																				
	★▲病情变化时																				
	★转科时																				
	★出院时																				
	▲用药前																				

3. 预充式低分子肝素注射合格率质量查检表　见表8-15。

表 8-15　预充式低分子肝素注射合格率质量查检表

姓名 项目	日期	洗手戴口罩	核对药物	核对患者	合适体位	再次核对	不排气，气泡在上	合理注射部位	消毒≥5cm	捏皮肤5～6cm	垂直进针	缓慢注射10s	停留10s	快速拔针不按压	再次核对	处理用物	告知注意事项	洗手	记录	责任人

第七节　围手术期血栓管理的健康教育

1. 什么是深静脉血栓？

深静脉血栓形成（DVT）是血液在深静脉内不正常凝结引起的病症，多发生在下肢，血栓脱落可引起肺栓塞（PE），合称为静脉血栓栓塞症（VTE）。DVT是常见的一种病症，后果主要是肺栓塞和血栓后综合征（PTS），严重者可导致死亡和显著影响生活质量。

2. 深静脉血栓（VTE）并发症与危害？

VTE是继缺血性心脏病和卒中之后位列第三的最常见的心血管疾病。深静脉血栓可并发肺栓塞、肺动脉高压、血栓后综合征、血栓复发等并发症。

（1）肺栓塞：是最严重的并发症。可出现呼吸困难及气促；胸痛（胸膜炎性胸痛、心绞痛样疼痛）、咯血、晕厥、休克、烦躁不安、惊恐、猝死（可在数秒至数分钟内出现意识丧失、心搏及呼吸停止）。是10%的住院患者死亡的直接原因。

（2）肺动脉高压：发生率为0.5%～3.8%，如果未能及时接受治疗，可能会导致右心室功能不全，最终导致右心衰竭。5年生存率为10%～30%。

（3）血栓后综合征：最严重的远期并发症，发生率20%～50%，主要表现为肢体肿胀、浅静脉曲张、足靴区因营养障碍出现慢性湿疹、色素沉着、甚至淤积性溃疡，影响患者工作和生活质量。

（4）血栓复发：10年复发率为40%。

3. 深静脉血栓有哪些表现呢？

一般无明显临床症状，容易被忽视。对于有症状的患者，主要表现为患肢肿胀、疼痛，部分患者还会出现患肢皮温升高、皮肤颜色改变等，同时可能伴有体温升高、脉率增快、白细胞计数增多等全身反应。

4. 哪些因素会导致深静脉血栓呢？

导致DVT的三大因素：静脉内膜损伤、静脉血流淤滞和血液高凝状态，凡涉及以上因素的临床情况均可增加DVT发生风险。具体包括以下三类：

（1）静脉内膜损伤的相关因素：创伤、手术、反复静脉穿刺、化学性损伤、感染性损伤等。

（2）静脉血流淤滞的相关因素：长期卧床、制动、术中应用止血带、瘫痪、既往VTE病史等。

（3）血液高凝状态的相关因素：高龄、肥胖、中心静脉置管、恶性肿瘤、妊娠、口服避孕药、红细胞增多症等。

5. 哪些人群容易患此病？

住院卧床的患者、手术或骨折患者、怀孕或坐月子、癌症或化疗患者、年龄大于 60 岁、乘飞机或久坐的人群。

6. 诊断深静脉血栓都要做哪些检查呢？

（1）血浆 D- 二聚体测定。

（2）彩色多普勒超声探查。

（3）螺旋 CT 静脉成像。

（4）MRI 静脉成像。

（5）静脉造影。

7. 我们该如何预防深静脉血栓呢？

（1）基本预防：见图 8-5。

抬高患肢
勤翻身
早下床
多喝水
禁烟
禁酒
控制血脂
控制血糖
控制血压
血压很高，
要注意了!

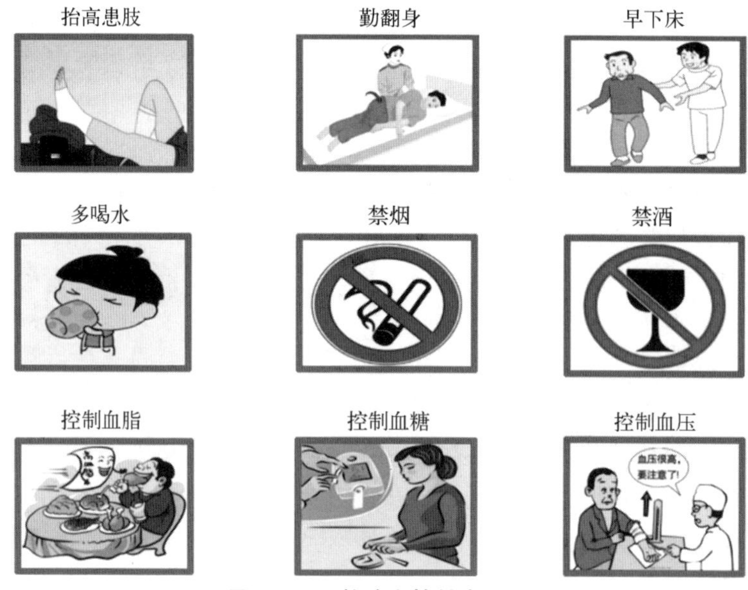

图 8-5　深静脉血栓基本预防

（2）物理预防：见图 8-6。

（3）药物预防：低分子肝素、磺达肝癸钠、华法林、利伐沙班等。

8. 患了深静脉血栓都有哪些治疗方法呢？

深静脉血栓的治疗方法有溶栓治疗、手术取栓、机械血栓清除术、下腔静脉滤器置入术。术后均需行抗凝治疗。

9. 目前，用于治疗 DVT 的抗凝方案有哪些？

（1）传统方案：低分子肝素 + 华法林。

（2）新型口服抗凝药：利伐沙班。

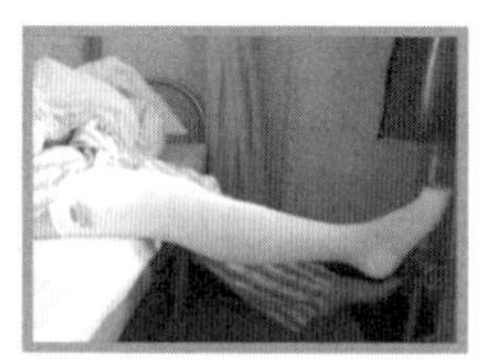
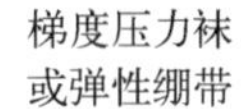
梯度压力袜
或弹性绷带

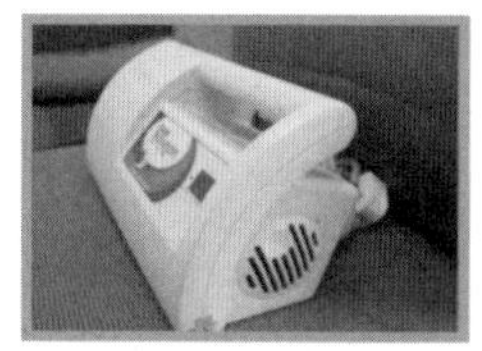
间歇充气加压装置

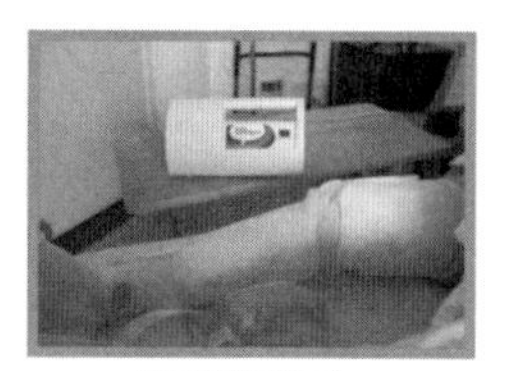
足底静脉泵

图 8-6　深静脉血栓物理预防

10. 传统方案有哪些优缺点？

（1）优点：传统方案疗效确切。

（2）缺点：需两种药物桥接；需调整剂量；需监测。

①低分子肝素：需注射；注射部位皮肤反应；疼痛；不便长期使用。

②华法林：治疗窗窄，药效不可预测；与多种药物、食物相互作用。

11. 服用华法林需要注意什么？

（1）使用华法林较为烦琐，患者需要常规监测 INR 值，并根据 INR 调整剂量。

（2）饮食：华法林是一种维生素 K 拮抗剂，富含维生素 K 的食物会降低华法林的疗效，如鱼肝油、豆类、蛋黄；胡萝卜、菜花、西红柿；菠菜、油菜、生菜等绿色蔬菜；苹果、梨等。还有部分食物会增强华法林疗效，进而可能会增加出血风险，如芒果、大蒜、葡萄柚。因此您在服用华法林期间应保持饮食结构的相对平衡。

（3）药物：很多药物对华法林的疗效也有影响。因此，服用华法林期间，应尽可能减少合并用药。如果必须合并其他药物，应当提前告知医生，询问是否需要调药，或是否要加强监测。使华法林疗效增强的药物：阿司匹林、头孢菌素类、甲硝唑、氯霉素、红霉素、对乙酰氨基酚；使华法林疗效减弱的药物：苯妥英钠、巴比妥类、口服避孕药、雌激素、利福平、维生素 K 类。

12. 新型口服抗凝药具有哪些优点？

（1）口服，无须桥接。

（2）无须常规凝血监测。

（3）无须根据性别、年龄、体重、轻度肝肾功能不全调整剂量。

（4）较少药物、食物相互作用。

13. 患了深静脉血栓，新型口服抗凝药怎样服用？

（1）前 3 周：利伐沙班 15mg，每次 1 片，每日 2 次（自 VTE 诊断之日起）。

（2）3 周以后：每日 1 次，利伐沙班 20mg。

14. 患了深静脉血栓需要治疗多久呢?

（1）DVT 患者需长期抗凝等治疗以防止血栓蔓延和（或）血栓复发。

（2）对于所有静脉血栓栓塞症患者（包括深静脉血栓和肺栓塞），指南推荐至少抗凝治疗 3 ～ 6 个月。如医生认为患者复发风险（无诱因、合并肿瘤等）高，须进一步延长抗凝时间。

15. 深静脉血栓的凝治疗后怎样复查?

坚持规律复查：在抗凝治疗期间，特别要注意定期复查下肢静脉彩超（自住院起 1 个月、3 个月、6 个月）；不要中途自行停药。

16. 患了深静脉血栓的注意事项有哪些?

（1）急性期不得剧烈活动或按摩患肢，以免造成血栓脱落。

（2）抗凝药物剂量服用不足与抗凝疗程不足，是导致深静脉血栓复发的两大原因。如需停药，如要拔牙、手术等，要与您的医生进行联系，在医生的指导下进行。

（3）抗凝期间如果出现了出血，如咯血、尿血、牙龈出血、皮肤出血等，要及时到医院就诊，在医生的指导下进行药物的调整。

（4）如有呼吸困难、胸闷憋气、胸痛，请立即到医院就诊，并首先告知医生有深静脉血栓史。

第 9 章

围手术期恶心、呕吐管理

第一节　概述及定义

一、概述

恶心是一种可以引起呕吐冲动的胃内不适感，常为呕吐的前驱感觉，也可单独出现，主要表现为上腹部的特殊不适感，常伴有头晕、流涎、脉搏缓慢、血压降低等迷走神经兴奋症状。呕吐是将胃及肠内容物从口腔强力驱出的动作。机械和化学的刺激作用于舌根、咽部、胃、肠道、胆总管、泌尿生殖器官等处的感受器，都可引起呕吐。视觉和前庭的位置感觉发生变化时，也可引起呕吐。呕吐动作是反射性活动，传入冲动由迷走神经和交感神经的感觉纤维、舌咽神经及其他神经传入至延髓内呕吐中枢，再由呕吐中枢发出神经冲动沿迷走神经、交感神经、膈神经和脊神经传到胃、小肠、膈肌和腹壁肌等处。

二、定义

1. 恶心、呕吐　是人体一种保护性的生理反射，是一组临床症状，并无疾病诊断意义，是人体生活中最容易发生的不适。恶心、干呕、呕吐是三个不同时期的表现，可同时发生，也可分别发生。

呕吐：是胃内容物经口腔被有力地喷射出来。

干呕：是呕吐之前呼吸肌的节律运动。

恶心：是一种心理感受，可伴有或不伴有呕吐。

2. 术后恶心、呕吐（postoperative nausea and vomiting，PONV）　是指病人术后出现胃部不适伴强烈呕吐欲望、胃内容物强力上排的感觉，是全麻术后常见的并发症，也是病人不满体验和延迟出院的最主要原因。住院病人 PONV 的发生率达 20% ～ 30%，高危病人 PONV 发生率可达 70% ～ 80%。PONV 主要发生在术后 24 ～ 48h 内，少数病人可持续至术后 3 ～ 5d。

第二节　围手术期恶心、呕吐管理专科评估

一、恶心、呕吐风险的评估

现有多种风险预测方法，最常见的是 Apfel 简化成人 PONV 风险评分，主要包括四项，即女性、非吸烟、PONV 或晕动症病史、术后阿片类药物使用。无以上四种情况，PNOV 发病率为 10%，每具备以上一种情况者 PONV 发生率增加 20%，总分 0 分、1 分、2 分、3 分、4 分的 PONV 发病率分别为 10% 、20%、40%、60%、80%。

儿童 PONV 的高危因素是：手术时间长于 30min、年龄大于 3 岁、斜视手术、PONV 病史，计 0 分、1 分、2 分、3 分、4 分的 PONV 发病率分别为 10%、10%、30%、50% 和 70%。但在具体衡量病人时，以上评分方法并不完全可靠，比如成人短小手术 PONV 发生率很低。

大多数指南将无以上四项风险的病人定义为 PONV 低危；有一项或两项的定义为 PONV 中危；有两项以上的定义为 PONV 高危。

二、恶心、呕吐评估的时机

术前、手术返回病房时、手术后 2h、手术后 4h、手术后 6h、手术后 24h。

三、恶心、呕吐程度的评估

采用视觉模拟评分法（VAS）进行恶心、呕吐程度的评分，以 10cm 直尺作为标尺，一端为 0 分，表示无恶心、呕吐，另一端为 10 分，表示难以忍受的最严重的恶心、呕吐。评分 1 ～ 4 分为轻度，不影响日常活动及睡眠；5 ～ 6 分为中度；7 ～ 10 分为重度，影响患者入睡，严重影响日常生活。

视觉模拟评分法（VAS）

0　1　2　3　4　5　6　7　8　9　10

无恶心、呕吐　　　　重度恶心、呕吐

轻度（1 ～ 4）　　中度（5 ～ 6）　　重度（7 ～ 10）

第三节　围手术期恶心、呕吐管理的护理常规

一、术前阶段

（一）术前抗焦虑

术前向病人做好解释沟通工作，缓解紧张心理。手术前一天晚上给予咪达唑仑（咪唑安定）口服，保证睡眠，术前用抗胆碱药物如阿托品抑制消化液分泌，降低迷走神经张力，术前给予镇静药解除病人紧张心理。

（二）术前禁食 6h，禁饮 2h

术前短时间内进食导致胃部膨胀，胃部食物残留，麻醉后，人的意识和咳嗽反射会暂时消失，此时胃中的食物或水容易反流到口腔引起呕吐。术前当晚零点后若病人需要使用药物，避免口服给药，尽可能通过肌肉或静脉注射途径给药。亦有报道称，ERAS 流程中术前饮用糖类清亮液体改善了机体的能量供应，亦能降低 PONV 的发生。对于消化道梗阻病人术前应插入胃管单次抽吸或持续引流，对于术中胃膨胀病人亦可在手术结束前放入胃管一次性抽吸，抽吸后拔除胃管以减少胃管刺激和反流。

禁食、肠道准备等原因导致患者术前体液不足，可能引起术前直立性低血压，进而发生术后恶心呕吐，围手术期经静脉补充液体（10 ～ 30ml/kg）可减少脑干、前庭和肠道血流灌注不足，缓解上述器官因缺血导致的恶心和呕吐。

（三）戒烟

有研究表明，香烟中的尼古丁等有毒物质容易进入血液循环，透过血脑屏障进入脑脊液，刺激 CRTZ 中的化学感受器，兴奋呕吐中枢。再加上脑血管痉挛，引发短暂性脑供血不足，进而更易出现恶心、头痛、头晕等症状，尤其吸烟者脑血管对烟毒耐受性差，更易在围手术期出现恶心、呕吐。因此建议病人至少于术前 1 ～ 2d 严格戒烟。

（四）控制血压

血压过高，脑组织过多的血流灌注将增高颅内压，刺激脑干的呕吐中枢。术前病人常常对即将进行的手术产生极度紧张、焦虑，这种不稳定的情绪可能导致既往有高血压病史的病人术前血压急剧增高，超过血管调节血压的能力，产生恶心、呕吐症状。因此在术前务必控制血压稳定状态。但是值得注意的是，长期罹患高血压尤其平时血压控制不佳的病人，不应该追求过度降压，血压一般不高于 150/90mmHg。另外，对于高血压病人，手术当日清晨如必须口服降压药，应尽可能以最少的水吞服药物。

（五）控制血糖

糖尿病病人术前处于紧张状态，血糖常常不易控制，在各种病因的作用下可能导致血糖过度增加，甚至导致电解质紊乱、代谢性酸中毒，进而诱发糖尿病酮症酸中毒等，临床上可能导致严重的恶心、呕吐。因此，术前需积极控制血糖。血糖长期升高者术前应检测糖化血红蛋白，糖化血红蛋白小于 7% 提示血糖控制满意，术前空腹血糖应控制在 10mmol/L 以下，随机或餐后 2h 血糖应控制在 12mmol/L 以下为宜；手术当日停用口服降糖药物和非胰岛素注射剂，术后改为胰岛素治疗。

二、术中阶段

术前注意评估手术创伤及时间，选择适当的麻醉方式，尽可能避免吸入麻醉。单纯吸入性麻醉、氯胺酮等全麻药物易引起术后恶心呕吐，尽量采用局部麻醉、椎管内麻醉，全身麻醉尽量选用异丙酚。另外，在确保手术安全的前提下，尽可能地缩短手术时间，因为手术时间越长，病人使用的麻醉药物越多，术后恶心、呕吐发生概率越高。

三、术后阶段

（一）术后禁食禁水 6h

防止在麻醉药物没有代谢完全时加重胃肠道负担，引起上消化道功能紊乱，诱发恶心、呕吐，若呕吐物污染切口，增加感染概率，影响快速康复。

（二）术后体位

全麻术后 2h 去枕平卧位，头偏向一侧，可以充分补充脑脊液，以致清醒后不容易出现头晕、恶心、呕吐；病人术后会出现嗜睡或昏睡，极易发生舌后坠引起窒息，去枕平卧可保持气道通畅，利于分泌物排出，防止误吸引起的呼吸道梗阻及术后肺部感染和肺不张。术后 2h 病人清醒后，可以垫上枕头抬高床头，采取半坐卧位，有效过渡下床活动，促进胃蠕动。

（三）术后镇痛

良好的术后镇痛可提高病人生活质量，有利于早日下床活动，促进胃肠道功能恢复，避免因胃排空延迟引发的恶心、呕吐。术后镇痛也是 ERAS 的重要环节，主张预防、按时、多模式镇痛。术后应尽可能避免使用诱发呕吐或者胃肠损伤的口服药物（如吗啡、NSAIDs），以及尽量避免使用自控镇痛泵，术后镇痛应首选 NSAIDs 类药物，因非选择性 NSAIDs 可能增加出血和应激性溃疡风险，推荐使用选择性 COX-2 抑制剂。此外，病人自控硬膜外镇痛广泛应用于术后的镇痛，但其不良反应会导致恶心、呕吐。对于慢性疼痛的病人，硬膜外自控镇痛或更为有效。

（四）预防术后肠麻痹，促进胃肠蠕动

术后肠麻痹是外科手术常见的并发症，减少术后肠麻痹的发生可以减少 PONV 的发生。过去的观点认为肠道休息、鼻胃管减压可以缩短肠麻痹恢复的时间。但目前的研究已经证实肠道休息并不能减少术后肠麻痹的发生，术后少量进食可以缩短肠麻痹时间；而胃肠减压不能促进术后肠麻痹的恢复，除某些特定的手术外，目前腹部手术不推荐常规留置胃肠减压管。

在具体的临床实践中，有一些新的治疗方法可以促进胃肠蠕动的恢复。咀嚼口香糖可以缩短腹腔镜结肠术后肠麻痹的恢复时间。术后硬膜外镇痛将局麻药注入胸段硬膜外，阻断了腹部切口及内脏传入的抑制性信号，减少交感神经信号传入，增加胃肠道血流，可以减轻术后肠麻痹。但腰段硬膜外麻醉则无此作用。建议将胸段中部 T6 ～ 8 硬膜外麻醉作为全麻的补充，术中即开始在硬膜外腔应用局麻药物，可以显著缩短术后肠麻痹时间，其镇痛作用利于病人早期活动，减少阿片类药物使用量，减少交感神经兴奋。非甾体抗炎药物可以减少胃肠道及腹膜的炎症反应，其镇痛作用还可以减少 20% ～ 30% 的阿片类药物的使用，达到减轻术后肠麻痹的作用。过量补水可能继发肠道水肿，但是否会加重肠麻痹尚无定论。有研究将结肠癌根治手术随机分为正常补液组和限制水钠组，结果表明限制水钠组胃排空时间、首次排气时间、肠道蠕动恢复时间较正常补液组明显缩短。促胃肠动力药物的使用也有一定的意义，甲氧氯普胺广泛用于术后肠麻痹的治疗，但多个对照试验没有发现其对术后肠麻痹有明显的效果。胃动素受体激动剂红霉素虽有促进胃动力的作用，但尚无研究证实可以缩短术后肠麻痹时间。西沙必利作为 5-HT3 受体激动剂对术后肠麻痹的作用存在争议，但由于其可引起致死性的心律失常，国外已经退市。部分机构也使用缓泻剂和直肠栓剂治疗术后肠麻痹，但没有相关临床研究支持，缓泻剂本身对术后肠麻痹可能有一定的效果，但它同样有腹痛、腹胀等不良反应，直肠栓剂可以缩短首次肠蠕动时间，但对肠麻痹效果有限。

（五）术后饮食恢复

术后饮食恢复应根据手术类型和病人情况合理恢复。术后早期拔除胃管、早期进食及营养支持治疗都能促进病人胃肠功能恢复及全身营养状态提升，已在外科许多领域得到证实。因此建议拔除胃管当天开始进流质食物，逐渐由半流质、软食过渡到正常饮食。对于营养不良病人推荐口服营养制剂有利于病人恢复。

（六）其他

术后应合理规划早期活动，若情况允许及时下床行走，不仅有利于防止血栓等并发症，更有利于胃肠蠕动，恢复正常饮食，在循序渐进中快速恢复正常。术后亦可用多种模式刺激肠道功能恢复，如采用耳穴压豆技术、芳香疗法、生姜食用法、咀嚼口香糖或口服缓泻剂等。避免使用胃肠道反应重的抗生素，如莫西沙星及大环内酯类抗生素。

四、术后恶心、呕吐的防治策略

根据2014年国际麻醉研究协会更新的术后恶心、呕吐管理指南，降低PONV基础风险的推荐策略包括：①应用局部麻醉，避免全麻；②避免使用吸入麻醉药；③静脉麻醉药首选异丙酚；④适当水化；⑤尽量限制使用阿片类药物。对于中危以上病人应给予有效的药物预防。不同作用机制的PONV药物联合用药的防治作用优于单一用药，作用相加而不良反应不相加。5-HT3受体抑制药、地塞米松和氟哌利多或氟哌啶醇是预防PONV最有效且不良反应最小的药物。低、中危病人可选用一种或两种药物预防。高危病人可用2～3种药物组合预防。如预防无效应加用不同作用机制的药物治疗。PONV高危病人的麻醉选择包括使用丙泊酚麻醉或区域阻滞麻醉，选用短效阿片类药物如瑞芬太尼，术中足量补液，避免脑缺氧缺血，术后使用非甾体抗炎药物镇痛。

预防用药应考虑药物起效和持续作用时间。口服药物，如昂丹司琼、多拉司琼、丙氯拉嗪、阿瑞匹坦应在麻醉诱导前1～3h给予；静脉抗呕吐药应在手术结束前静脉注射，但静脉注射地塞米松应在麻醉诱导后给予。

对于未预防用药或预防用药无效的PONV病人，离开麻醉恢复室后发生持续恶心和呕吐时，首先应在床旁检查排除药物刺激和机械刺激，包括用吗啡进行病人自控镇痛、沿鼻咽道的引流或腹部梗阻等，在排除药物和机械性因素后，可开始止吐治疗。

如果病人没有预防性用药，第一次出现PONV时，应开始小剂量5-HT3受体拮抗药治疗。5-HT3受体拮抗药的治疗剂量通常约为预防剂量的1/4，昂丹司琼1mg、多拉司琼12.5mg、格拉司琼0.1mg，氟哌利多0.625mg，或异丙嗪6.25～12.5mg。病人在PACU内发生PONV时，可考虑静脉注射丙泊酚20mg治疗。如果已预防性用药，则治疗时应换用其他类型药物。如果三联疗法（如5-HT3受体抑制药、地塞米松和氟哌利多或氟哌啶醇）预防后病人仍发生PONV，用药6h内不应重复使用这三种药物，应换用其他止吐药。如果PONV在术后6h以后发生，可考虑重复给予5-HT3受体拮抗药和氟哌利多或氟哌啶醇，剂量同前。不推荐重复应用地塞米松。

第四节　围手术期恶心、呕吐管理 SOP

围手术期恶心、呕吐管理 SOP 见图 9-1。

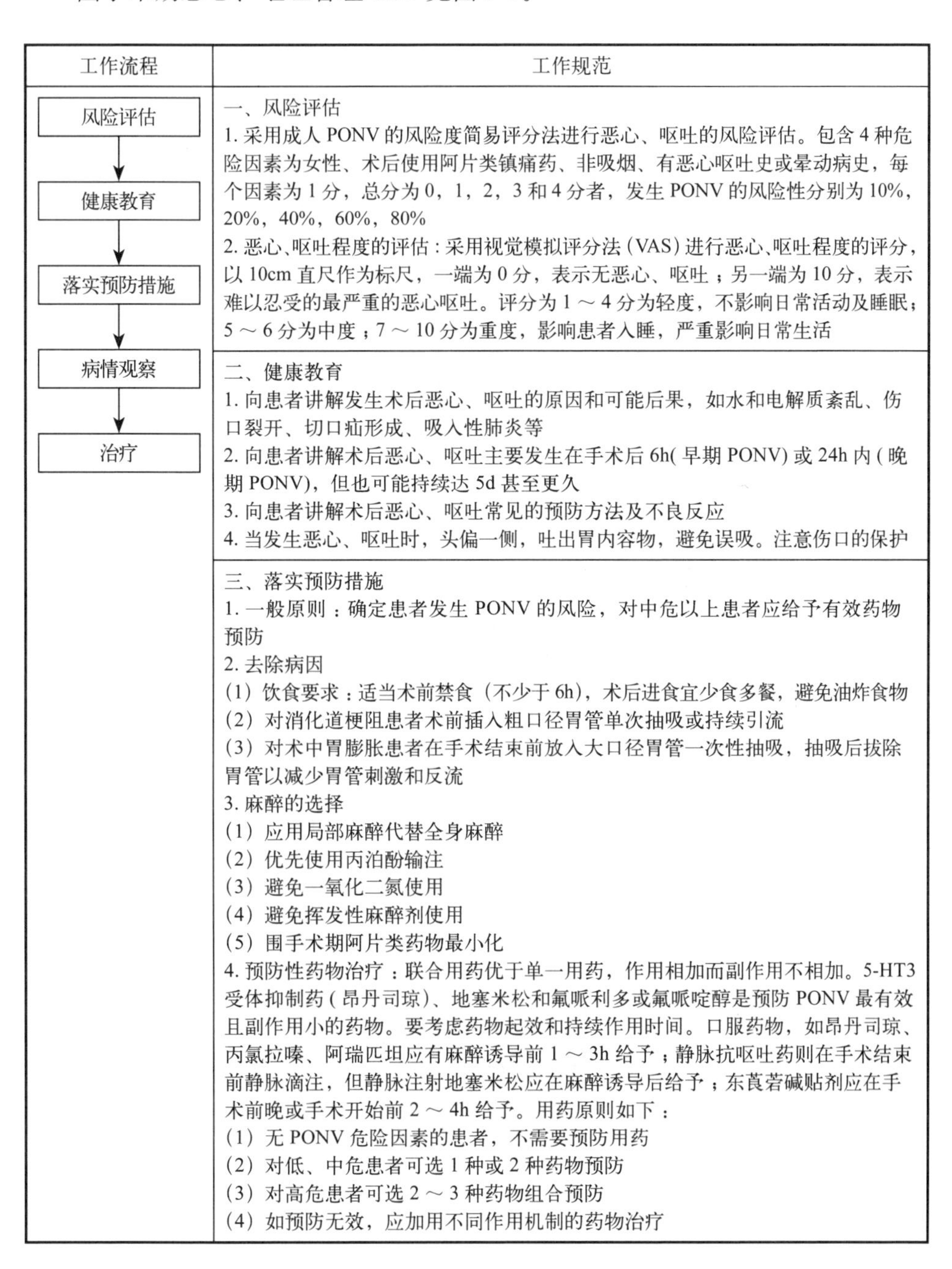

工作流程	工作规范
风险评估 ↓ 健康教育 ↓ 落实预防措施 ↓ 病情观察 ↓ 治疗	一、风险评估 1. 采用成人 PONV 的风险度简易评分法进行恶心、呕吐的风险评估。包含 4 种危险因素为女性、术后使用阿片类镇痛药、非吸烟、有恶心呕吐史或晕动病史，每个因素为 1 分，总分为 0，1，2，3 和 4 分者，发生 PONV 的风险性分别为 10%，20%，40%，60%，80% 2. 恶心、呕吐程度的评估：采用视觉模拟评分法（VAS）进行恶心、呕吐程度的评分，以 10cm 直尺作为标尺，一端为 0 分，表示无恶心、呕吐；另一端为 10 分，表示难以忍受的最严重的恶心呕吐。评分为 1 ～ 4 分为轻度，不影响日常活动及睡眠；5 ～ 6 分为中度；7 ～ 10 分为重度，影响患者入睡，严重影响日常生活
	二、健康教育 1. 向患者讲解发生术后恶心、呕吐的原因和可能后果，如水和电解质紊乱、伤口裂开、切口疝形成、吸入性肺炎等 2. 向患者讲解术后恶心、呕吐主要发生在手术后 6h(早期 PONV) 或 24h 内 (晚期 PONV)，但也可能持续达 5d 甚至更久 3. 向患者讲解术后恶心、呕吐常见的预防方法及不良反应 4. 当发生恶心、呕吐时，头偏一侧，吐出胃内容物，避免误吸。注意伤口的保护
	三、落实预防措施 1. 一般原则：确定患者发生 PONV 的风险，对中危以上患者应给予有效药物预防 2. 去除病因 （1）饮食要求：适当术前禁食（不少于 6h），术后进食宜少食多餐，避免油炸食物 （2）对消化道梗阻患者术前插入粗口径胃管单次抽吸或持续引流 （3）对术中胃膨胀患者在手术结束前放入大口径胃管一次性抽吸，抽吸后拔除胃管以减少胃管刺激和反流 3. 麻醉的选择 （1）应用局部麻醉代替全身麻醉 （2）优先使用丙泊酚输注 （3）避免一氧化二氮使用 （4）避免挥发性麻醉剂使用 （5）围手术期阿片类药物最小化 4. 预防性药物治疗：联合用药优于单一用药，作用相加而副作用不相加。5-HT3 受体抑制药（昂丹司琼）、地塞米松和氟哌利多或氟哌啶醇是预防 PONV 最有效且副作用小的药物。要考虑药物起效和持续作用时间。口服药物，如昂丹司琼、丙氯拉嗪、阿瑞匹坦应有麻醉诱导前 1 ～ 3h 给予；静脉抗呕吐药则在手术结束前静脉滴注，但静脉注射地塞米松应在麻醉诱导后给予；东莨菪碱贴剂应在手术前晚或手术开始前 2 ～ 4h 给予。用药原则如下： （1）无 PONV 危险因素的患者，不需要预防用药 （2）对低、中危患者可选 1 种或 2 种药物预防 （3）对高危患者可选 2 ～ 3 种药物组合预防 （4）如预防无效，应加用不同作用机制的药物治疗

工作流程	工作规范
	四、病情观察 1. 恶心、呕吐的观察：观察恶心、呕吐的次数、发生时间、方式及呕吐的性状，量、色、气味及伴随症状 2. 并发症的观察：观察有无脱水、低钾、低钠等水电解质紊乱的发生；有无发热、胸痛、呼吸困难等吸入性肺炎发生；有无伤口裂开；有无腹部隐痛、牵拉下坠感等伤口疝等形成
	五、治疗 1. 对持续的恶心和呕吐要进行原因的排查 （1）是否用吗啡进行患者自控镇痛 （2）是否有沿咽喉的血液引流 （3）是否有腹部梗阻 2. 排除了药物和机械性因素后，进行止吐治疗 （1）未预防性用药，第一次出现 PONV 时，应开始小剂量 5-HT3 受体拮抗药治疗 （2）已预防性用药，则治疗时应换用其他类型药物 （3）如三联疗法预防后患者仍发生 PONV，应在用药 6h 内不重复使用这 3 种药物，换用其他止吐药。如果 PONV 在术后 6h 以后发生，可考虑重复给予 5-HT3 受体拮抗药和氟哌利多或氟哌啶醇 3. 其他治疗：内关穴（P6 穴位）针灸，透皮电神经刺激，催眠、生姜及小剂量纳洛酮等治疗措施均有一定的止吐效果

图 9-1　围手术期恶心呕吐管理 SOP

第五节　围手术期恶心、呕吐的质量管理

一、专科质量指标

1. 围手术期恶心、呕吐的发生率　比例下降（比上一年）。

2. 计算公式　围手术期恶心、呕吐发生率 = 某一时间段手术患者术后恶心、呕吐发生例数 / 手术总例数 ×100%。

二、专科质量标准

围手术期恶心、呕吐专科质量标准见表 9-1。

表 9-1 围手术期恶心、呕吐专科质量标准

<table>
<tr><th>项目</th><th colspan="2">内容和要求</th><th>分值</th><th>检查方法</th></tr>
<tr><td rowspan="3">组织管理（20 分）</td><td colspan="2">制定围手术期恶心、呕吐管理制度、标准、预防措施、健康教育</td><td>10</td><td rowspan="10">现场查看
查看相关资料
每月抽查 50 例手术患者</td></tr>
<tr><td colspan="2">护士知晓相关管理的制度与流程，并能严格执行，恶心、呕吐护理记录规范</td><td>5</td></tr>
<tr><td colspan="2">每月对手术患者术后恶心、呕吐发生情况进行分析、评价与改进</td><td>5</td></tr>
<tr><td rowspan="7">预防措施（80 分）</td><td rowspan="3">手术前 1d（25 分）</td><td>术前 1d 评估出现恶心、呕吐的高风险患者</td><td>10</td></tr>
<tr><td>做好患者术前饮食指导及健康教育</td><td>10</td></tr>
<tr><td>遵医嘱正确执行药物预防</td><td>5</td></tr>
<tr><td rowspan="2">手术日晨（25 分）</td><td>不需要肠道准备的患者，落实麻醉前 2h 遵医嘱饮用不含酒精的清饮料，麻醉前 6h 清淡膳食</td><td>15</td></tr>
<tr><td>遵医嘱正确执行术前补液</td><td>10</td></tr>
<tr><td rowspan="2">手术结束后（30 分）</td><td>恶心、呕吐高风险患者正确执行药物预防</td><td>15</td></tr>
<tr><td>术后 4 ～ 6h 进食水</td><td>15</td></tr>
</table>

三、专科质量查检表

围手术期恶心、呕吐专科质量查检表见表 9-2。

表 9-2 围手术期恶心、呕吐专科质量查检表

项目/拟行手术	实际得分	组织管理（20 分）				手术前 1d（25 分）			手术日晨（25 分）		手术结束后（30 分）	
		围手术期恶心、呕吐护理质量管理小组，有标准、措施（5 分）	使用恰当的质量监测指标并实施监测（5 分）	定期进行术后恶心、呕吐病例讨论，完善记录（5 分）	每月对落实情况进行检查评价、分析、改进，记录完整（5 分）	术前 1d 评估出现恶心、呕吐的高风险患者（10 分）	做好患者术前饮食指导及健康教育(10 分）	遵医嘱正确执行药物预防（5 分）	不需要肠道准备的患者，落实麻醉前 2h 遵医嘱饮用不含酒精的清饮料，麻醉前 6h 清淡膳食(15 分）	遵医嘱正确执行术前补液(10 分）	恶心、呕吐高风险患者正确执行药物预防（15 分）	术后 4～6h 进食水（15 分）

第六节　围手术期恶心、呕吐管理的健康教育

1. 什么是术后恶心、呕吐？

术后恶心、呕吐是围手术期最常见的并发症之一，通常清醒个体在呕吐前可出现明显的恶心，常表现为术后想吐或即将呕吐的感觉，以及胃内容物经口腔强力排出。

2. 术后恶心、呕吐什么时候发生，会持续多长时间？

术后恶心呕吐主要发生在术后 6h 或 24h 内，少数人可持续 5d 甚至更长时间。

3. 我为什么在手术后会出现恶心、呕吐的症状？

（1）自身身体因素。

（2）年龄因素：与成年人相比，小孩的发生率更高，特别是学龄儿童的发生率最高，发生率为 34% ～ 50%。

（3）性别因素：在成年人群体中，女性出现术后恶心、呕吐的概率要远远大于男性。特别是有晕动症史，肥胖、饱胃、焦虑等，年龄在 50 岁以下的人群出现术后恶心呕吐的概率更大。

（4）其他因素：术前的焦虑、紧张、恐惧等不良情绪也会使术后恶心、呕吐的发生率增大。

（5）手术因素：术后恶心是最主要的感觉之一，同时还会伴有交感神经的兴奋以及血管的收缩异常，发生呕吐后，你会异常虚弱，有晕厥的风险。

（6）麻醉因素：术中使用吸入性麻醉药，如吸入麻醉气体超过 2h 则会增加术后恶心、呕吐的风险。

4. 术后恶心、呕吐的危害有哪些？

术后恶心、呕吐容易引发身体不适，无法顺利进行服药和饮食，如果情况严重，术后恶心、呕吐还会引起电解质失衡、营养不良、脱水、气胸、切口开裂、吸入性肺炎、呼吸衰竭症等并发症，延长术后康复时间，加重经济负担。

5. 如何预防术后恶心、呕吐的发生？

（1）遵医嘱使用药物预防与治疗

① 5-HT3 受体拮抗剂：是目前参与术后恶心、呕吐防治的常用药，在手术结束时使用效果最佳。常用药物：昂丹司琼、格拉司琼。

②苯甲酰胺类：通常于术毕给药，能促进胃肠蠕动，加速胃排空。常用药物：甲氧氯普胺。

③丁酰苯类：通常于术毕给药，止吐功效强大。代表药物是氟哌利多。

④糖皮质激素类：常用药物为地塞米松，但对糖尿病人不建议使用，可能

会使血糖升高。

（2）非药物治疗：采用耳穴压豆技术、芳香疗法、生姜食用法、咀嚼口香糖或口服缓泻剂等。

6. 外科加速康复理念对于预防术后恶心、呕吐有什么帮助?

在 ERAS 理念中，关于指导术前禁食水，推荐麻醉前 2h 遵医嘱可饮用不含酒精的清饮料，麻醉前 6h 清淡膳食，需进行肠道准备，可术前静脉补液，有利于预防或纠正术后水、电解质的失衡，对术后的恶心、呕吐的防治有重要意义。

第10章 围手术期血糖管理

第一节　概述及定义

一、概述

外科手术可以导致一系列代谢紊乱，从而改变正常人体的葡萄糖稳态。糖尿病患者因各种疾病要进行手术治疗时需要得到特别的关注。因为糖尿病患者常合并大血管和微血管并发症，这将增加手术风险。手术应激还可使血糖急剧升高，增加术后管理的难度，亦是术后病死率增加的原因之一。此外，高血糖可造成感染发生率增加，伤口愈合延迟，住院时间延长，影响患者的远期预后。然而，过于严格的血糖控制亦可造成低血糖发生率增加，导致心、脑血管事件的发生。所以，对围手术期血糖进行规范管理可提高糖尿病患者术后临床获益。

围手术期血糖的正确处理需要根据每个患者的情况进行个体化管理，并需要外科、内分泌科、麻醉科及营养科医师之间良好的沟通与协作。医护人员应该及时正确地识别糖尿病、糖耐量异常，胰岛素抵抗以及糖尿病相关的临床表现。总之，随着精准血糖管理策略的实施，糖尿病和非糖尿病患者的手术结局可以达到相似的结果。

二、定义

1. *糖尿病*（diabetes mellitus）　是一组因胰岛素绝对或相对分泌不足和（或）胰岛素利用障碍引起的糖类、蛋白质、脂肪代谢紊乱性疾病，以高血糖为主要标志。糖尿病的诊断标准见表10-1。

表 10-1 糖尿病的诊断标准

诊断标准	静脉血浆葡萄糖或 HbA1c 水平
典型糖尿病症状	
+ 随机血糖	≥ 11.1mmol/L
或 + 空腹血糖	≥ 7.0mmol/L
或 +OGTT 2h 血糖	≥ 11.1mmol/L
或 +HbA1c	≥ 6.5%
无糖尿病典型症状者，需改日复查确认	

2. 葡萄糖调节受损（impaired glucose regulation，IGR） 即糖尿病前期，介于正常血糖水平与糖尿病之间的代谢中间状态，其中包括葡萄糖耐量受损和空腹血糖受损，糖代谢状态分类见表 10-2。

表 10-2 糖代谢状态分类

糖代谢状态	静脉血浆葡萄糖（mmol/L）	
	空腹血糖	糖负荷后 2h 血糖
正常血糖	< 6.1	< 7.8
空腹血糖受损	≥ 6.1，< 7.0	< 7.8
糖耐量减低	< 7.0	≥ 7.8，< 11.1
糖尿病	≥ 7.0	≥ 11.1

3. 葡萄糖耐量受损（impaired glucose tolerance，IGT） 表现为个体的口服葡萄糖耐量试验（OGTT）负荷后 2h 血糖水平超过正常范围但低于诊断糖尿病的血糖切点，并且空腹血糖水平也低于诊断糖尿病的血糖切点。

4. 空腹血糖受损（impaired fasting glucose，IFG） 空腹血糖水平高于正常但低于诊断糖尿病的血糖切点，并且 OGTT 2h 血糖水平低于定义葡萄糖耐量受损的血糖切点。

5. 围手术期应激性高血糖（perioperative stress induced hyperglycemia，PSHG） 无糖尿病病史患者在围手术期应激状态下，由于体内激素失衡引起的反应性血糖升高，是机体在高耗损情况下能量代偿的一种应激表现，严重影响机体内环境的稳定。

第二节　围手术期血糖管理的专科评估

一、择期手术评估

择期手术评估应对血糖进行控制以及可能影响手术预后的糖尿病并发症进行全面评估。术前应检查所有糖尿病患者的随机血糖和糖化血红蛋白（HbA1c），以评估血糖控制情况。HbA1c 反映采血前 3 个月的平均血糖水平，可用于术前筛查糖尿病和评价血糖控制效果。

对既往无糖尿病病史者，如果年龄 ≥ 45 岁或体重指数 BMI ≥ 25kg/m^2，同时合并高血压、高血脂、心血管疾病、糖尿病家族史等高危因素，行心脏外科、神经外科、骨科、创伤外科、器官移植等高危手术者，推荐术前筛查 HbA1c；HbA1c ≥ 6.5% 即可诊断糖尿病。既往已有明确糖尿病病史的患者，HbA1c ≤ 7% 提示血糖控制满意，围手术期风险较低；HbA1c > 8.5% 者建议考虑推迟择期手术。单纯应激性高血糖 HbA1c 正常者，注意患者贫血、近期输血等因素可能干扰 HbA1c 测量的准确性。

二、急诊手术评估

急诊手术评估主要评估血糖水平和有无酸碱、水、电解质平衡紊乱。如果存在，推荐先纠正代谢紊乱，使 pH 和渗透压接近正常后再进行手术。如手术有利于减轻或缓解危急病情，无须在术前严格设定血糖控制目标，应尽快做术前准备，并同时给予胰岛素控制血糖，推荐予胰岛素静脉输注治疗。

三、术前用药评估

根据患者的血糖情况、一般状况及手术的类型决定是否需要停用之前的口服降糖药物以及是否需要胰岛素治疗。对于需要禁食的手术，在进行手术当日早上，停用口服降糖药物，给予胰岛素治疗。在禁食期间，每 4 ～ 6 小时进行血糖检测，超过血糖控制目标时给予胰岛素治疗。对于口服降糖药血糖控制不佳及接受大中手术的患者，应及时改为胰岛素治疗，基础胰岛素联合餐时胰岛素可以有效控制血糖。

四、血糖控制目标

1. 围手术期血糖测量方法：床旁快速血糖仪测量指血（毛细血管血）血糖

用于血流动力学稳定的患者。动脉或静脉血气分析是围手术期血糖监测的金标准。在低血压、组织低灌注、贫血以及高血脂、高胆红素血症等代谢异常的情况下，指血血糖准确性下降，应使用动脉血气监测血糖。

2. 对多数住院的糖尿病患者围手术期推荐的血糖控制目标为7.8～10.0mmol/L。

3. 对少数患者如低血糖风险低、拟行心脏手术者及其他精细手术者可建议更严格的血糖控制目标 6.1 ～ 7.8mmol/L。

4. 对于存在严重合并症或低血糖风险高的患者，可将血糖控制目标放宽到 10.0 ～ 13.9mmol/L。

5. 围手术期住院患者血糖控制目标，具体见表 10-3。

表 10-3 围手术期住院患者血糖控制目标

患者类型	手术类型	手术方式	血糖控制目标（mmol/L）	
			空腹或餐前血糖	餐后 2h 或随机血糖
外科手术	择期手术（术前、术中、术后）	大、中、小手术	6.1 ～ 7.8	7.8 ～ 10.0
		器官移植手术	6.1 ～ 7.8	7.8 ～ 10.0
		精细手术（如整形）	4.4 ～ 6.1	6.1 ～ 7.8
	急诊手术（术前、术中、术后）	大、中、小手术	7.8 ～ 10.0	7.8 ～ 13.9
		器官移植手术	6.1 ～ 7.8	7.8 ～ 10.0
		精细手术（如整形）	4.4 ～ 6.1	6.1 ～ 7.8
重症监护	肠内或外营养		7.8 ～ 10.0	7.8 ～ 13.9

第三节 围手术期血糖管理的护理常规

一、术前护理

1. 对患者进行访视，稳定患者情绪能改善患者的应激状态。具体介绍手术的治疗效果及成功病例，消除焦虑和恐惧心理，使患者保持良好的身心状态以积极配合手术。

2. 讲解术中术后的注意与配合事项，介绍手术的目的和过程，消除患者及其家属的顾虑。

3. 术前糖尿病饮食有限制，总热量不能过多，但由于手术和其他合并症或并发症的影响，饮食应根据实际情况而定，如适量增加食物中蛋白质的比例、进食软流质饮食等。

4. 避免术前不必要的长时间禁食，糖尿病患者择期手术应安排在当日第一台进行。禁食期间注意血糖监测，必要时输注含糖液体。

二、术中护理

1. *维持静脉通路通畅* 加强病情监测，做好生活护理。

2. *血糖监测* 在大中型手术术中，需静脉输注胰岛素，并加强血糖监测。一般患者建议每 1 ～ 2 小时监测 1 次血糖；危重患者、大手术和持续静脉输注胰岛素患者，建议使用标准血糖仪每 0.5 ～ 1.0 小时监测 1 次，或使用连续动态血糖监测。血糖控制根据手术类型、手术方式、患者疾病的不同选择合适的围手术期血糖控制目标。

3. *及时、准确地执行医嘱* 对于既往仅需单纯饮食治疗或小剂量口服降糖药物即可使血糖控制达标的 2 型糖尿病患者，在接受小型手术时，术中不需要使用胰岛素；在大、中型手术术中，需静脉应用胰岛素者，术中宜输注 5% 葡萄糖溶液每小时 100 ～ 125ml，以防止低血糖；葡萄糖 - 胰岛素 - 钾联合输入是代替分别输入胰岛素和葡萄糖的简单方法，并根据血糖变化及时调整葡萄糖与胰岛素的比例。

4. *保持手术室适宜的温度和舒适的环境*

三、术后护理

（一）亲情护理

亲情护理应贯穿于整个围手术期。

（二）及时、准确地执行医嘱

在患者恢复正常饮食前仍需给予胰岛素静脉输注，术后胰岛素输注应继续维持 24h 以上，同时补充葡萄糖，保持随机血糖在 7.8 ～ 10.0mmol/L。恢复正常饮食后可给予胰岛素皮下注射。

（三）严密监测方案

临床护士应掌握规范的血糖监测技术，充分考虑影响血糖监测的因素，以便获得准确的血糖值，为围手术期患者的个体化治疗提供依据，保障患者安全，促进患者的快速康复。血糖监测的时间点应与患者的营养摄入方式及状况、用药方案、血糖控制情况相匹配。

1. 正常饮食的患者监测空腹血糖、三餐后血糖和睡前血糖。

2. 禁食患者每 4 ～ 6 小时监测一次血糖。

3. 术中血糖波动风险高，低血糖表现难以发现，应 1 ～ 2h 监测一次血糖。

4. 危重患者、大手术或持续静脉输注胰岛素的患者，每 0.5 ～ 1 小时监测一次。

5. 体外循环患者手术中，降温复温期间血糖波动大，每 15 分钟监测一次。

6. 血糖≤ 3.9mmol/L 时，每 15 分钟监测一次直至低血糖得到纠正。

（四）围手术期低血糖的处理

应根据患者低血糖的水平决定输注的液体类型及监测血糖的频率。

1. 术中血糖＜ 3.9mmol/L 时，建议 50% 葡萄糖注射液 15g 静脉推注，并暂停胰岛素输注，15 ～ 30min 监测一次血糖。

2. 血糖为 3.9 ～ 5.6mmol/L，建议减慢胰岛素输注速度，每小时监测 1 次。

3. 血糖为 5.6 ～ 10.0mmol/L 不需要特殊处理，每 1 ～ 2 小时监测血糖一次。

4. 术前或术后如发生低血糖，对于可进食的清醒患者，口服 10 ～ 25g 快速吸收的糖类（如含糖饮料）；不能口服的患者，静脉推注 50% 葡萄糖注射液 20 ～ 50ml，之后持续静脉滴注 5% 或 10% 葡萄糖注射液维持血糖，每 15 ～ 20 分钟监测一次直至血糖≥ 5.6mmol/L。低血糖的诊治流程详见图 10-1。

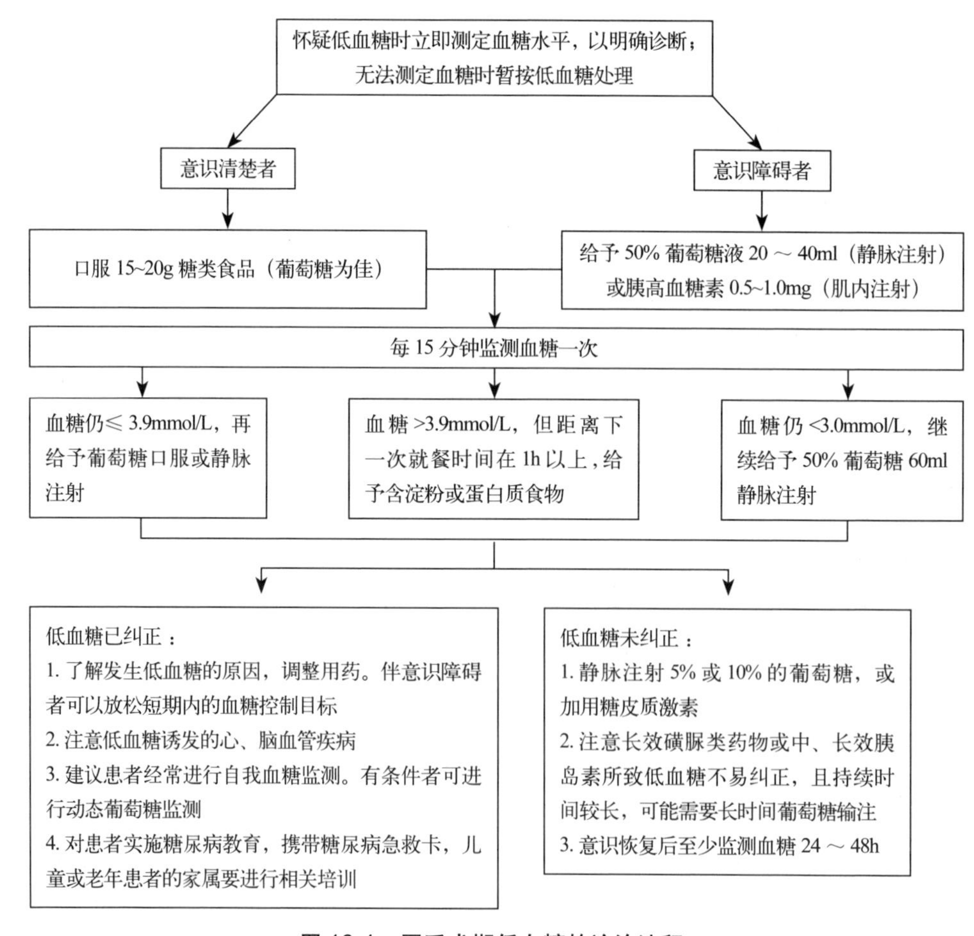

图 10-1　围手术期低血糖的诊治流程

（五）术后饮食护理

术后患者机体处于饥饿状态，容易分解体内的脂肪和蛋白质，使酮体产生增多，易合并酮症酸中毒，因此应争取早期进食，避免由于长时间禁食所造成的饥饿性酮症酸中毒，具体饮食方案可视不同手术而定。

四、围手术期血糖管理的流程

详见图 10-2。

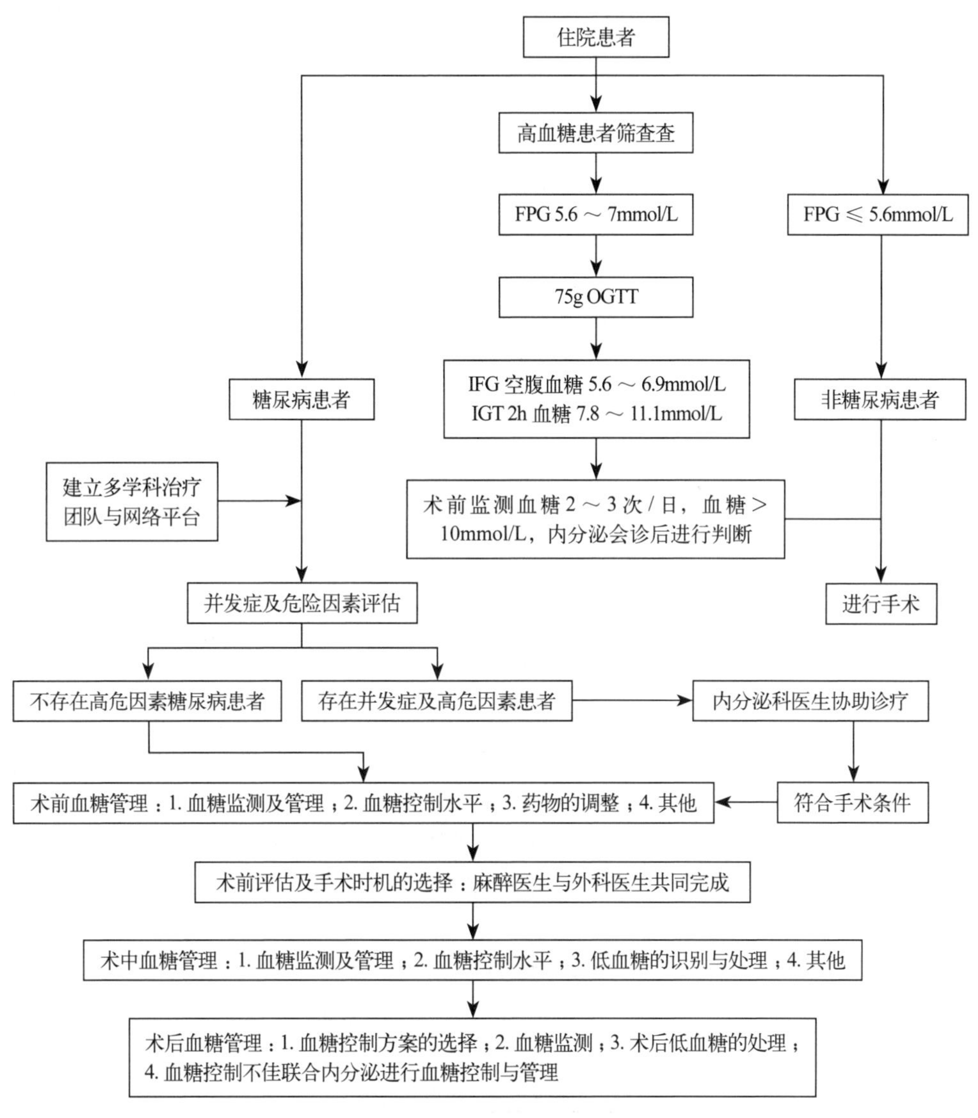

图 10-2　围手术期血糖管理的流程

五、术后并发症的护理及出院宣教

糖尿病患者白细胞吞噬能力下降，感染灶及创口肉芽组织再生迟缓，创口愈合时间长，而手术本身也会引起应激反应，导致许多并发症。护士应密切观察病情，按不同的手术护理原则指导患者的生活、饮食与运动，帮助患者恢复健康并适应和回归社会。

第四节　围手术期血糖管理的 SOP

围手术期血糖管理的 SOP 见图 10-3。

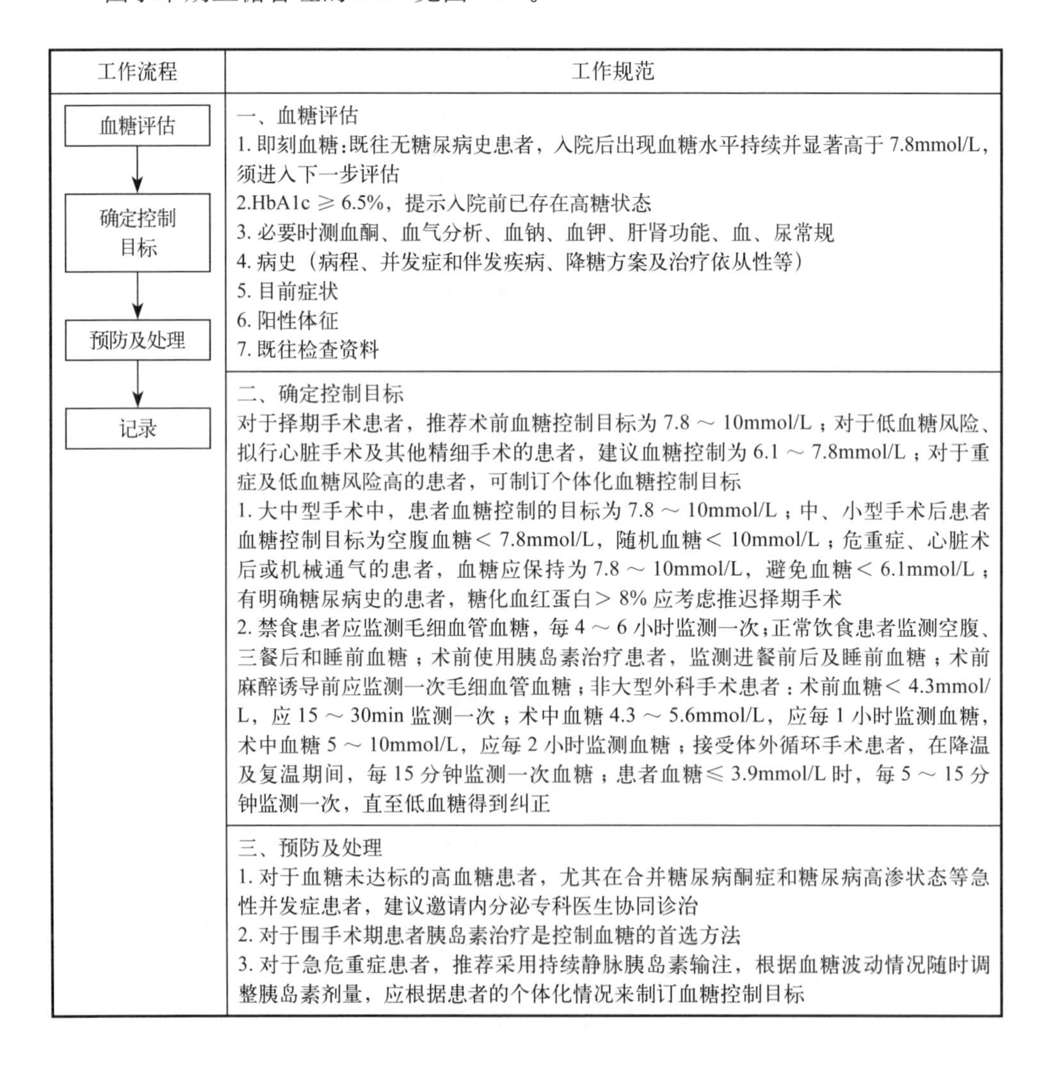

工作流程	工作规范
血糖评估 ↓ 确定控制目标 ↓ 预防及处理 ↓ 记录	一、血糖评估 1. 即刻血糖：既往无糖尿病史患者，入院后出现血糖水平持续并显著高于 7.8mmol/L，须进入下一步评估 2.HbA1c ≥ 6.5%，提示入院前已存在高糖状态 3. 必要时测血酮、血气分析、血钠、血钾、肝肾功能、血、尿常规 4. 病史（病程、并发症和伴发疾病、降糖方案及治疗依从性等） 5. 目前症状 6. 阳性体征 7. 既往检查资料
	二、确定控制目标 对于择期手术患者，推荐术前血糖控制目标为 7.8 ～ 10mmol/L；对于低血糖风险、拟行心脏手术及其他精细手术的患者，建议血糖控制为 6.1 ～ 7.8mmol/L；对于重症及低血糖风险高的患者，可制订个体化血糖控制目标 1. 大中型手术中，患者血糖控制的目标为 7.8 ～ 10mmol/L；中、小型手术后患者血糖控制目标为空腹血糖 < 7.8mmol/L，随机血糖 < 10mmol/L；危重症、心脏术后或机械通气的患者，血糖应保持为 7.8 ～ 10mmol/L，避免血糖 < 6.1mmol/L；有明确糖尿病史的患者，糖化血红蛋白 > 8% 应考虑推迟择期手术 2. 禁食患者应监测毛细血管血糖，每 4 ～ 6 小时监测一次；正常饮食患者监测空腹、三餐后和睡前血糖；术前使用胰岛素治疗患者，监测进餐前后及睡前血糖；术前麻醉诱导前应监测一次毛细血管血糖；非大型外科手术患者：术前血糖 < 4.3mmol/L，应 15 ～ 30min 监测一次；术中血糖 4.3 ～ 5.6mmol/L，应每 1 小时监测血糖，术中血糖 5 ～ 10mmol/L，应每 2 小时监测血糖；接受体外循环手术患者，在降温及复温期间，每 15 分钟监测一次血糖；患者血糖 ≤ 3.9mmol/L 时，每 5 ～ 15 分钟监测一次，直至低血糖得到纠正
	三、预防及处理 1. 对于血糖未达标的高血糖患者，尤其在合并糖尿病酮症和糖尿病高渗状态等急性并发症患者，建议邀请内分泌专科医生协同诊治 2. 对于围手术期患者胰岛素治疗是控制血糖的首选方法 3. 对于急危重症患者，推荐采用持续静脉胰岛素输注，根据血糖波动情况随时调整胰岛素剂量，应根据患者的个体化情况来制订血糖控制目标

工作流程	工作规范
	①术前处理：根据患者的血糖情况，一般状况及手术的类型决定是否需要停用之前的口服降糖药物以及是否需要胰岛素治疗。对于需要禁食的手术，在进行手术当日早上，停用口服降糖药物，给予胰岛素治疗。在禁食期间，每 4 ～ 6 小时进行血糖监测，超过血糖控制目标时给予胰岛素治疗。对于口服药物控制不佳及接受大中手术的患者，应及时改为胰岛素治疗，基础胰岛素联合餐时胰岛素。手术当日早上应给予原剂量 60% ～ 80% 长效胰岛素或 50% 中效胰岛素，停用所有的速效和短效胰岛素 ②术中处理：对于仅需单纯饮食治疗或小剂量口服降糖药即可使血糖控制达标的 2 型糖尿病患者，在接受小手术时，术中不需要使用胰岛素。在大中型手术中，需静脉输注胰岛素，并加强血糖监测。一般患者每 1 ～ 2 小时监测一次血糖；危重患者、大手术和持续静脉输注胰岛素患者，建议使用标准血糖仪每 0.5 ～ 1 小时监测一次。血糖控制的目标为 7.8 ～ 10.0mmol/L ③术后处理：在患者恢复正常饮食前仍给予胰岛素静脉输注，术后胰岛素输注应继续维持 24h 以上，同时补充葡萄糖，保持随机血糖值 7.8 ～ 10.0mmol/L。恢复正常饮食后给予胰岛素皮下注射。对于不能进食的患者可仅给予基础胰岛素；正常进餐者推荐给予基础胰岛素联合餐时胰岛素的治疗方案。对于术后需要重症监护或机械通气的患者，如血浆葡萄糖＞ 10mmol/L，通过持续静脉胰岛素输注将血糖控制在 7.8 ～ 10.0mmol/L 范围内比较安全
	四、记录 将血糖值准确记录，如进行对症处理，在护理记录单上进行详细记录

图 10-3　围手术期血糖管理的 SOP

第五节　围手术期血糖管理的专科操作规程

一、胰岛素泵的使用操作规程

胰岛素泵的使用操作规程见表 10-4。

表 10-4　胰岛素泵的使用操作规程

操作项目	操作步骤	知识要点	标准分
操作目的	安全快速平稳控制血糖		
评估要点	1. 询问患者身体情况 ①病情、营养状况、意识状态、合作程度 ②做好皮肤清洁准备，协助患者洗澡、更换清洁衣服，急诊患者做好穿刺部位皮肤清洁 ③评估患者腹部皮肤有无瘢痕、硬结、感染或皮肤病等，腹部不宜注射者可选择上臂外侧上 1/3 处 2. 向患者解释胰岛素泵皮下注射治疗的目的、方法及需要注意的事项，取得患者配合		

续表

操作项目	操作步骤	知识要点	标准分
操作准备	护士准备：着装整洁规范，仪表端庄大方		2
	操作用物：治疗盘、胰岛素泵、电池、储药器、输注管路、胰岛素笔芯、酒精、棉签、胶布（必要时或年龄小的患儿使用）、助针器、泵套、弯盘、锐器盒、医用垃圾桶、生活垃圾桶		8
	胰岛素泵准备： ①安装胰岛素泵电池，检查仪器性能。胰岛素回温接近室温 ②按无菌操作原则抽吸剂型正确的胰岛素至储药器，紧密连接输注导管 ③按程序设定胰岛素泵的时间、药物浓度等相关数据 ④按医嘱设置基础率、餐前大剂量等参数，做到双人查对，以确保准确无误 ⑤按操作程序进行输注管路的充盈，确保排尽空气 ⑥暂停胰岛素泵		
操作步骤	1. 核对医嘱		2
	2. 核对患者床号、姓名、住院号（呼叫患者并 PDA 扫描），评估患者		10
	3. 洗手，戴口罩		2
	4. 备齐用物携至床旁。再次核对		3
	5. 协助患者取坐位或卧位		3
	6. 注射方法 ①储药器装液：连接胰岛素和储药器，拉动针栓，向储药器内缓慢抽取胰岛素，抽药完毕后排空储药器内的空气 ②连接输注管路：将抽完药的储药器与输注管路连接，确保无漏液 ③马达复位：根据所选用胰岛素泵的说明书进行操作 ④连接胰岛素泵：将连接好的储药器安装进入胰岛素泵 ⑤充盈管路：根据所选用胰岛素泵，使胰岛素充满输注管路 ⑥消毒皮肤：用 75% 酒精，消毒范围直径应≥ 5cm，消毒 3 遍，自然待干 ⑦置入：将输注管路的针头埋入皮下，包括手动置入和助针器置入两种方式（置入软针后需拔出引导针） ⑧固定：抚平敷贴，必要时加用透明敷贴覆盖加强固定 ⑨置入过程中注意观察患者的精神、反应、有无出血、对疼痛是否耐受		30

续表

操作项目	操作步骤	知识要点	标准分
	7. 开启胰岛素泵 定量充盈：根据不同管路的说明书进行充盈		8
	8. 安装后： ①每班检查胰岛素泵的工作状态是否正常，注意有无导管堵塞，以及剩余电量、药量等情况 ②每班观察输注部位皮肤有无异常改变	• 每日按时遵医嘱注射三餐前大剂量胰岛素 • 严格按照医嘱监测患者的血糖水平，有不适随时加测	10
	9. 整理患者衣、被，协助患者取舒适体位。询问患者需要，根据病情行相关知识宣教		5
	10. 按要求分类处理用物		3
	11. 洗手，取口罩		2
	12. 做好相应记录		5
	13. 操作速度：完成时间限 5min 以内		2
综合评价	A.5 分　B.4 分　C.3 分　D.2 分　E.1 分　F.0 分		5
指导要点	1. 指导患者按时进食，不进食者不注射 2. 告知患者带泵期间勿擅自离开医院，警惕低血糖的发生 3. 告知患者带泵期间若需要洗澡，要及时与护士联系将泵分离，洗澡后及时连接。做 CT、MRI 等检查前要将泵取下，以免影响泵的正常工作 4. 告知患者警惕胰岛素泵的报警音，发生报警及时与护士联系		
注意事项	1. 妥善放置胰岛素泵，避免贴身放置，以免体温影响胰岛素的稳定性，注意胰岛素泵的保护，不要使泵受潮、撞击或损坏 2. 避免注射局部肌肉的剧烈运动、受压、摩擦等，以防针头脱出 3. 避免输注导管打折、受压，保持输注管道通畅 4. 持续使用者每 2 ～ 3 天更换一次注射部位及输注管路，如患者出现高热、多汗，局部有硬结、红肿、出血、脱出等情况，应及时更换输注部位		

二、实时动态血糖监测使用操作规程

实时动态血糖监测使用操作规程见表 10-5。

表 10-5 实时动态血糖监测使用操作规程

操作项目	操作步骤	知识要点	标准分
操作目的	实时动态监测血糖变化		
评估要点	1. 询问患者身体情况 ①病情、营养状况、意识状态、合作程度 ②做好皮肤清洁准备，协助患者洗澡、更换清洁衣服，急诊患者做好穿刺部位皮肤清洁 ③评估患者腹部皮肤有无瘢痕、硬结、感染或皮肤病等 2. 向患者解释连续动态血糖监测的目的、方法及需要注意的事项，取得患者配合	• 血糖仪测的是指尖血的血糖浓度，而探头测的是组织间液的葡萄糖浓度	
操作准备	护士准备：着装整洁规范，仪表端庄大方		2
	操作用物：治疗盘、722 胰岛素泵、电池、探头、发送器、助针器、酒精、棉签、弯盘、锐器盒、医用垃圾桶、生活垃圾桶 722 胰岛素泵准备： ①安装胰岛素泵电池，检查仪器性能 ②取出探头回温至室温 ③选择带有充足脂肪层的位置插入探头，避开胰岛素输注部位、瘢痕、硬结		8
操作步骤	1. 核对医嘱		2
	2. 核对患者床号、姓名、住院号（呼叫患者并 PDA 扫描，核对床头卡及手腕带），评估患者		10
	3. 洗手，戴口罩		2
	4. 备齐用物携至床旁。再次核对		3
	5. 协助患者取坐位或卧位		3

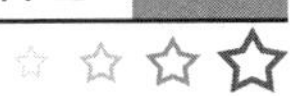

续表

操作项目	操作步骤	知识要点	标准分
	6. 注射方法 ①选择合适的注射部位：腹部避开腰带处，脐周外 5cm，距胰岛素注射部位 7.5cm 以上 ②局部常规消毒，待干 ③将探头放在助针器中，取下胶布衬纸，锁定装置，取下导引针针套，以 45° ～ 60° 将探头快速插入皮肤，退出助针器，撕下后端胶布的白色衬纸，拔出引导针 ④穿刺后敷贴妥善固定，注明开始使用时间	• 置入时，确保皮肤处在绷紧状态用助针器置入时，不要捏起皮肤，捏起皮肤可能导致探头置入深度不够 • 置入时出血，按压 3min，如果停止，连接发送器 如果不停止，摘下探头，继续按压直至止血，另外选择另一部位置入新的探头	30
	7. 连接发送器和探头，启动探头		8
	8. 指血校正探头		10
	9. 整理患者衣、被，协助患者取舒适体位。询问患者需要，根据病情行相关知识宣教		5
	10. 按要求分类处理用物		3
	11. 洗手，取口罩		2
	12. 做好相应记录		5
	13. 操作速度：完成时间限 5min 以内		2
综合评价	A.5 分　B.4 分　C.3 分　D.2 分　E.1 分　F.0 分		5
指导要点	1. 指导不要同时佩戴手机，避开电子干扰系统 2. 告知患者带泵期间勿擅自离开医院，防止泵损坏及丢失 3. 告知患者做 CT、MRI 等检查前要将泵取下，以免影响泵的正常工作 4. 告知患者警惕胰岛素泵的报警音，发生报警及时与护士联系	• 发送器和泵之间的距离超出 1.8m 会导致探头丢失 • 31cm 内的手机、家庭无线电系统等会导致干扰	
注意事项	1. 探头置入时间建议选择在上午，每天输入 4 次以上指血进行矫正，第一天输入时，第一次和第二次指血间隔不超过 6h，任意两次指血的间隔不超过 12h。建议测餐前血糖，避免输入血糖波动大的时候，如餐后、剧烈运动后等		

续表

操作项目	操作步骤	知识要点	标准分
	2. 发送器不使用时需要插入充电器上充电，如果充电时发现充电器红灯闪烁，说明充电器需要更换电池 3. 为了保证患者和患者之间下载的报告独立，不在同一个自然日内为两名不同的患者佩戴同一台机器		

三、胰岛素注射笔的使用操作规程

胰岛素注射笔的使用操作规程见表 10-6。

表 10-6　胰岛素注射笔的使用操作规程

操作项目	操作步骤	知识要点	标准分
操作目的	正确注射胰岛素，控制血糖		
评估要点	1. 询问患者身体情况：评估患者身体状况，包括病情、营养状况、意识状态、合作程度，评估患者食物准备情况 2. 选择部位：评估注射部位皮肤情况，有无瘢痕、硬结、感染或皮肤病等 3. 做好解释工作，向患者解释使用胰岛素笔的目的、方法及需要注意的事项，取得患者配合		5
操作准备	护士准备：着装整洁规范，仪表端庄大方		5
	用物准备：治疗盘、胰岛素笔、胰岛素笔芯、胰岛素笔针头、酒精、棉签、弯盘		10
操作步骤	1. 核对医嘱		5
	2. 核对患者床号、姓名、住院号（呼叫患者并 PDA 扫描，核对床头卡及手腕带），评估患者		10
	3. 洗手，戴口罩		5
	4. 备齐用物携至床旁。再次核对		5
	5. 协助患者取坐位或卧位		5
	6. 安装胰岛素笔芯，检查笔芯是否符合使用要求，将笔芯正确放入笔芯架，消毒笔芯橡胶顶端，将胰岛素针头旋转安装在笔芯上注射前不可弯曲或损坏针头		5

续表

操作项目	操作步骤	知识要点	标准分
	7. 排出气体，调剂量选择环 1U，将胰岛素笔竖放，使之针尖向上，用指头连续轻弹笔芯架数下，按下注射推键，使针尖可见胰岛素滴，避免空气残留致注射剂量不足		10
	8. ①调节剂量选择环到所需要的剂量单位，正确消毒注射部位 ②捏起注射部位，与皮肤成 45° 或 90°，针头扎入皮下，完全按下注射推键，不立即拔针，针头应保留在皮下至少 6s，拔出针头前，应一直紧按注射推键不放松 ③注射结束后，旋转取下针头，正确处置锐器，戴回笔帽	• 再次核对	30
综合评价	A.5 分　B.4 分　C.3 分　D.2 分　E.1 分　F.0 分		5
指导要点	1. 告知患者使用胰岛素笔的方法 2. 告知患者使用胰岛素笔的注意事项 3. 告知患者低血糖反应的表现及处理方法 4. 根据患者实际情况，指导患者或其家属学会正确使用胰岛素笔		
注意事项	1. 严格执行三查七对，特别是胰岛素种类，避免混淆，笔式针头用后弃去 2. 冰箱内储存胰岛素必须提前 30min 取出，恢复至室温再注射，否则会造成注射疼痛，皮下硬结，影响胰岛素吸收 3. 避免在同一部位重复注射，两次注射部位应间隔 2.5cm		

四、口服葡萄糖耐量试验操作规程

口服葡萄糖耐量试验操作规程见表 10-7。

表 10-7 口服葡萄糖耐量试验操作规程

操作项目	操作步骤	知识要点	标准分
操作目的	检测血糖，为糖尿病的诊断依据		5
评估要点	1. 询问患者身体情况：病情、营养状况、意识状态、年龄、局部皮肤状况、合作程度 2. 向患者解释口服葡萄糖耐量试验的目的、方法、配合要点，取得患者配合 3. 评估患者局部皮肤及血管情况：有无瘢痕、硬结、炎症，局部静脉充盈度及管壁弹性，试验患者暂不输液		5
操作准备	护士准备： ①着装整洁规范，仪表端庄大方 ②明确患者床号、姓名及检测项目，决定采血量及采血管，明确需做检查项目的注意事项		5
	操作用物：治疗车、采血针、采血管若干、棉签、无菌手套、治疗巾、止血带、碘伏、50% 葡萄糖水 150ml 或 75g 葡萄糖粉、化验单、温水、水杯、弯盘、记录纸、锐器盒、手消毒		5
操作步骤	1. 核对医嘱及化验单		5
	2. 核对患者床号、姓名、住院号（呼叫患者并 PDA 扫描，核对床头卡及手腕带），评估患者		5
	3. 七步洗手法洗手，戴口罩		5
	4. 备齐用物携至床旁，再次核对		5
	5. 抽取空腹血标本，协助患者取坐位或卧位，按照静脉采血技术进行采血，将血标本分别注入相应采血管，再次核对化验单上患者床号、姓名、条码号及检测项目，立即送检		10
	6. 吃 2 两淡馒头或将 150ml50% 葡萄糖水中加水至 300 ～ 350ml，3 ～ 5min 喝完，喝第一口糖水开始计时	• 指导患者试验过程中停服一切药物，试验结束后方可饮水，试验过程中禁止吸烟及剧烈运动，保持情绪稳定	10

续表

操作项目	操作步骤	知识要点	标准分
	7. 吃馒头或口服糖水后 30min、60min、120min、180min 分别静脉采血测定血糖，采血量合适，及时送检		10
	8. 整理患者衣、被，协助患者取舒适体位。询问患者需要，根据病情行相关知识宣教，告知疾病相关知识，饮食，运动，药物等时间、检测项目、患者反应等		10
	9. 按要求分类处理用物		10
	10. 洗手，取口罩		5
综合评价	A.5 分　B.4 分　C.3 分　D.2 分　E.1 分　F.0 分		5
指导要点	1. 告知患者口服葡萄糖耐量试验的目的 2. 指导患者空腹 8 ～ 12h，抽血过程无热量摄入 3. 如有呕吐、腹泻及时通知医生		
注意事项	1. 整个试验过程中除服用糖水或馒头外，需要禁食、禁烟、禁酒、避免活动 2. 如果遇呕吐、腹泻、量不足均应改期试验 3. 儿童服用葡萄糖按每千克体重 1.75g 计算，总量不超过 75g 4. 血标本应尽快送检		

五、手指血糖测定技术操作规程

手指血糖测定技术操作规程见表 10-8。

表 10-8　手指血糖测定技术操作规程

操作项目	操作步骤	知识要点	标准分
操作目的	监测患者血糖水平，评价代谢指标，为临床治疗提供依据		2
评估要点	1. 询问患者身体情况：病情、意识状态、年龄、血糖情况、进餐时间、采血部位、合作程度 2. 向患者解释测定手指血糖的目的和配合事项，取得患者配合		5
操作准备	护士准备：着装整洁规范，仪表端庄大方		3

续表

操作项目	操作步骤	知识要点	标准分
	操作用物：治疗车、血糖仪、血糖试纸、采血针、75% 酒精、无菌棉签、弯盘、利器盒、血糖记录本、笔		5
操作步骤	1. 核对医嘱		2
	2. 核对患者床号、姓名、住院号（呼叫患者并 PDA 扫描），评估患者		10
	3. 洗手，戴口罩。检查血糖仪功能是否正常，试纸代码是否与血糖仪相符，试纸是否过期		8
	4. 备齐用物携至床旁。再次核对。确认患者是否符合空腹或餐后 2h 血糖测定要求		5
	5. 必要时协助患者或指导患者用温水洗手。为了促进指尖血液循环，护士从患者手腕向指尖部按摩 2 ～ 3 次		5
	6. 用 75% 酒精消毒指腹，待干。插入试纸，再次核对试纸代码是否与血糖仪相符，用一次性的采血针在指腹的两侧采血，翻转患者手食指采血部位向下，弃去第一滴血，出现一滴饱满的血滴，取试纸吸血，等试纸测试区域内颜色变红，等待结果，告知病人，取出试纸，丢入黄色垃圾桶	• 注意轮流更换采血部位，保护皮肤；血量合适，充满试纸采血区；多人采血时，使用快速手消毒剂	15
	7. 用棉签按压手指 10s 至不出血为止。采血针入利器盒		3
	8. 将测量结果记入血糖记录单，异常时告知医生并及时处理并再次进行查对		5
	9. 整理患者衣、被，协助患者取舒适体位。询问患者需要，做好健康指导，告知试验血糖正常值，异常值意义，告知疾病相关知识，饮食，运动，药物等		12
	10. 按要求分类处理用物		3
	11. 洗手，取口罩		2
	12. 做好相应记录并告知医生		5
	13. 操作速度：完成时间限 12min 以内		5
综合评价	A.5 分 B.4 分 C.3 分 D.2 分 E.1 分 F.0 分		5

续表

操作项目	操作步骤	知识要点	标准分
指导要点	1. 告知患者测量手指血糖的目的和注意事项 2. 告知患者或其亲属进行血糖监测的重要性 3. 根据患者实际情况，指导患者或其家属学会正确测量手指血糖的方法		
注意事项	1. 每天进行血糖仪的检查和校准，以保持其正常的功能状态 2. 每次测试前检查试纸的有效期与校调码的匹配		

第六节　围手术期血糖的质量管理

一、专科质量指标

1. 围手术期血糖管理的合格率　比例下降（比上一年）。

2. 计算公式　围手术期血糖管理的合格率 = 某一时间段手术患者血糖管理的合格项目数 ÷ 手术血糖管理的总项目数 ×100%。

二、专科质量标准

围手术期血糖管理专科质量标准见表 10-9。

表 10-9　围手术期血糖管理专科质量标准

项目	内容和要求		分值	检查方法
结构（30 分）	知晓围手术期血糖管理制度、流程，并严格执行		5	现场查看 查看相关资料 考核护士 访谈患者
	有围手术期血糖管理小组各级人员岗位职责		5	
	定期进行围手术期血糖管理知识培训，并有记录		5	
	有专职或糖尿病专科护士		5	
	医护人员掌握围手术期血糖管理相关知识		5	
	定期对血糖管理质量进行监控、分析、评价		5	
过程（50 分）	术前血糖管理（10 分）	入院时对患者血糖进行监测，评估患者血糖情况	3	

续表

项目	内容和要求		分值	检查方法
		根据患者手术类型、手术方式，制订术前血糖控制目标，根据目标进行相应治疗	5	
		根据血糖结果进行相应处理、监测并有记录	2	
	术中血糖管理（5分）	根据血糖情况及手术方式，选择合适的监测及治疗方案，增加强术中血糖监测频次	5	
	术后血糖管理（18分）	术后返回时对患者血糖进行监测	5	
		及时准确执行医嘱	3	
		严密监测方案以预防围手术期低血糖	4	
		监测方案： 1. 禁食病人每4～6小时监测一次血糖 2. 术中血糖波动风险高，低血糖表现难以发现，应1～2h监测一次血糖 3. 危重病人、大手术或持续静脉输注胰岛素的病人，每0.5～1小时监测一次血糖 4. 体外循环患者手术中，降温复温期间血糖波动大，每15分钟监测一次血糖 5. 正常饮食的病人监测空腹血糖、三餐后血糖和睡前血糖 6. 血糖≤3.9mmol/L是每15分钟监测一次直至低血糖得到纠正	6	
	高血糖与低血糖处理（7分）	根据血糖监测情况与患者症状，及时报告医生并处理	2	
		根据血糖结果给予相应干预措施	5	
	血糖记录（10分）	血糖监测及记录内容全面	5	
		高血糖与低血糖处理后有再评估记录	5	
结果（20分）	对血糖管理落实情况有监控		5	
	护士知晓血糖管理规范		5	
	患者知晓血糖管理健康教育内容		5	
	患者对血糖管理满意		5	

三、专科质量查检表

1. 围手术期血糖监测查检表　见表 10-10。

表 10-10　围手术期血糖监测查检表

项目	血糖仪质控标准							血糖监测操作					
	有专用血糖仪质控本，登记清晰全面，客观真实	每台血糖仪有编号，均有质控记录	使用前用质控液进行质控检测	血糖仪清洁并保存合理，处于完好备用状态	配备 75% 酒精消毒皮肤，在有效期内	试纸开封有效期在 3 个月内，在干燥、避光、密封条件下保存	有异常结果分析与处理	核对医嘱，床边核对患者，评估患者	备齐用物携至床旁。再次核对。确定患者是否符合空腹或餐后 2h 血糖测定要求	指尖两侧采血。严禁在输液侧、水肿肢体或感染部位测量	用 75% 的酒精消毒指腹，待干。插入试纸，再次核对试纸代码是否与血糖仪相符	使用一次性采血针头，弃去第一滴血，出现一滴饱满的血滴，取试纸吸血，等待结果，告知患者	按压手指至不出血为止。采血针入利器盒。带血棉签入黄桶，记录数值

2. 围手术期胰岛素注射查检表　见表 10-11。

表 10-11　围手术期胰岛素注射查检表

项目	胰岛素质控标准					胰岛素注射操作						
	胰岛素存储温度 2 ～ 8 ℃，有冰箱专用温度计，登记清晰全面，客观真实	未开封胰岛素放置有醒目标签，禁止放在冰箱门	备用胰岛素基数符合要求，交接清楚	开封后的胰岛素注明开封日期、时间、责任人，在保质期内动物胰岛素有效期 24h	已开启使用的胰岛素保存在室温 25 ℃，不超过 30℃或冰箱冷藏内保存	胰岛素注射液在有效期内	评估患者身体情况：①病情、营养状况、意识状态、合作程度。②评估患者食物准备情况	注射部位合适（避开硬结、瘢痕，每次注射点都应间隔至少 1cm）	皮肤消毒液正确，消毒后待干	调剂量选择环 1 ～ 2U，排出气体，根据针头长短及皮下脂肪厚薄选择进针角度，正确捏皮	注射完毕后停留 10s	注射结束套上外针帽，旋下用过的针头弃至锐器盒

3. 围手术期胰岛素泵使用查检表　见表 10-12。

表 10-12　围手术期胰岛素泵使用查检表

胰岛素泵质控标准					胰岛素泵评估及操作前准备						
项目	定期保养，确保其精准性，并做好保养记录	每次使用做好使用登记，保证使用期间机器工作正常	报警须做记录，包括报警原因及处置情况，处置医生或护士签名	做好故障维修记录，包括维修日期、故障原因、维修结果及对患者的影响	评估患者身体情况、评估患者腹部皮肤有无瘢痕、硬结、感染或皮肤病等，腹部不宜注射者可选择上臂外侧上1/3处	安装胰岛素泵电池，检查仪器性能。胰岛素回温接近室温	按无菌操作原则抽吸剂型正确的胰岛素至储药器，紧密连接输注导管	按程序设定胰岛素泵的时间、药物浓度等相关数据	按医嘱设置基础率、餐前大剂量等参数，做到双人查对，以确保准确无误	按操作程序进行输注管路的充盈，确保排尽空气	暂停胰岛素泵

4. 胰岛素泵过程管理查检表　见表 10-13。

表 10-13　胰岛素泵过程管理查检表

胰岛素泵操作标准							健康指导			
项目	协助患者取坐位或卧位	①选择合适的注射部位：腹部避开腰带处，旁开肚脐 4～5cm ②局部常规消毒，待干	以 90° 将软针快速插入皮肤，正确粘贴透明敷贴，妥善安置固定胰岛素泵及管路	穿刺后敷贴妥善固定，注明开始使用时间	开启胰岛素泵，每班检查胰岛素泵的工作状态是否正常，注意有无导管堵塞，以及剩余电量、药量、输注部位皮肤有无异常等情况	做好使用登记并记录	妥善放置胰岛素泵，避免贴身放置，以免体温影响胰岛素的稳定性，注意胰岛素泵的保护，不要使泵受潮、撞击或损坏	持续使用者 3d 更换一次注射部位及输注管路，如患者出现高热、多汗，局部有硬结、红肿、出血、脱出等情况，及时更换输注部位	规律血糖监测，告知患者警惕胰岛素泵的报警音，发生报警及时与护士联系	带泵期间若需要洗澡，要及时与护士联系将泵分离，洗澡后及时连接。做 CT、MRI 等检查前要将泵取下，以免影响泵的正常工作

第七节　围手术期血糖管理的健康教育

1. 我没有糖尿病，为什么手术前后还需要监测血糖?

随着糖尿病患病率升高，外科手术患者中糖尿病患者比例逐渐升高，占 10% ～ 20%。其中，手术、心理紧张等应激因素是导致非糖尿病患者出现围手术期高血糖的主要原因。围手术期高血糖发生率在普通外科患者中占 20% ～ 40%，在胃肠手术中约占 75%，在心脏外科患者中约占 80%，同时，围手术期高血糖导致机体代谢和器官功能紊乱，加重器官损伤，诱发多种并发症，增加术后感染甚至死亡风险。因此没有糖尿病，围手术期也需进行血糖监测至关重要。

2. 为什么围手术期容易发生高血糖?

血糖异常增高是围手术期的常见问题。一方面，手术创伤应激诱发机体分泌儿茶酚胺、皮质醇和炎性介质等胰岛素拮抗因子，促使血糖增高。另一方面，合并糖尿病、代谢综合征等胰岛素抵抗或胰岛素分泌障碍疾病的患者更容易发生围手术期高血糖。另外，围手术期经常使用的激素、含糖营养液等进一步增加了高血糖的风险。

3. 手术当日早上能不能口服降糖药?

根据患者的血糖情况、一般状况及手术的类型决定是否需要停用之前的口服降糖药物以及是否需要胰岛素治疗。口服降糖药治疗的病人在接受小手术的术前当晚及手术当天停用口服降糖药，接受大中手术则应在术前 3d 停用口服降糖药，改为胰岛素治疗。其中，二甲双胍有引起乳酸酸中毒的风险，肾功能不全者术前停用 24 ～ 48h。注意观察药物的效果及副作用，警惕低血糖发生。对于需禁食的手术，在禁食期间，每 4 ～ 6 小时进行血糖检测，超过血糖控制目标时给予胰岛素治疗。

4. 血糖高对术后伤口愈合有影响吗?

有影响。不论高血糖的原因如何，不论患者既往是否合并糖尿病，高血糖均会导致白细胞功能受损、免疫球蛋白功能下降，从而降低机体的免疫应答，加重患者的基础疾病。高血糖除了导致伤口易患感染、不愈合、伤口裂开外，常常会导致住院时间延长，院内感染机会、住院费用、远期后遗症发生率和病死率增加。

5. 围手术期会引起高血糖，那会引起低血糖吗?

会引起低血糖。手术应激、日常饮食和运动规律改变，会使血糖发生很大的波动，极易产生低血糖、诱发糖尿病酮症酸中毒、糖尿病高血糖高渗综合征等急性并发症。围手术期要加强对病人血糖和尿酮体的监测。糖尿病患者

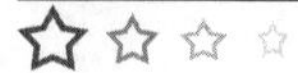

血糖≤ 3.9mmol/L、非糖尿病患者血糖< 2.8mmol/L 均为低血糖，需按低血糖诊治流程进行救护，并分析各种引发低血糖的因素，积极预防低血糖的发生。同时警惕低血糖诱发心、脑血管不良事件的风险。当血糖> 13.9mmol/L 或出现恶心、呕吐的症状时，应监测尿酮体，及时发现酮症，按照酮症酸中毒的救护要点施护。

第 11 章 专科案例

第一节　应用证据降低髋膝关节置换术后 DVT 的发生率

一、项目背景

目前，静脉血栓栓塞症（VTE）越来越成为全球性的重大健康问题，成为导致全球人口死亡的第一位原因，且 VTE 是国内各级医院住院患者非预期死亡的重要原因。自 1986 年以来，美国、欧洲、中国专家委员会陆续发布了一系列血栓防治指南。虽然 VTE 预防的重要性已经逐渐显现，但是住院患者得到恰当 VTE 预防的比例仅 11% ～ 19%。人工髋膝关节置换术后患者下肢 DVT 的发生率如表 11-1。

表 11-1　人工髋膝关节置换术后患者下肢 DVT 的发生率

	髋关节置换术后	膝关节置换术后
欧洲、美洲	0.26% ～ 1.3%	0.63% ～ 0.90%
亚洲	0.20% ～ 0.22%	0.57% ～ 0.90%
国内	2.40% ～ 6.49%	3.19%
我院	16.67%	32.5%

国内外指南均建议：深静脉血栓预防比治疗更重要！如何基于指南制定人工关节围手术期特色的血栓防控流程目前国内尚无统一的标准。我院现状：医护人员认知不足、未形成规范的流程、多学科合作不足。因此，应用证据降低髋膝关节置换术后 DVT 的发生率是我们的改进重点。

二、项目目标

1. *患者层面* 降低人工髋膝关节置换术后患者 DVT 的发生率。
2. *实践者层面* 提高医生、护士对 DVT 的“知、信、行”。
3. *系统层面* 形成规范化 DVT 预防管理流程。

三、实施过程

以复旦大学循证护理中心构建基于证据的持续质量改进模式为指导，从最佳证据获取、现状审查、证据引入到效果评价形成动态改进过程，聚焦髋膝关节置换术后 DVT 的预防。

（一）证据获取

1. *确定问题* 采用 PIPOST 的方法，明确循证问题（表 11-2）。

表 11-2 髋膝关节置换术后 DVT 循证问题

项目		循证问题
P	证据应用的目标人群	骨科术后患者
I	推荐的干预措施	药物干预、物理干预、患者术后早期下床活动
P	证据应用的实施者	医护人员
O	结局：患者	01：患者术后下肢静脉血栓的发生率
	结局：医护人员	02：医生、护士对相关知识的认知
	结局：系统	03：下肢深静脉血栓的预防管理流程及规范
S	证据应用的场所、以往的实践	本院骨科病区的术后患者
T	证据资源的类型	指南、证据总结、系统评价、专家共识

2. *检索证据*

（1）按照检索策略，4 名 JBI 循证中心研究员完成中英文文献检索。

> 检索关键词：
> 英 文：venous thrombosis、venous thromboembolism、pulmonary embolism、early ambulation、mobilization、ambulation、bed rest、immobilization
> 中文：静脉血栓形成、静脉血栓栓塞症、肺栓塞、早期下床活动、卧床休息；
> 检查的数据库为：
> BMJ、NGC、NICE、JBI、Cochrane library、MEDL INE、CBM、PubMed、Google Scholar、CNKI、万方等

（2）共检索文献 186 篇，删除不符合文献，最终纳入 20 篇二次文献。

3. 制定指标

（1）围绕评估、筛查、预防 3 个关键环节，汇总 26 条相关证据（表 11-3）。

表 11-3 髋膝关节置换术后 DVT 相关证据

项目	证据内容	推荐级别
评估	1. 推荐临床医务人员对入院患者进行 VTE 和出血风险的风险评估，评估内容包括个人危险因素（活动性大出血、严重肝肾衰竭、急性卒中）、DVT 史和创伤类型、外科手术和医疗疾病。24h 后或临床情况需要时应重新评估	A 级
	2. 建议对外科手术患者采用 Caprini 风险评估模型	A 级
	3. 建议临床医务人员应评估患者的手术相关风险因素，如手术时间、患者体位、手术类型，使用止血带	B 级
诊断与筛查	4. 建议临床医务人员结合临床风险分层评分和血浆 D- 二聚体评估对可能的 DVT 进行初步筛查；不推荐使用超声和下腔静脉滤网等方法对血栓风险进行筛查	B 级
	5. 静脉造影仍然是诊断上肢急性静脉血栓的最佳参考标准	B 级
	6. 超声可用于诊断下肢近端 DVT 并根据诊断结果制订治疗计划，建议在 1 周后超声复查以排除可能增加肺栓塞风险近端延伸血栓，必要时进行抗凝治疗。超声也可以用来调整抗凝治疗的持续时间	B 级
	7. 对不能接受超声检查的患者（如石膏固定的患者）、伴有高度怀疑 DVT 或具有非诊断性超声结果的患者（下腔静脉血栓患者），可采用核磁共振造影和 CT 静脉造影	B 级
	8. 脊髓损伤患者的 DVT 诊断方法包括：双多普勒超声、阻抗体积描记术、静脉闭塞体积描记术、静脉造影术和临床检查	B 级
预防措施	9. 对于不存在高出血风险的外科手术患者，VTE 风险为低度时建议应用机械预防，VTE 风险为中度时建议应用药物预防或机械预防，VTE 风险为高度时推荐应用药物预防或建议药物预防联合机械预防	A 级
	10. 对于合并恶性肿瘤的外科手术和骨科大手术患者，建议延长预防时间	A 级
	11. 对于出血可能会导致严重后果的外科手术（如颅脑、脊柱手术等），建议应用机械预防；当 VTE 风险为高度（如因恶性肿瘤行开颅术），如出血风险降低，建议改为药物预防联合机械预防	A 级
	12. 直接口服 Xa 因子抑制剂阿哌沙班用于预防骨科大手术后 VTE	A 级
	13. 行 THA、TKA 及髋部骨折手术（HFS）患者，药物预防时间最少 10 ～ 14d，THA 术后患者建议延长至 35d	A 级

续表

项目	证据内容	推荐级别
	14. 采用各种预防措施前应参阅药物及医疗器械生产商提供的产品说明书	A 级
	15. 机械预防 ①弹力袜：用于下肢 DVT 的初级预防，脚踝水平的压力建议在 18 ～ 23mmHg（1mmHg=0.133kPa）。过膝弹力袜优于膝下弹力袜 ②间歇充气加压泵（intermittent pneumatic compression，IPC）：建议每天使用时间至少 18h	A 级
	16. 推荐 VTE 极低风险患者早期离床活动	A 级
	17. 对于维生素 K 拮抗剂禁忌的患者（如孕妇）、没有途径获得维生素 K 的患者以及不愿定期接受血栓形成治疗的患者而言，低分子肝素可作为一种安全有效的治疗方法	B 级
	18. 采用药物长期治疗 VTE 时，建议临床医务人员考虑到潜在的益处、危害和患者的偏好	B 级
	19. 应用血管内血栓清除疗法治疗下肢深静脉血栓时可行的手术方法包括下腔静脉滤器、导管溶栓和直接手术取栓	B 级
	20. 推荐临床医务人员为患者采取个体化的静脉血栓预防措施	A 级
	21. 对于大多数出血风险较低的患者，推荐临床医务人员最好在术前开始机械性预防，术前 2 ～ 12h 使用药物治疗，但磺达肝癸钠除外，该药通常在关腹后 6 ～ 8h 才开始使用	A 级
	22. 抗凝药禁忌的患者，出血高风险的患者或潜在出血不良结局的患者，可以术前使用机械方法预防，术后充分止血并评估安全后（2 ～ 72h），开始药物预防	A 级
	23. 建议临床医务人员对颈髓或脊髓损伤而导致严重运动障碍的患者应在入院时开始机械预防，并继续进行，直到患者的活动有所改善	B 级
	24. 对于接受骨科手术的患者（除髋部骨折、髋关节置换术或膝关节置换术除外），建议临床医务人员根据风险评估提供药物和机械相结合的预防策略	B 级
	25. 对于颈髓损伤的患者，建议临床医务人员选择小剂量肝素结合弹力袜和电刺激疗法作为预防治疗策略	B 级
	26. 仅口服抗凝药物治疗不推荐作为预防性策略	B 级

（2）邀请利益相关人员对证据进行 FAME 评价。

（3）最终获取 10 条证据并制定 10 条审查指标（表 11-4）。

表 11-4 髋膝关节置换术后 DVT 10 条审查指标

分类	审查指标	审查对象	审查方法
预防	1. 护士 24h 内对入院骨科患者采用 Caprini 风险评估模型进行 VTE 风险评估	护士	查阅系统病历
	2. 护士掌握 Caprini 风险评估量表的评估时机(入院 24h 内，手术后 24h 内，病情变化后，出院时)，动态进行评估	护士	查阅系统病历 问卷考核
	3. 医生需在 24h 内对患者完成出血风险的评估	医生	查阅系统病历
诊断与筛查	4. 患者入院后检查 D- 二聚体进行初步筛查，并定期复查	医生	查阅医嘱单
预防措施	5. 不存在高出血风险的外科手术患者，VTE 风险为高度时推荐应用药物预防或建议药物预防联合机械预防	医生 / 护士	查阅医嘱单
	6. 行 THA、TKA 及髋部骨折手术（HFS）患者，药物预防时间为 10 ～ 14d，THA 术后患者延长至 35d	医生	查阅医嘱单
	7. 护士知晓药物的使用方法和不良反应	护士	问卷考核
	8. 护士熟练掌握预防血栓相关医疗器械（弹力袜、间歇性气动压缩装置等）的使用方法	护士	现场考核观察
	9. 护士指导 VTE 极低风险患者早期下床活动	护士	现场考核观察
	10. 抗凝药禁忌的患者，出血高风险的患者或潜在出血不良结局的患者，术前使用机械方法预防，术后充分止血并评估安全后(2 ～ 72h)，开始药物预防	医生	查阅系统病历

（二）现状审查

1. 构建团队　构建由医、护、循证人员、管理人员组成的多学科团队，明确职责，分工合作。

2. 收集资料　在 2019 年 1 ～ 8 月，由项目小组的 2 名护士按照审查指标，对 100 名髋膝关节置换术后患者进行现状查检，并对 32 名医护人员进行知、信、行的问卷调查。

3. 分析比较

（1）髋膝关节置换术后患者现状查检：结果显示，早期下床、出血风险评估、药物预防开始时间等 6 条审查指标的依从性＜ 60%，是我们改善的重点，具体见图 11-1。

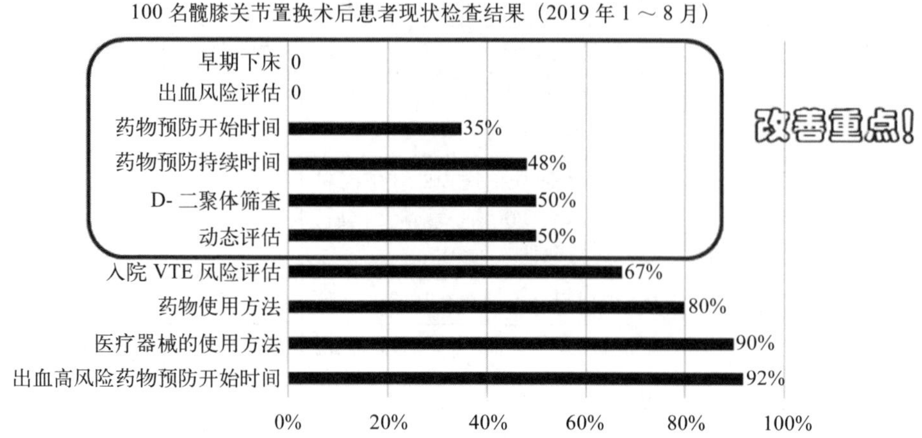

图 11-1　100 名髋关节置换术后患者现状查检结果

（2）对骨科 32 名医护人员进行知、信、行问卷调查结果显示：

态度：10 分（满分 20 分），合格率 50%；

知识：42 分（满分 60 分），合格率为 70%；

行为：12 分（满分 20 分），合格率为 60%。

医护人员态度、知识、行为三项得分均不高，均有改善的空间。

（三）证据引入

1. *分析障碍因素*　将依从性 <60% 的审查指标进行障碍因素分析，提出相应的促进策略（表 11-5）。

表 11-5　障碍因素分析和相应的促进策略

项目	障碍因素	促进因素	行动策略
审查指标 3，4	无出血风险评估量表 医生不重视出血风险评估 没有规范的筛查流程	基于指南找到简单、可行的评估、筛查量表 医疗管理者有改进的决心	➢ 科室质量小组将出血风险评估、D- 二聚体筛查纳入质控范畴 ➢ 采用组合医嘱录入的方式
审查指标 9	护士意识不足 病人害怕疼痛	镇痛方式改进 制订下床活动流程	➢ 优化镇痛、饮食、管道的管理 ➢ 制作 DVT 预防保健操 ➢ 第一次下床活动由康复师协助
审查指标 5，6	目前的工作流程致用药偏迟，持续时间不够	目前用药开始时间及持续时间有新的智能提醒	➢ 采用综合措施降低出血风险 ➢ 术后镇痛改持续硬膜外镇痛泵为股神经阻滞
审查指标 1，2	VTE 评分不准确 评估时机把握不准确	医院、科室很重视 VTE 的预防	➢ 进行院级、科室培训 VTE 相关知识

2. 构建策略

(1) 制定基于循证的工作指引：《骨科 VTE 防治指导手册》(图 11-2)。

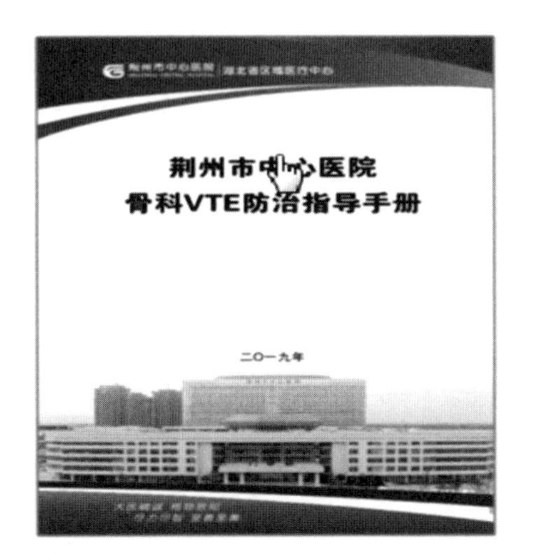

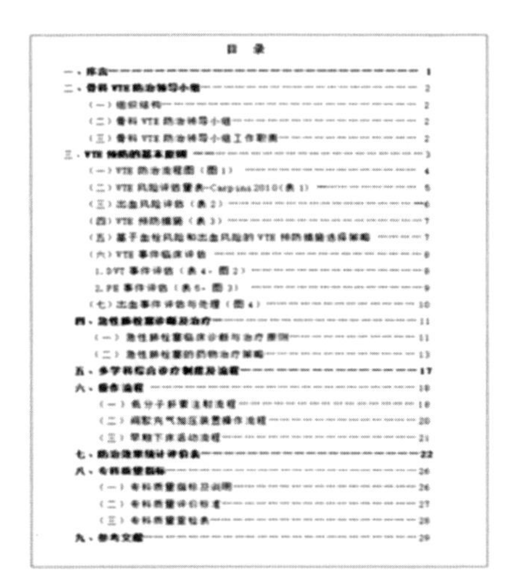

图 11-2 骨科 VTE 防治指导手册

(2) 制订 DVT 评估、筛查、预防流程（图 11-3)。

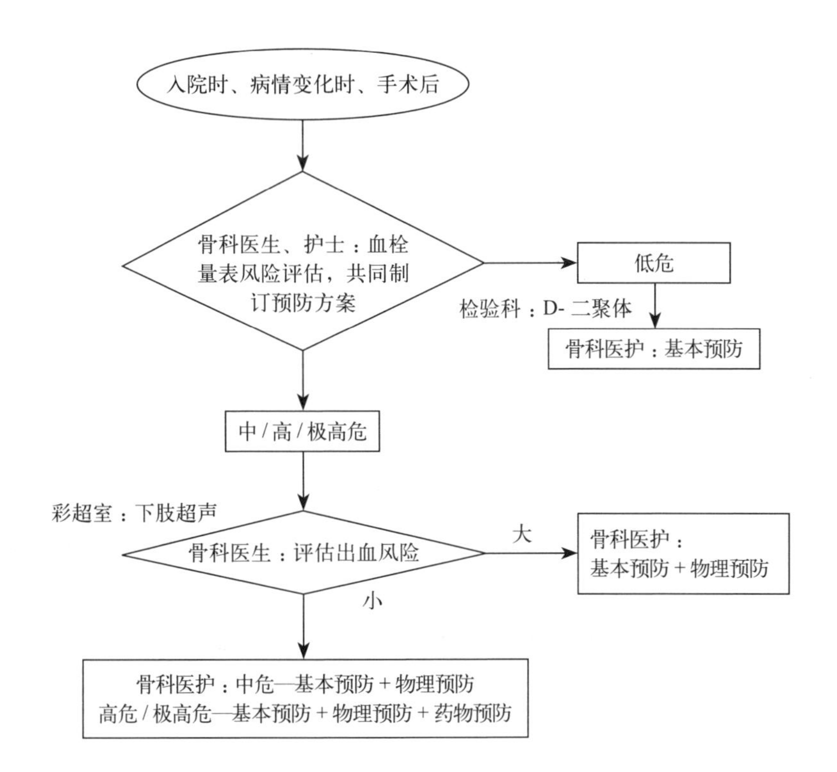

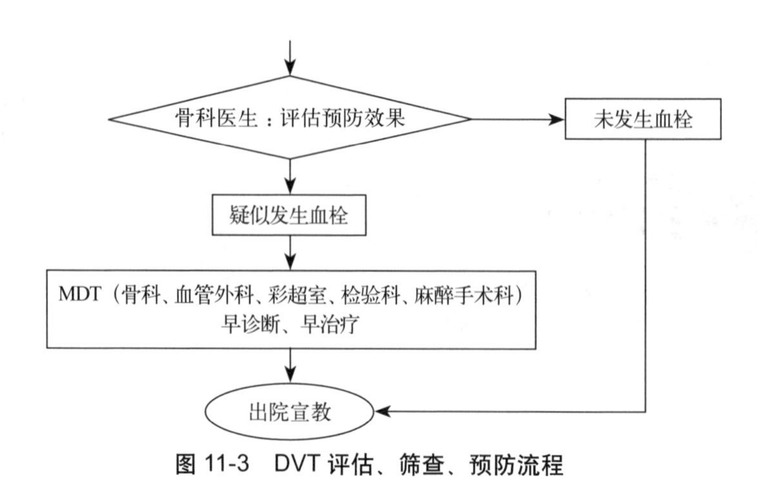

图 11-3 DVT 评估、筛查、预防流程

（3）制定术前需中断抗凝的围手术期管理规范（图 11-4）。

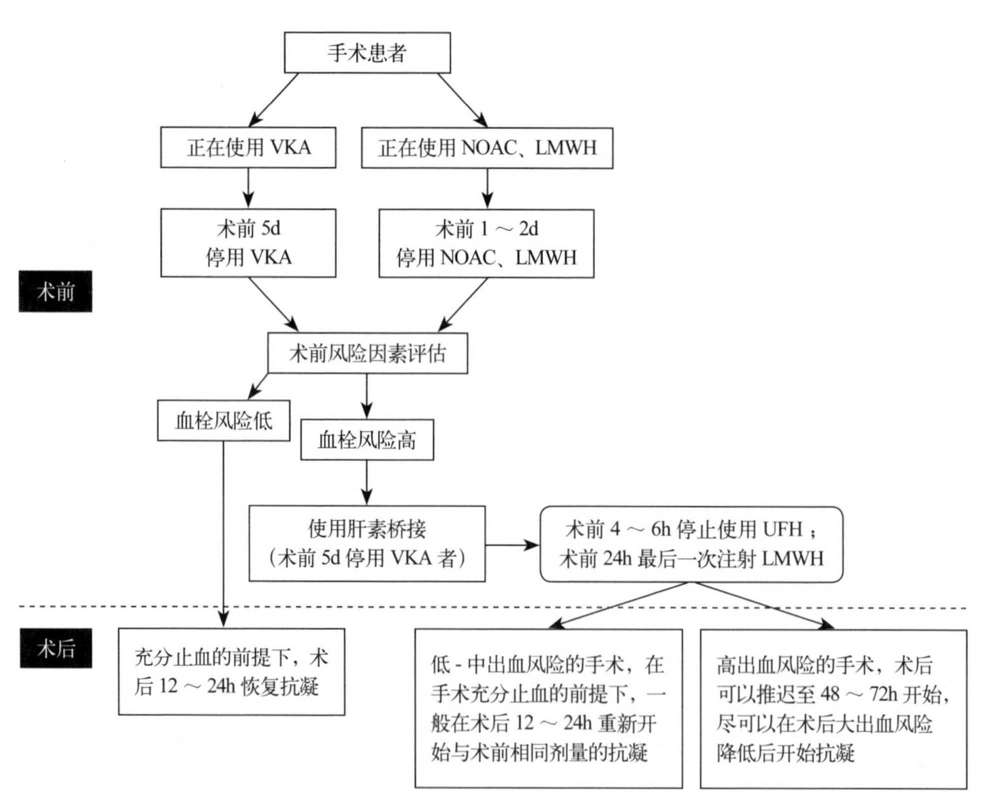

图 11-4 术前需中断抗凝的围手术期管理规范

（4）培训：通过证据解读会、理论授课、工作坊、循证辩论赛等，让 DVT 预防新理念落地生根。

3. 采取行动

（1）DVT 动态评估：规范评估时机，护士在患者入院 24h 内、手术后 24h 内、病情变化后、出院时采用 Caprini 风险评估模型进行 DVT 风险评估。DVT 动态评估率从 50% 上升到 78.57%（表 11-6）。

表 11-6　手术患者静脉血栓栓塞症风险评估表

1 分	2 分	3 分	5 分
年龄 41 ～ 60 岁 小手术 体重指数＞ 25kg/m^2 下肢肿胀 静脉曲张 妊娠或产后 有不明原因或者习惯性流产史 口服避孕药或激素替代疗法 脓毒症（＜ 1 个月） 严重肺病，包括肺炎（＜ 1 个月） 肺功能异常 急性心肌梗死 充血性心力衰竭（＜ 1 个月） 炎性肠病病史 卧床患者	年龄 61 ～ 74 岁 关节镜手术 大型开放手术（＞ 45min） 腹腔镜手术（＞ 45min） 恶性肿瘤 卧床（＞ 72h） 石膏固定 中央静脉通路	年龄≥ 75 岁 VTE 史 VTE 家族史 凝血因子Ⅴ Leiden 突变 凝血酶原 G20210A 突变 狼疮抗凝物阳性 抗心磷脂抗体阳性 血清同型半胱氨酸升高 肝素诱导的血小板减少症 其他先天性或获得性血栓形成倾向	脑卒中（＜ 1 个月） 择期关节置换术 髋、骨盆或下肢骨折 急性脊髓损伤（＜ 1 个月）

（2）出血风险评估：制订出血风险评估标准化流程，主管医生在患者入院 24h 内、病情变化时、药物预防前采用出血风险评估表对患者完成出血风险的评估。出血风险评估率从 0 上升到 25.51%（表 11-7）。

（3）动态筛查：采用组合医嘱的方式，提高录入的便捷性，D- 二聚体筛查率从 50% 上升到 100%。

（4）基本预防：拍摄 DVT 预防保健操视频，责任护士每天 4 次到床边一对一指导、督促患者做 DVT 预防保健操，每个动作 20 ～ 30 次，基本预防措施的落实率从 76% 提升到 93.88%（图 11-5）。

表 11-7 抗凝治疗的出血高危因素

患者自身因素	合并症或并发症	治疗相关因素
年龄＞75 岁	恶性肿瘤	抗血小板治疗中
既往出血史	转移性肿瘤	抗凝药物控制不住
既往卒中史	肾功能不全	非甾体抗炎药物使用
近期手术史	肝功能不全	
频繁跌倒	血小板减少	
嗜酒	糖尿病	
	贫血	

注：出血风险评估：0 个因素：低风险；1 个因素：中度风险；≥ 2 个因素：高风险

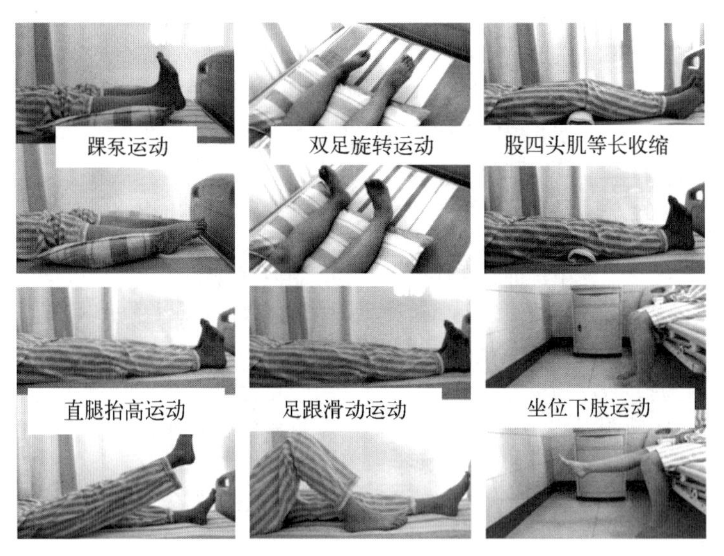

图 11-5 DVT 预防保健操

（5）基本预防：促进患者早期下床活动，通过优化镇痛、饮食、管道的管理，术后当天预约彩超，在排除 DVT 的情况下，第一次下床活动由康复师协助，术后下床活动时间从 3.56d 缩短到 1.58d。

（6）物理预防：手术结束后由医生使用弹性绷带对患肢进行加压包扎；麻醉清醒后每天 2 次、每次 30min 使用间歇充气加压泵，直到患者恢复正常活动。

（7）综合措施使药物预防开始时间提前。召开 MDT 会议，达成共识，术中使用氨甲环酸；术后切口引流管夹闭 2h；术后镇痛改持续硬膜外镇痛泵为股神经阻滞；弹性绷带加压包扎。以上措施降低出血风险，术后药物预防开始时间从 30.32h 提前到 15h。

（8）药物预防持续时间逐步达标：人工全膝关节置换术后患者药物预防时间最少 10 ～ 14d；人工全髋关节置换术后患者药物预防延长至 35d，出院后改为利伐沙班口服，每周电话随访，保证药物预防持续时间。药物预防规范落实率（时机、时长）从 35% 提升到 88.78%。

（9）证据应用后审查指标的再查检：蓝色为改善前，红色为改善后。2019 年 11 月～2020 年 6 月对 98 名髋膝关节置换的患者进行证据应用后审查指标的再查检：除出血风险评估改善不明显外，其余各项指标都得到了显著提升，具体情况见图 11-6。

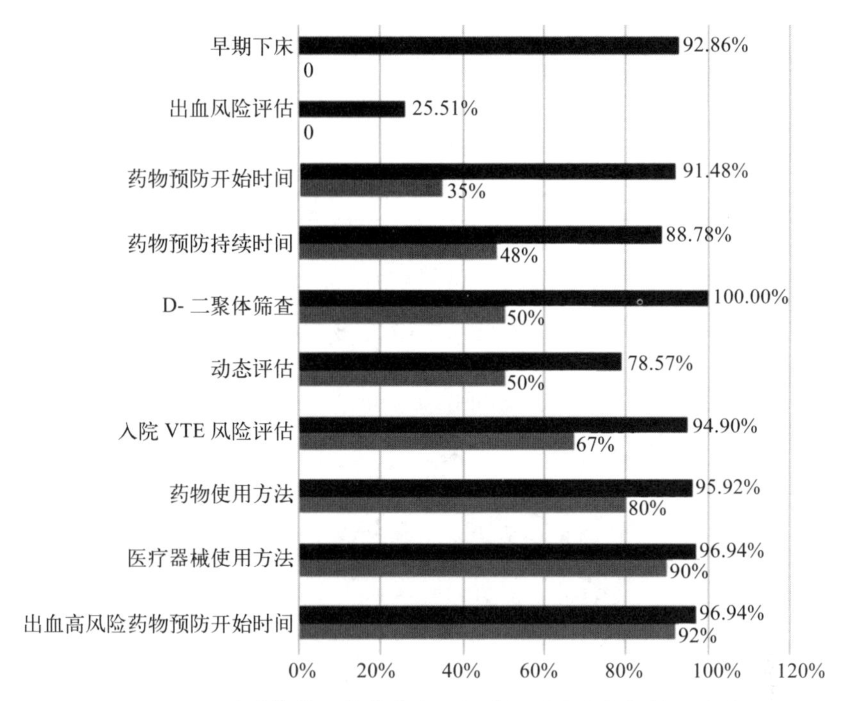

图 11-6　髋膝关节置换的患者证据应用后审查指标的再查检

四、取得效果

（一）患者层面

证据应用前后髋膝关节置换术后患者 DVT 发生率比较　髋膝关节置换术后患者 DVT 的发生率明显下降，$P < 0.05$，具有统计学差异，具体见表 11-8。

表 11-8　证据应用前后患者 DVT 发生率比较

时间	手术部位（例）		DVT 发生率（%）	
	髋关节置换	膝关节置换	髋关节置换	膝关节置换
证据应用前	60	40	10（16.67）	13（32.50）
证据应用后	58	34	3（5.17）	3（8.82）
X^2			3.975	6.079
P			0.046	0.014

（二）实践者层面

1. 证据应用前后医护人员 DVT 预防管理知识得分情况比较　医生、护士对 DVT 的知、信、行得分显著提升，$P < 0.05$，具有统计学差异，具体见表 11-9。

表 11-9　证据应用前后医护人员 DVT 预防管理知识得分比较（x±s，分）

时间	人数	态度（20 分）	知识（60 分）	行为（20 分）
证据应用前	32	10±4.29	42±9.66	12±3.30
证据应用后	31	15±3.87	50±8.87	16±3.71
t 值		4.782 9	3.370 9	4.444 0
P 值		0.000 0	0.001 3	0.000 0

2. 证据应用前后医护人员能力比较　团队成员解决问题能力、创新能力、循证能力等，均有明显提升，具体见以下雷达图 11-7。

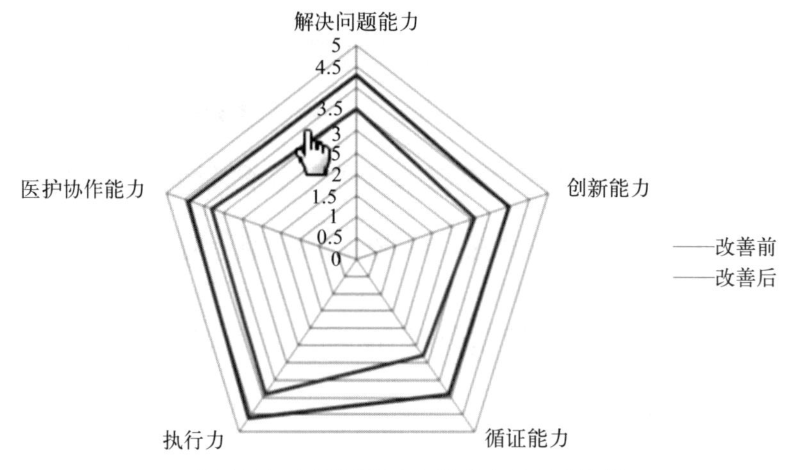

图 11-7　证据应用前后医护人员能力比较

（三）系统层面

规范相关工作流程和质量标准。

（四）推广应用

举办省市级继续教育项目 3 项，地市级 20 余家医院 400 余人次参加了培训；在省学术年会进行大会发言；进行县级医院项目推广 2 项。

（五）产出成果

开展科研并结题 2 项；发表论文 5 篇；参与质量改善项目 2 项；获第六季全国医院擂台赛 [城市类]（中南赛区）推广多学科诊疗服务主题优秀案例。

五、总结

此项目的持续质量改进模式，是获取最佳证据，结合专业人员的判断、结合临床情景及患者意愿，持续提升护理质量内涵。通过该项目的实施，形成了多学科的团队，打破了专业壁垒；用最佳证据服务患者，进一步改善医疗服务质量；使患者获得了科学、专业照护，减轻患者及其家属负担，改善患者临床结局；医护人员也增加了职业成就感。

第二节　基于最佳证据改善危重症患者气道管理结局

一、项目背景

人工气道是重症监护室抢救危重患者的重要救治手段，及时建立人工气道，维持有效的气体交换是确保患者顺利进行各项治疗的关键，也是为赢得宝贵抢救时间的重要措施。气管切开和气管插管相关并发症的发生率分别为5%～40%、39%，其中危及生命的高达28%。气道管理是重症病房的工作重点和难点，也是研究热点。近几年，国内外从不同角度建立了相关指南和专家共识，然而有相关研究数据表明气道管理质量不容乐观，证据和临床实践还存在较大的差距。

国外有研究表明，气管切开术是危重病人中最常进行的外科手术之一，其并发症的发生率在5%～40%；气管插管可在高达60%的重症患者中发生，并发症的发生率为39%，据报道严重危及生命的并发症的发生率为28%。国内有研究表明，重症监护病房行人工气道的患者中，肺部感染的发生率为40.6%；ICU护士在气道湿化操作上符合指南要求的仅为32.9%；符合指南要求的吸痰操作只有9.2%；气囊压力达标率平均为35.29%。我院回顾性分析2018年12月～2019年12月神经外科监护室113例有人工气道的患者：NICU人工气道患者肺部感染发生率42.48%（48/113）；气管切开伤口感染发生率14.16%（16/113）；呼吸道堵塞的发生率7.08%（8/113）。

出现上述问题的原因可能有：证据和临床实践存在较大差距，临床实践中护士习惯了传统以经验为主的护理技术和护理方式，对证据应用相关知识的缺乏，导致部分医院开展危重患者气道管理的临床实践中存在着多项不同程度的阻碍。

二、项目目标

1. *患者层面* 降低危重症患者人工气道相关并发症的发生率（肺部感染发生率、呼吸道堵塞发生率、气管切开伤口感染发生率等），缩短患者住院时间。

2. *实践者层面* 提高医生、护士对气道管理的“知、信、行”，气囊压力达标率、吸痰操作合格率、人工气道湿化符合指南要求等均提高。

3. *系统层面* 构建基于最佳证据的危重症患者气道管理规范。

三、实施过程

以复旦大学循证护理中心构建的基于证据的持续质量改进模式图为指导，从最佳证据获取、现况审查、证据引入到效果评价形成动态改进过程，聚焦危重症患者人工气道管理问题。

（一）证据获取

1. *确定问题* 采用 PIPOST 的方法，明确循证问题（表 11-10）。

表 11-10 循证问题

	循证问题
P	气管插管或气管切开的危重症患者
I	气道管理的系列干预措施
P	医护人员、临床管理者
O	01：痰液性状 02：危重症患者肺部感染的发生率 03：气管导管留置时间 04：护士依据证据进行气道管理操作执行率 05：护士相关知识的掌握度 06：危重症气道管理流程及规范
S	本院重症监护室
T	最高临床决策、指南、证据总结、系统评价、专家共识

2. *检索证据*

（1）检索策略：按照“6S”证据模型，以“critically ill patients/critical patients”“artificial airway/trachealintubation/intubation/endotrachealintubation/trachcotomy”“management/nursing”“guideline/evidence summary/expert consensus/systematic review”“危重患者 / 重症患者”“人工气道 / 气管插管 / 气管切开术”等为检索词，检索 Up To Date、BMJ、NGC、NICE、JBI、Cochrane library、CINAHL、Medline、SCCM、PubMed、CBM、CNKI、万方等数据库。

（2）文献汇总结果：共纳入25篇文献，1篇最高临床决策，7篇指南，8篇系统评价，5篇证据总结，4篇专家共识。

（3）从气道吸引时机、气囊管理、气道湿化、气道吸引、气管切开造口护理和口腔护理方面进行证据汇总，获得证据44条，经专家FAME评价后，获得最佳证据25条（图11-8）。

项目	内容	证据等级	推荐级别
气道吸引时机	1. 血氧饱和度下降、血氧分压下降时需进行气道吸引	Level 2	B级
	2. 出现频繁呛咳或呼吸窘迫综合征时需进行气道吸引	Level 2	B级
	3. 气管内吸痰仅仅是在病患有痰的时候，而不是常规进行	Level 5	A级
气囊管理	4. 每日气管导管护理包括监测和维持气囊压力，理想情况下为25～30cmH_2O，以避免充气不足或充气过量	Level 5	A级
	5. 每个护理班次在气管切开伤口换药后应至少监测和记录气囊压力1次	Level 5	A级
	6. 不能采用根据经验判定充气的指触法给予气囊充气	Level 5	A级
	7. 无自动充气泵装置时每隔6～8h重新手动测量气囊压，每次测量时充气压力宜高于理想值2cmH_2O，应及时清理测压管内的积水	Level 5	A级
	8. 当患者的气道压较低或自主呼吸较弱以及吸痰时，宜适当增加气囊压；当患者体位改变后，宜重新测量气囊压	Level 5	B级
气道湿化	9. 通过定期的评估并调整气道湿化和痰液引流措施可以有效避免气道痰痂形成。建议异丙托溴铵0.5mg，布地奈德1mg，2～3次/天雾化吸入，同时可以静脉注射盐酸氨溴索30mg，2～3次/天，以利于祛痰	Level 5	B级
	10. 最常用的是热湿交换器，其中气流在吸气之前通过加热进而湿化	Level 5	A级
	11. 0.45%氯化钠溶液在气道湿化效果上与0.9%氯化钠溶液相当，而痰痂形成、痰栓阻塞、刺激性咳嗽、气道膜出血、肺部感染等并发症发生率明显较低，湿化后痰液活菌比例也明显低于0.9%氯化钠溶液，说明低渗溶液更适用于气道湿化，较之等渗溶液湿化效果更好，不良事件发生率低	Level 1	A级
	12. 持续氧气雾化吸入的气道湿化效果优于微量泵或输液泵持续滴注湿化液	Level 1	A级
	13. 持续性气道湿化可以降低气管切开患者的肺炎发生率	Level 1	B级
	14. 0.45%氯化钠液气道湿化效果与灭菌注射用水相当，但不良事件发生率低，0.45%氯化钠液更适合用于气道湿化	Level 1	A级
气道吸引	15. 建议吸痰的时间不要超过15s	Level 5	B级
	16. 建议使用带声门下吸引的气管导管，声门下吸引可减少VAP的发生率，缩短机械通气时间	Level 5	A级
	17. 持续口腔吸引及翻身前进行口腔吸引可减少VAP的发生率和延长VAP的发生时间	Level 5	B级
	18. 吸痰管应插入隆突，然后在吸痰前缩回1～2cm，或通过测量相同的气管导管估计吸痰管的长度	Level 4	A级
	19. 下呼吸道有大量分泌物的患者需要深部吸引	Level 1	B级
	20. 至少每8h进行一次吸痰，以减少气管插管部分闭塞和分泌物积聚的风险	Level 4	B级
	21. 建议在吸痰之前和之后通过输送100%氧气至少30s进行预氧合，以防止氧饱和度降低	Level 1	B级
气管切开造口护理	22. 气管切开术伤口必须保持清洁和干燥，以防止伤口感染	Level 5	B级
	23. 内套管应每日更换，如有污染应随时更换	Level 5	B级
	24. 应定期/每天评估患者气管切开造口处的皮肤状况，根据患者的需要进行清洁。如果该区域出现红色、触痛、肿胀、发炎、气味、皮温高、造口周围可见黄绿色分泌物或病人出现发热，则应通知临床医生。如果有明显的感染迹象，建议提供培养/敏感性标本	Level 5	B级
口腔护理	25. 含有氯己定漱口水或凝胶的口腔卫生护理可有效减少重症监护室成人呼吸机相关性肺炎的发生，建议所有机械通气患者定期使用葡萄糖酸氯己定进行口腔卫生护理	Level 1	A级

图11-8 最佳证据25条

3. 制定指标　通过2次利益相关人员讨论，共制定20条质量审查指标（图11-9）。

项目	序号	审查指标内容	审查对象	审查方式
气道吸引时机	1	患者出现血氧饱和度下降、血氧分压下降、频繁呛咳及呼吸窘迫时，护士应为患者进行气道吸引	患者	现场查看
气囊管理	2	患者需要吸痰、气道压力较低及自主呼吸弱时，适当增加气囊压力	患者	现场查看
	3	患者翻身、擦浴、转运后，护士重新测量气囊压力	患者	现场查看
	4	6～8h使用手动测量气囊压力表监测气囊压一次，维持在20～30cmH_2O，每次测量时充气压力宜高于理想值2cmH_2O	护士、护理记录单	现场查看、查阅护理记录单
	5	监测气囊压力时，应及时清理监测压管内的积水	护士	现场查看
	6	气管切开伤口换药后监测和记录气囊压力一次	护士、护理记录单	现场查看、查阅护理记录单
	7	气囊压力监测不能采用指触法判断充气程度	护士	现场查看
气道湿化	8	建立人工气道的患者进行持续氧气湿化，并遵医嘱雾化吸入2～3次/天	患者	现场查看
	9	人工气道湿化液选用0.45%氯化钠溶液进行气道持续湿化	患者	现场查看
	10	护士定期评估气道湿化情况，动态调整	护士	现场查看

图11-9　20条质量审查指标

（二）现况审查

1. 构建团队　成立专科护士主导的多学科联合团队，由病区主任、护理管理者、主管医生、麻醉科、循证护理人员、危重症专科护士共同组建，分工明确，各司其职。

2. 收集资料

审查时间：2020年6月30日～7月31日。

审查对象：入住神经外科重症监护室建立人工气道的成年患者，纳入患者共36例次、科室护士25名。

审查内容：

（1）护士依据证据的执行率；

（2）护士知识行为态度问卷。

审查方法：

（1）成人危重症患者气道管理质量审查表；

（2）危重症患者气道管理知识、行为及态度调查问卷。

3. 分析比较

（1）成人危重症患者气道管理质量审查，具体见图11-10。

（2）对监护室25名护士进行危重症患者气道管理知识、行为及态度调查，态度方面，护士能意识到气道管理的重要性，合格率84%；知识方面的合格率为44%；行为方面的合格率为20%。

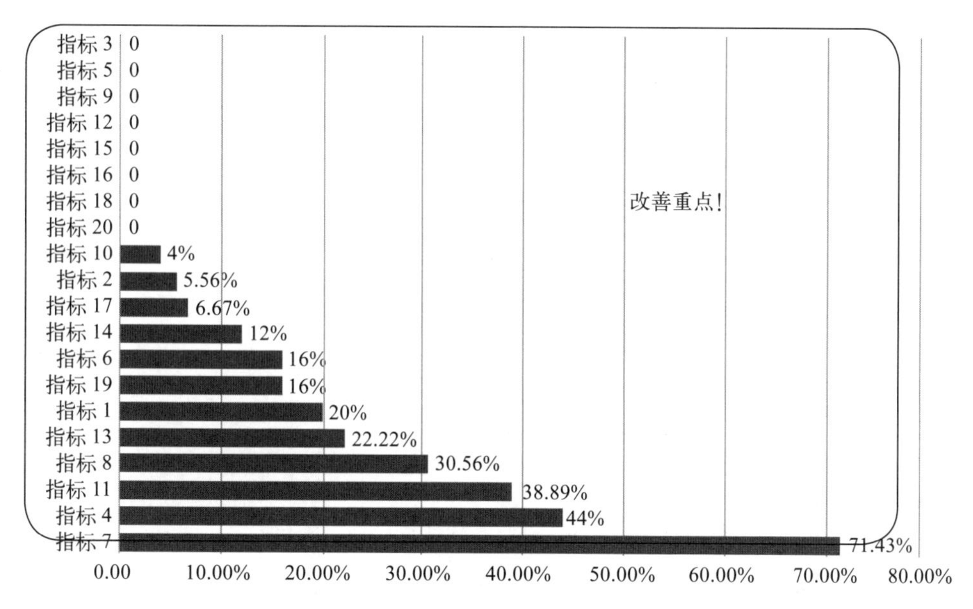

图 11-10　成人危重症患者气道管理质量审查

（三）证据引入

1. *分析障碍*　基于基线审查结果，开展障碍分析讨论会，将依从性＜ 60%的审查指标列出来，通过头脑风暴的方法进行障碍因素分析（表 11-11）。

表 11-11　障碍因素分析

审查指标	障碍因素	促进因素	行动策略
指标 1、17、18、19	1. 护士缺乏评估意识及评估知识 2. 医生不够重视气道管理且配合度不高	1. 科室年轻护士多、学习欲望强 2. 科室医护合作氛围较好	1. 对护士开展人工气道评估培训 2. 加强科室气道知识学习，建立气道管理小组，责任到人
指标 2、8、9、10、11、14、15	1. 护士缺乏危重症患者气道管理相关知识 2. 气道管理知识陈旧，没及时更新 3. 缺乏气道管理的系统培训 4. 缺乏统一的气道管理流程	1. 经过新冠疫情医院已采取多种线上、线下学习方式 2. 医院与高校联合已购买中英文数据库	1. 对护士开展人工气道相关循证知识培训 2. 鼓励科室护理人员主动查阅文献，学习最新知识，并对文献检索方法加以培训 3. 建立成人危重症患者气道管理方案及相关流程

续表

审查指标	障碍因素	促进因素	行动策略
指标 3、4、5、6、12、16	1. 护士工作繁忙，规范实施和记录，增加了护士工作量，护士存在抵触心理 2. 人工气道护理意识不够	1. 科室目前规培护士较多 2. 科室目前配置了床旁移动护士站，方便护理人员及时记录 3. 科室正在开展多个气道相关质量改善项目	1. 增加护理人力资源 2. 计划将移动护士站投入使用 3. 加强管理者的监督和指导
指标 13、20	1. 科室未引进声门下导管产品 2. 科室无专用口腔护理液 3. 领导力不足	1. 新院搬迁有加强危重症科室护理质量管理计划 2. 新院搬迁科室有引进相关仪器设备的计划 3. 科主任重视重症患者气道管理情况	1. 加强气道湿化知识的学习，建立气道湿化管理流程 2. 引进声门下导管产品 3. 获得领导的支持

2. 构建策略　基于最佳证据，构建成人危重症患者人工气道管理指引（图 11-11）。

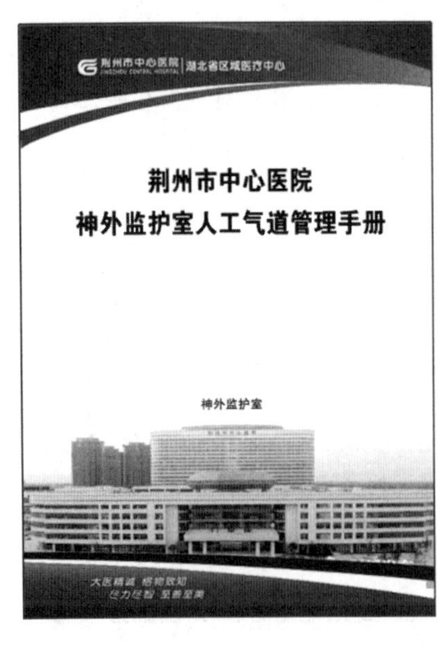

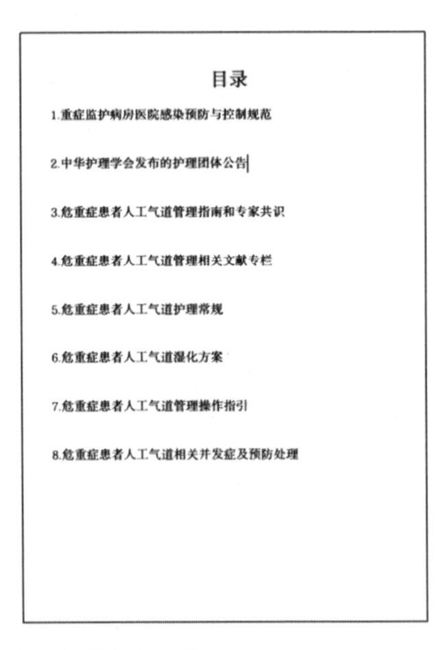
目录

1.重症监护病房医院感染预防与控制规范
2.中华护理学会发布的护理团体公告
3.危重症患者人工气道管理指南和专家共识
4.危重症患者人工气道管理相关文献专栏
5.危重症患者人工气道护理常规
6.危重症患者人工气道湿化方案
7.危重症患者人工气道管理操作指引
8.危重症患者人工气道相关并发症及预防处理

图 11-11　成人危重症患者人工气道管理手册

3. 采取行动

（1）建立以认知现状为基础的培训机制：证据传播，证据解读会、工作坊、案例分析、实境考核等，让气道管理新理念在临床同质化推广、应用。

（2）优化流程，提升效能。

①气道评估

定人：责任护士。

定时：每班评估（9-15-18-02），病情变化时，随时评估。

定评估内容：人工气道的通畅情况、导管固定、气管导管处敷料清洁程度及皮肤状况、气囊压力、气道湿化、痰液性状、口腔清洁及耐受程度。

定记录：每班接班后时间点（9-18-02）。

②气道吸引流程（图11-12）。

③气道湿化流程（图11-13）。

（3）创新方法，助力成效

①气道湿化：改进气道湿化方式，由“间断氧气驱动湿化”改良为“持续性加热湿化器湿化”（图11-14）。

第三节 气道吸引管理

一、操作目的

1. 清除呼吸道分泌物，保持呼吸道通畅。
2. 促进呼吸功能改善肺通气。
3. 预防并发症的发生。

二、气道吸引指征

1. 气管造瘘口可见痰液或闻及痰鸣音。
2. 血氧饱和度下降至95%以下（B推荐）。
3. 双肺听诊出现大量湿啰音，怀疑是气道分泌物增多所致。
4. 怀疑胃内容物反流误吸或上气道分泌物误吸。
5. 出现频繁呛咳或呼吸窘迫综合征时（B推荐）。
6. 需要获取痰液标本。
7. 带气囊的气管套管放气时。

三、护理要点

1. 气管内吸痰仅是在患者有痰的时候，而不是常规进行（A推荐）。
2. 吸引管管径不宜超过气管内套管内径的50%，宜选择有侧孔的吸引管。
3. 吸痰的时间不应超过15s（B推荐）。至少每8小时进行一次吸痰，以减少气管插管部分闭塞和分泌物积聚的风险（B推荐）。
4. 插入吸引管时应零负压，且吸痰管应插入隆突，然后在吸痰前缩回1～2cm，或通过测量相同的气管导管估计吸痰管的长度（A推荐）。
5. 每次吸引前应检查负压，吸痰时成人负压控制在80～120mmHg，痰液黏稠者可适当增加负压。
6. 持续口腔吸引及翻身前进行口腔吸引可减少VAP的发生率和延长VAP的发生时间（B推荐）。
7. 机械通气患者，在吸痰前后输送100%氧气至少30s进行预氧合，以防止氧饱和度降低（B推荐）。

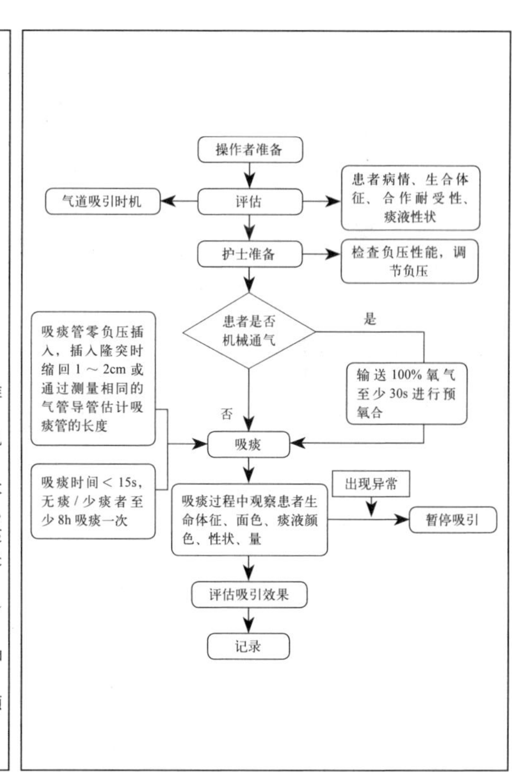

图11-12 气道吸引流程

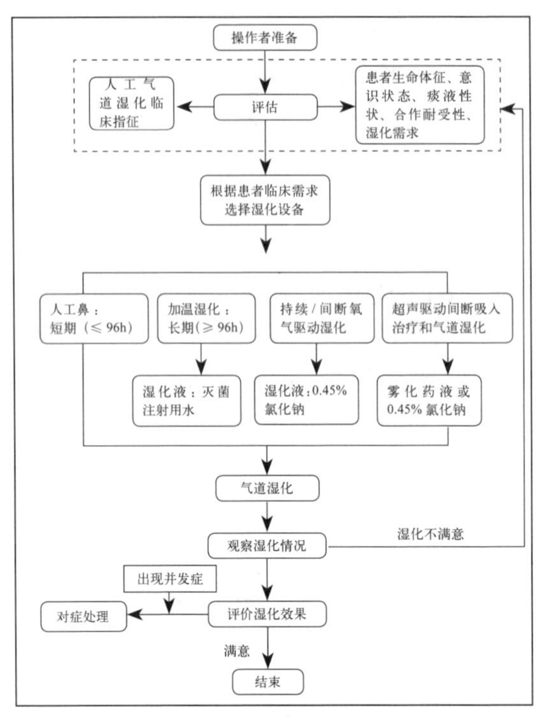

图 11-13　气道湿化流程

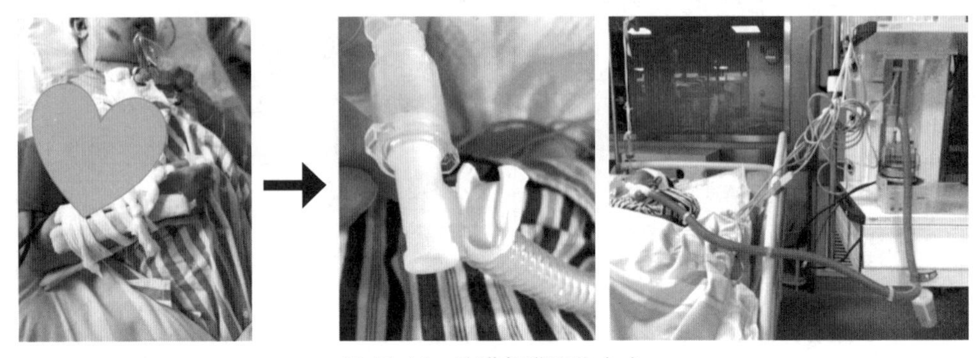

图 11-14　改进气道湿化方式

②气囊管理：改进了气囊充气的方法，杜绝指触法经验判断压力大小，根据医嘱使用气囊压力表每 6 小时测量一次，维持在 25 ～ 30cmH_2O，并记录(图 11-15)。

③声门下吸引：采用间歇声门引流方式，对间歇声门引流的时间、负压大小等进行规范，预防呼吸机相关性肺炎的发生（图 11-16)；每间隔 4h 吸引一次，根据患者个体情况酌情增减频次。间歇声门下吸引负压值：－ 100mmHg 至－ 150mmHg。

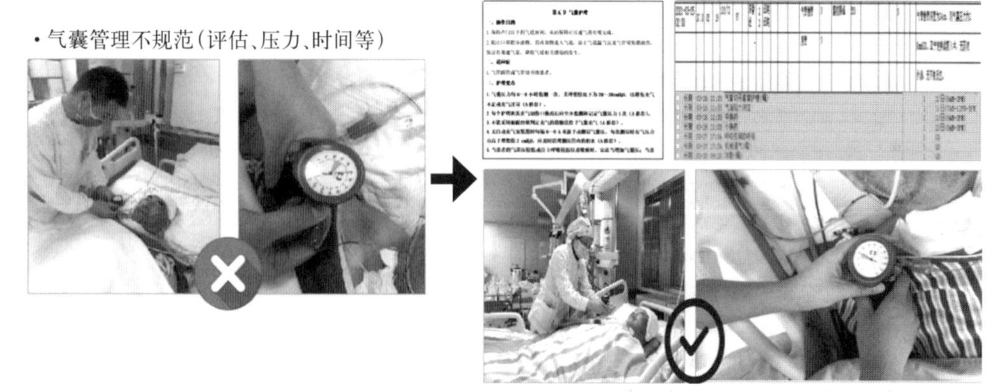

图 11-15　改进气囊充气的方法

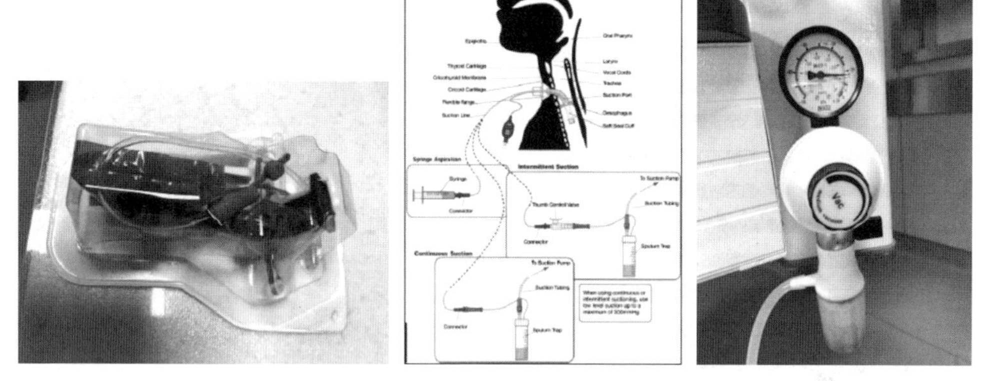

图 11-16　间歇声门引流

（4）质量改进

①一级科室：专科护士每周跟踪评价，及时予以针对性调整。

②二级专科小组：气道管理小组成员定期进行质量审查，发现目前存在的问题，提出改进措施，以保证气道管理策略的落实。

③三级院级：依据专科小组 - 科室两级层面反馈的数据、追踪原因，围绕问题讨论、提出改进措施，并达成共识，实现人工气道管理护理质量的稳步持续改进。

（5）证据应用后审查指标的再查检：蓝色为改善前，红色为改善后（图 11-17）。

改善前 V 改善后指标审查

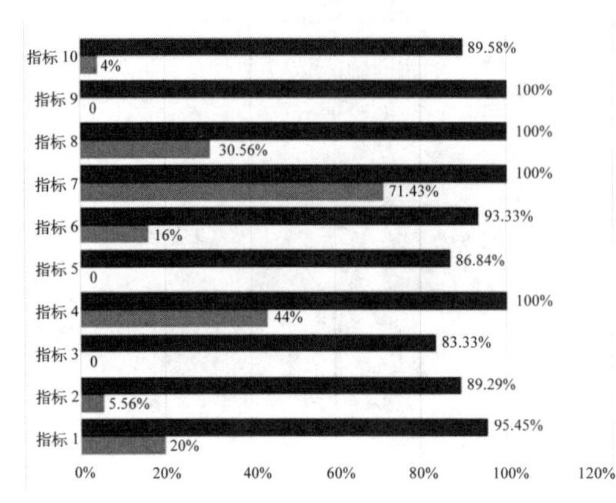

改善后指标审查

时间：2021 年 1 月 1 日～ 2021 年 1 月 31 日
样本：纳入患者共 30 例次，NICU 护士 24 名

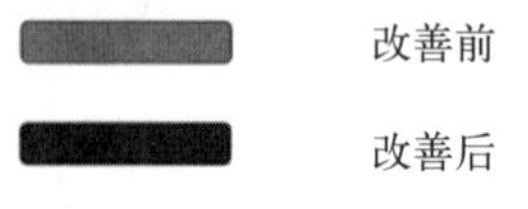

改善前 V 改善后指标审查

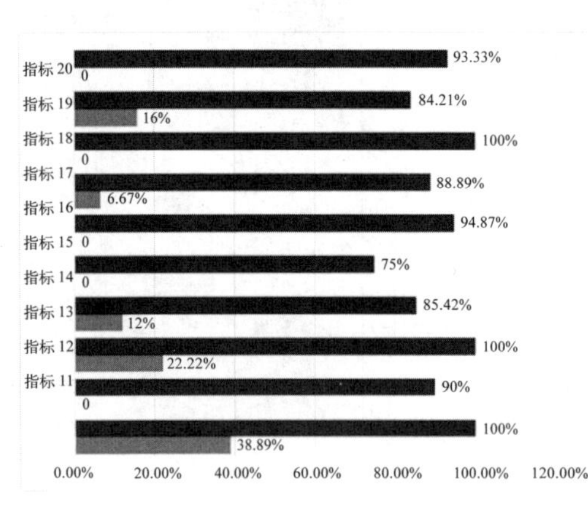

➢ 证据应用后：护士的执行率在 75% ～ 100%，均有显著提升

图 11-17　证据应用后审查指标的再查检

四、取得效果

（一）患者层面

1. 证据应用前后患者发生肺部感染率和 NICU 住院天数比较　证据应用前后肺部感染两组结果比较差异具有统计学意义（$P < 0.05$）；NICU 住院天数两组结果比较差异无统计学意义（$P > 0.05$），证据应用后患者的 NICU 住院天数有所缩短，在一定程度上具有积极意义，具体见表 11-12。

表 11-12　证据应用前后肺部感染两组结果比较

组别	例数	肺部感染率 [例（百分率），%]	NICU 住院天数时间（d，$\bar{x} \pm s$）
证据应用前	52	22（42.31）	11.67 ± 5.50
证据应用后	46	10（21.74）	10.00 ± 4.91
统计值		4.696[1]	1.579[2]
P 值		0.030	0.118

注：1. x^2；2. t

2. *证据应用前后患者痰液性状比较*　证据应用前后痰液性状结果比较差异有统计学差异（$P < 0.05$），具体见表 11-13。

表 11-13　证据应用前后痰液性状结果比较

组别	例数	痰液性状 [例（百分率），%]		
		Ⅰ度	Ⅱ度	Ⅲ度
证据应用前	52	4（7.69）	28（53.85）	20（38.46）
证据应用后	46	33（71.74）	13（28.26）	0
Z 值			− 6.860	
P 值			0.000	

3. *证据应用前后患者其他气道相关并发症的比较*　气管切开伤口感染发生率及呼吸道堵塞发生率均有明显降低，具体见图 11-18。

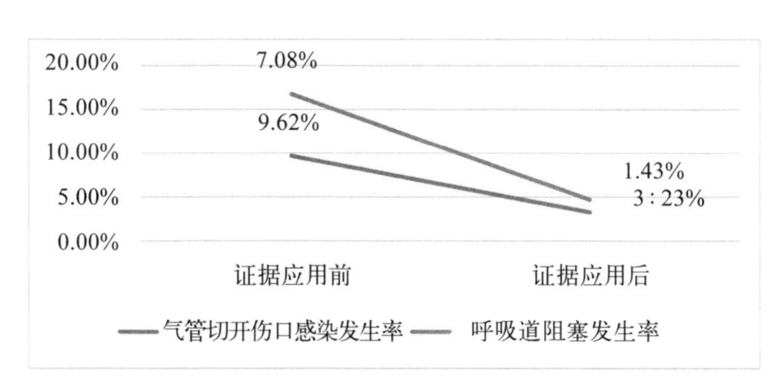

图 11-18　证据应用前后患者其他气道相关并发症的比较

（二）实践者层面

1. *护理人员气道管理知识、行为、态度问卷得分比较*　得分显著提高，具体见表 11-14。

表 11-14　护理人员气道管理知识、行为、态度问卷得分比较

组别	人数	知识	行为	态度
证据应用前	25	54.64±15.11	23.40±5.72	24.20±4.86
证据应用后	24	81.96±14.56	44.29±4.04	27.79±2.55
t 值		−6.441	−14.722	−3.254
P 值		0.000	0.000	0.002

2. *护理人员气道管理相关操作合格率比较*　合格率明显提升，具体见表 11-15。

表 11-15　护理人员气道管理相关操作合格率比较

	改善前	改善后
吸痰操作符合指南要求	11.76%（8/68）	86.11%（62/72）
气囊压力达标率	29.33%（22/75）	97.37%（74/76）
气道湿化符合指南要求	37.33%（28/75）	89.86%（62/69）

（三）系统层面

1. *制度成果*　制定神外监护室成人危重症患者气道管理护理常规；制定成人危重症患者气道管理相关流程图，包括气道湿化、气道吸引、气管切开伤口换药等流程图；拍摄规范的气管切开换药技术视频及密闭式吸痰技术操作视频；建立系统的培训计划并进行相应的考核，完善气道管理培训课程；制定两项标准化作业流程；制定《神外监护室人工气道管理手册》。

2. *产出成果*　成功申报 2020 年市级攻关课题一项，项目为《成人危重症患者气道管理体系的构建及临床应用》；发表、待刊核心期刊共 5 篇（其中 SCI 一篇）；《提高神外监护室人工气道患者湿化满意率》2020 年荣获院级 PDCA 项目改善二等奖；成功申报 2021 年市继教项目一项：地市级医院神经重症患者气道管理研讨班；申请专利一项，为《一种神经外科颅脑手术专用雾化吸入器》。

五、创新点及总结

（一）本研究的创新性

1. 研究者 + 管理者 + 实践者协作性实践模式，保障了质量持续改进的效果。

2. 以基于证据的持续质量改进模式图为指导，将最佳证据与临床实践相结

合，有效提升护理质量内涵。

3. 弥补证据和实践之间的差距，推动证据向实践转化。

（二）项目总结

1. 所有利益相关人群共同参与是良性循环的根本保证。
2. 审查指标的制订和障碍分析是证据临床应用的关键。
3. 制订有效策略是促进质量持续改进及变革成功的保障。

第三节 BPH患者TURP术后尿失禁管理的循证护理实践

一、项目背景

1. *重要概念* 前列腺增生（BPH）引起中老年男性排尿障碍原因中最常见的一种良性疾病。经尿道前列腺电切术（TURP）。目前治疗本病公认的经典手术方式。国际尿控协会（ICS）将尿失禁定义为“尿液不自主地流出”,又名“社交癌”。

2. *重要性* 前列腺手术后可出现压力性、急迫性、混合性尿失禁，良性前列腺增生（BPH）术后的压力性尿失禁发生率通常为0～8.4%，早期急迫性尿失禁的发生率高达30%～40%，但长期影响者少。

3. *严重性* 即使是只有数周至数月的困扰，也给患者带来了诸多的痛苦和不便，还会延长住院时间、增加尿路感染的风险及医疗费用。

4. *证据与实践之间的差距* 目前大部分医护人员认为：TURP术解除了排尿梗阻和上尿路受损风险；手术后暂时的尿失禁是不可避免的，拔尿管时一般会指导凯格尔训练等，大多患者会慢慢恢复正常。

二、项目目标

1. *患者层面* 降低前列腺增生患者TURP术后尿失禁的发生率和严重程度。

2. *实践者层面* 提高医生、护士对TURP术后尿失禁管理的认知，提高护士对审查指标的依从性。

3. *系统层面* 完善BPH患者的IPSS评估、TURP术后尿失禁的预防与管理流程。

三、实施过程

（一）确立循证问题

1. 获取证据（表 11-16）

表 11-16 循证证据

		循证问题
P	证据应用的目标人群	TURP 围手术期患者
I	推荐的干预措施	IPSS 和 QOL 评估、尿垫试验、排尿日记、盆底肌训练、膀胱训练、膀胱治疗仪
P	证据应用的实施者	护士、泌尿外科医生
O	结局：患者	01：降低患者术后急迫性尿失禁的发生率；减轻发生程度
	结局：医护人员	02：医生、护士对审查标准的依从性
	结局：医护人员	03：护士对 TURP 术后尿失禁管理的规范的认知和执行力
	结局：系统	04：规范 TURP 尿失禁管理流程
S	证据应用的场所、以往的实践	泌尿外科二病区病房
T	证据资源的类型	指南、证据总结、系统评价、专家共识

2. 检索策略

（1）检索关键词

英 文：Benign prostatichyperplasia、After TURP、Urinary incontinence、Management、Nursing、Guide、Systematic reviews、Summay of evidence、Expert consensus。

中文："前列腺增生""TURP 术后""尿失禁""管理""护理""指南""系统评价""证据总结""专家共识"。

（2）检索数据库：英国医学杂志（the British Journal of Medicine，BMJ）、UpToDate、英国国家医疗保健优化研究所（National Institute for Health and Care Excellence，NICE）、Joanna Briggs Institute（JBI）循证卫生保健中心数据库、Cochrane library、医脉通、中国生物医学文献数据库、PubMed、中国知网和万方数据库。

3. 检索结果（图 11-19）

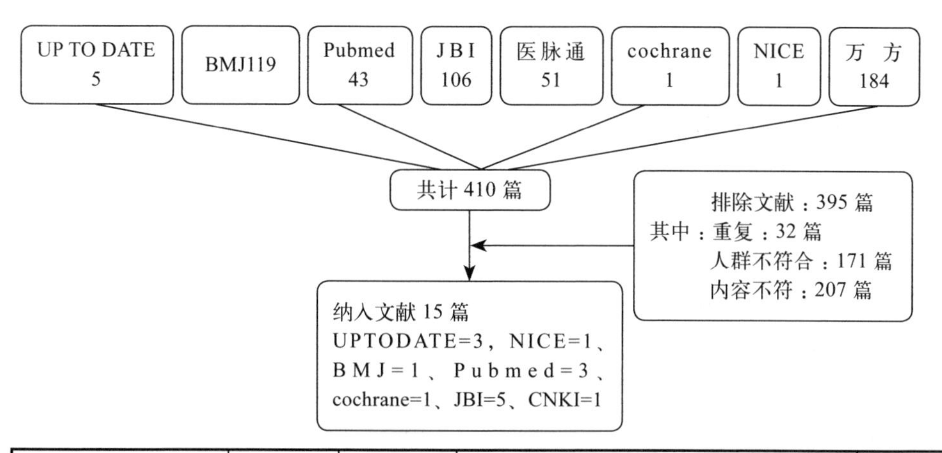

纳入文献	证据来源	证据类型	主题	发表时间
Ccmitcr CV 等	upToDate	最高决策	前列腺治疗后尿失禁	2020年
ClcmcnsJ Q 等	upToDate	最高决策	男性尿失禁	2019年
Linda Brubaker 等	upToDate	最高决策	病人教育：骨盆底肌肉锻炼（超越基础知识）	2019年
Nickel JC 等	BMJ	指南	加拿泌尿外科协会关于男性下尿路症状/前列腺增生症（MLUTS/BPH）的指南：2018年更新	2018年
Nambiar AK 等	pubmed	指南	EAU尿失禁评估和非手术治疗指南	2017年
Sandhu JS 等	pubmed	指南	前列腺治疗后尿失禁指南	2019年
Bettez M 等	pubmed	指南	加拿大泌尿协会成人尿失禁指南	2012年
NICE	NICE	指南	尿失禁和盆腔器官脱垂的妇女：处理	2019年
Anderson CA 等	cochrane	系统评价	前列腺切除术后尿失禁的保守治疗	2015年
Tania Marin BHSc，MPH	JBI	证据总结	尿失禁（老年患者）：管理	2018年
Sandeep Moola BDS MHSM（Hons）MPhil PhD	JBI	证据总结	尿失禁：尿套	2020年
Sandeep Moola BDS MHSM（Hons）MPhil PhD	JBI	证据总结	尿失禁：膀胱训练	2019年
Vivek Podder，MBBS Studcnt	JBI	证据总结	尿失禁：评估	2019年
Phuong Nguyen，MPH，MHHSM	JBI	证据总结	尿失禁（前列腺切除术后）：管理	2019年
中国研究型医院学会护理分会	CNKI	专家共识	成人失禁患者一次性吸收型护理用品临床应用专家共识	2019年

图11-19 检索结果

4. 文献质量评价：系统评价采用 JBI 循证卫生保健中心（2016）；专家共识采用 JBI 专家共识的质量评价工具（2016 版）进行评价。证据总结的评价采用纳入证据所依据的原始研究进行质量评价的方式评价证据总结的质量。

（1）RCT 采用澳大利亚 JBI 循证卫生保健中心（2016）对 RCT 论文真实性进行评价的量表来评价。

（2）类实验性研究采用澳大利亚 JBI 循证卫生保健中心对类实验性研究的真实评价（2015）量表进行评价。

（3）非研究文献采用美国约翰霍普金斯大学 / 医院非研究型证据评价工具对纳入文献进行评价。

5. 证据整合：评估和诊断 5 条、预防策略 10 条、管理 5 条，共 3 个关键环节。

6. FAME 评价 BPH 患者 TIRP 术后尿失禁管理证据汇总 20 条（图 11-20）。

FAFE 后纳入证据总结内容		推荐级别	证据来源
评估和诊断	1. 在讨论前列腺治疗后尿失禁的治疗方案时，对渗漏的严重性和大小便失禁的程度进行评估可能会指导共同的决策过程。可以使用正式的垫测试（1h 或 24h 测试）	A	Comiter CV, Speed J. incontinence after prostate treatment[EB/OL].(2020-05-20)(2020-09-15).
	2. 垫测量是量化尿失禁程度的金标准。1h 垫测试可作为确定尿失禁的筛查工具，而 24h 尿垫测试在量化尿失禁程度方面更有用	A	Clemens JQ. Urinary incontinence in men[EB/OL].(2019-12-02)(2020-09-15).
	4. 至少 3d 的膀胱日记用来记录尿失禁发作的频率，还可以帮助量化尿失禁的严重程度	A	Nambiar AK, Bosch R, Cruz F, et al.EAU Guidelines on Assessment and Nonsurgical Management of Urinary Incontinence.Eur Urol.2018 Apr; 73(4):596-609.
	5. 推荐使用尿失禁特异性生活质量量表（I-QOL）评估尿失禁患者的生活质量	A	Clemens JQ. Urinary incontinence in men[EB/OL].(2019-12-02)(2020-09-15).
预防策略	9. 盆底肌锻炼的具体方法：指导患者收缩、挤压骨盆底肌肉，保持肌肉收缩 8 ～ 10s，再充分放松骨盆底。建议每天进行 3 次锻炼，每次 8 ～ 12 个，应至少持续 15 ～ 20 周	A	Linda Brubaker,MD.Patient education:Pelvic floor muscle exercises(Beyond the Basics)[EB/OL](2019-11-22)(2020-09-15).
	11. 针对轻度尿失禁的患者，推荐使用保守的干预措施，如盆底肌肉训练和生物反馈	A	The Joanna Briggs Institute.Urinary Incontinence(Post-Prostatectomy):Management[EB/OL].
	15. 建议做好尿失禁患者的健康教育，包括：减少咖啡因的摄入、肥胖者的体重管理、控制便秘、减少水肿患者的液体摄入，缓解慢性咳嗽和戒烟等	A	Bettez M, TuLM, Carlson K, et al.2012 update:guideliness for adult urinary incontinence collaborative consensus document for the canadian urologi cal association.[J].Canadian Urological Association journal=Journal de I' Association des urologues du Danadn, 2012, 6(5):354-63.
管理	16. 建议临床医生就根治性前列腺切除术尿失禁的风险向患者做好告知	A	Comiter CV,Speed J.Urinary incontinence after prostate treatment[EB/OL].(2020-05-20)(2020-09-15).
	18. 在对尿失禁患者进行内科或外科治疗之前，应考虑非手术治疗。如定时排尿，适当时限制液体、戒烟、限制咖啡因、膀胱训练等	A	Bettez M, 同一条
	22. 建议对护士和患者进行尿套使用的教育和培训		The Joanna Briggs Institute. Urinary Incontinence:Urinary Sheath[EB/OL].(2020-01-22)(2020-09-15).

图 11-20　FAME 评价 BPH 患者 TIRP 术后尿失禁管理证据汇总 20 条

剔除上述表格中：3，6，7，8，10，12，13，14，19，20（10 条）；纳入上述表格中：1，2，4，5，9，11，15，16，17，18（共 10 条）。

7. 审查指标：通过 2 次利益相关人员讨论，共制定 9 条质量审查指标（表 11-17）。

表 11-17　9 条质量审查指标

1	护士对出现暂时性尿失禁（中重度）的患者进行尿垫试验的指导，协助称垫，并记录	查看护理记录和现场观察
2	护士对出现暂时性尿失禁（中重度）的患者进行膀胱日记的指导，并记录	护理记录、访谈和现场观察
3	护士对前列腺患者进行术前、出院 6 周随访时进行 IPSS 和 I-QOL 的评估；术后拔尿管时进行有无尿失禁的评估	护理记录和现场观察
4	护士对前列腺入住患者即刻进行盆底肌训练的指导，次日检查掌握程度，并记录	访谈和现场观察
5	护士对前列腺入住患者即刻进行盆底肌训练的指导：指导患者收缩、挤压骨盆底肌肉，保持肌肉收缩 8 ～ 10s，再充分放松骨盆底。建议每天进行 3 次锻炼，每次 8 ～ 12 个，应至少持续 15 ～ 20 周。同时住院期间给予膀胱治疗仪治疗	访谈和现场观察
6	护士对前列腺患者进行健康指导（关注公众号、关注抖音号、加“关爱前列腺微信群”或单个加微信，进行持续的指导）	访谈和现场观察
7	医生在前列腺患者手术前谈话要谈到暂时性尿失禁的风险	病历记录
8	护士对出现尿失禁的患者做好规范健康教育，包括生活习惯，膀胱训练	访谈和现场观察
9	科室对护士进行尿失禁相关护理用品的培训	学习记录

（二）现状审查

1. 构建团队

（1）泌外科医师：开具套餐医嘱、术前谈话有尿失禁风险。

（2）泌外科护士：入院 BPH 的各项评估、入院即刻开始盆底肌训练和电刺激治疗的必要性、督导、术后拔尿管的观察与评估。

（3）循证组：证据检索及临床转化。

（4）质控组：质量追踪，持续改进。

2. 资料收集

（1）基线审查结果：医护人员依据证据的执行率中 9 个指标中所有指标均

未达到 60% 或以上（图 11-21）。

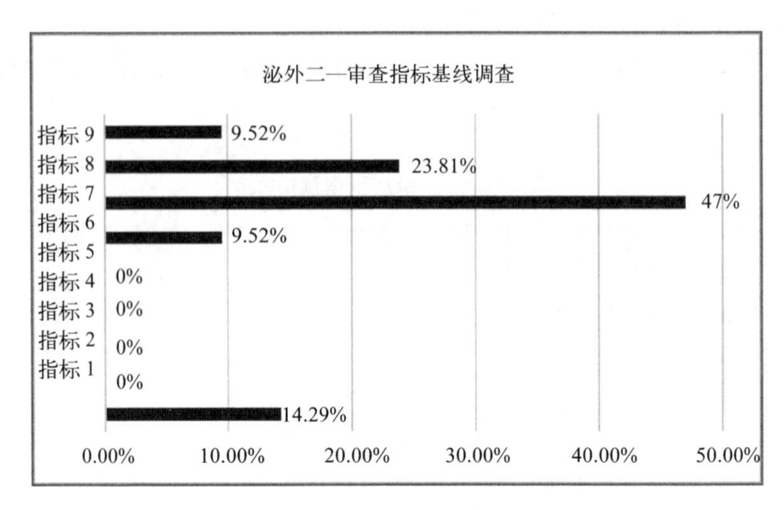

图 11-21 基线审查结果

（2）基线审查结果：医护人员知识、行为、态度问卷得分，对 21 名医护人员进行 BPH 患者 TURP 术后尿失禁管理知识、行为及态度调查，结果为医务人员能意识到尿失禁管理的重要性，合格率 92%；知识合格率为 78%；行为合格率为 47%。

3. 障碍因素分析（表 11-18）

表 11-18 障碍因素分析

审查指标	障碍因素	策略	资源	预期结果
审查指标 1	1. 没有经过循证，不会标准的评估方法 2. 没有合适的工具	通过查阅文献，找到合适的评估工具	可以检索到成熟的量表和标准的方法 可以购买尿垫试验需要的小秤	患者及其家属均能配合相应的评估和尿垫试验
审查指标 2、3、7	3. 缺乏明确的工作要求 4. 医务人员工作繁忙，没有时间	1. 梳理新的工作要求和流程路径，寻找最简便可靠的量表，节省工作人员的时间 2. 系统层面植入 HIS 系统以专业的量表，方便工作人员快捷评估	护理部和微机中心同步协调，系统层面可以调整	患者能理解记录膀胱日记的意义，同时配合完成记录

续表

审查指标	障碍因素	策略	资源	预期结果
审查指标4、5	5. 未经循证，不知晓更利于患者的训练时机	1. 系统循证后形成标准，与主任医生沟通后统一步调，医嘱和各项处置完善 2. 科内进行相关知识培训，并进行考核，采用知信行问卷调查模式了解医务人员对知识的掌握情况	利用周三培训日，分次融入循证素材的学习，量表的学习和使用方法，评估的方法，尿垫试验的简便操作流程，电刺激的适应证和禁忌证	所有护士均接受培训，能对 BPH 患者 TURP 患者尿失禁的管理有系统的认识和较好的执行依从性
审查指标6	6. 缺乏多样的健康教育思路和器具	1. 科内培训，制作患者需要的视频，制定相关操作规程 2. 由接受过专业培训的护士带领其他护理人员逐步开展相关工作	BPH 的健康教育视频、凯格尔训练的视频、健康教育的内容等	所有护士均知晓视频内容并做好相应的健康教育知识补充，了解患者掌握的程度，需要时反复强化

4. 实践变革

（1）制定临床管理路径表（表 11-19）。

（2）优化流程：BPH 患者 TURP 术尿失禁管理的评估、预防与管理流程（图 11-22）。

（3）岗位职责变更。

（4）教育培训：培训时间为每周三培训日中融入项目改善培训内容共 4 次；培训场所为 18F 示教室；参与人员为护士、医生、研究生；培训材料包括 BPH 患者行 TURP 术后尿失禁管理的必要性（PPT）、前列腺治疗后尿失禁循证知识（PPT）、前列腺治疗后尿失禁健康教育知识（PPT）及相关技能培训（凯格尔训练方法，尿垫试验方法 PPT、真人模拟、教学视频）。

（5）制作健康教育素材：https：//v.qq.com/x/page/j32533jzisk.html?sf=uri。

（6）工具完善：完善尿垫试验所需材料。

（7）仪器使用：规范术后膀胱治疗仪使用方案；方法：观察组患者在术后开始进行低频电子脉冲膀胱治疗仪，强度 40 ～ 60 脉冲波，密度 30 ～ 45 脉冲波，根据病人耐受情况进行调整，每天 2 次，每次 40min。手术前后治疗 6d ± 1d。

表 11-19　BPH 患者 TURP 术后尿失禁临床管理路径

	入院第一天	术前	术后	术后拔尿管当日	拔尿管后 6 周
目标：患者认知	1. 知晓前列腺疾病的一般健康知识 2. 知晓什么是凯格尔运动	明确知晓凯格尔运动的意义；知晓前列腺健康知识	知晓不抬臀进行凯格尔运动的方法	知晓拔尿管后任何不适均及时向医务人员反映，尽量详细	知晓 BPH 一般健康知识
目标：患者行为	1.（必须）学会并开始做凯格尔运动 2.（建议）知晓并配合膀胱治疗 / 直流电	凯格尔运动正确，能按照要求训练	能自行完成训练	知晓如果出现暂时性尿失禁不用紧张，按照指导完成排尿日记，失禁较多的情形下需要进行饮水计划。并能在需要时使用护垫来测量	遵循健康生活方式
管理要求	1. 行 IPSS+QOL 的评估，记录于护理记录单上 2. 行前列腺疾病的健康教育，观看凯格尔视频，教会患者行凯格尔运动 3.（建议）实施膀胱治疗 / 直流电。（未执行需说明原因）	1. 宣教其余前列腺健康知识 / 观看 BPH 健康教育视频 2. 加微信群（可以是家属），方便长期指导 3. 术前谈话需要告知存在术后暂时性尿失禁的可能	1. 术后第一天，继续盆底肌训练（不抬臀的方式）；持续冲洗结束即开始进行膀胱治疗仪 / 电刺激 2. 术后 4 ～ 5d 健康教育：如果拔尿管术后出现任何不适均要告知医护人员，如尿频、尿急、尿失禁、排尿困难	1. 拔尿管后 2h 内观察排尿情况并详细记录于护理记录单上。有拔管 2h 不能排尿时给予及时的处理（膀胱治疗仪 / 电刺激、穴位注射） 2. 对于术后拔尿管后出现尿失禁的患者，立即给予膀胱训练的指导和失禁量的评估的方法（护理垫称重），指导膀胱日记的使用，护理记录单记录 3. 对于术后已经出现失禁的患者，需要告知非手术治疗的几种方法：包括体液处理，膀胱再训练和骨盆底物理治疗；另外还有使用护垫 / 尿布、阴茎压缩装置、尿套等可以根据情况需要选择	出院随访时评估患者 IPSS+QOL 内容，反馈盆底肌训练及尿失禁恢复情况
责任	责任护士（或夜班接诊护士）	责任护士 谈话责任人：主治医师	责任护士	责任护士	

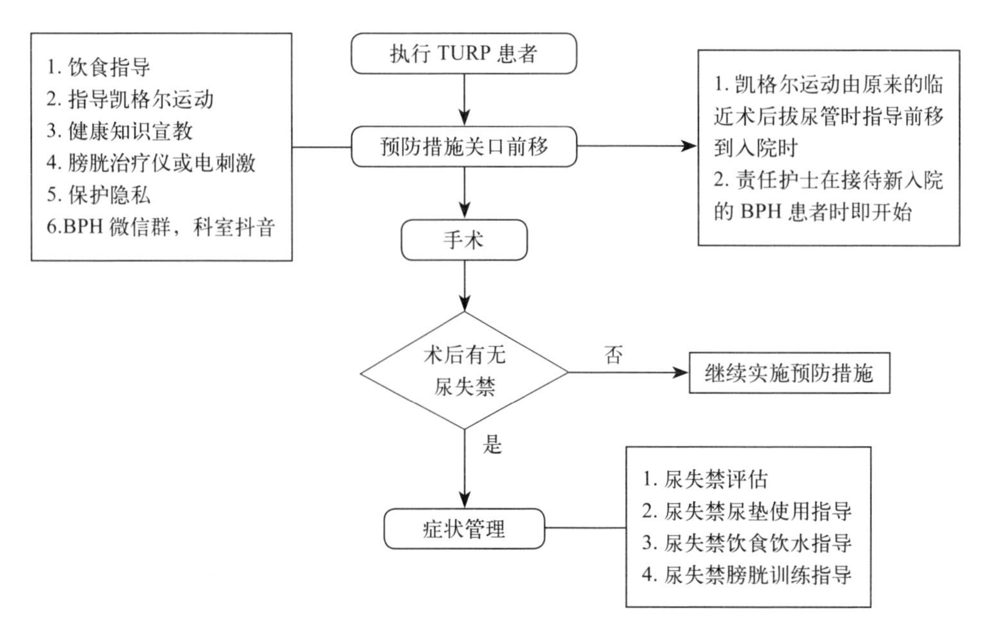

图 11-22 BPH 患者 TURP 术尿失禁管理的评估、预防与管理流程

（8）规范评估工具：使用国际前列腺症状评分表（IPSS），同时协助患者记录排尿日记。

（9）激励措施：细化护理绩效考核细则。

（10）扩大服务半径：采用随访、网络平台、下沉社区的形式扩大服务半径。

（11）信息系统改进。

四、项目结果

（一）审查指标

证据应用前后泌外二病区审查指标执行率比较中，证据应用后泌外二病区审查指标执行率 9 项指标均达标，并且其中 1 项为满分（图 11-23）。

（二）患者层面

1.BPH 患者 TURP 术后尿失禁的发生率在证据应用后由 31.25% 下降至 20.41%，具体见表 11-20。

2. 证据应用后 BPH 患者 TURP 术后尿失禁的严重程度降低，具体见表 11-21。

3. 证据应用后 BPH 患者 TURP 术后生活质量升高，具体见图 11-24。

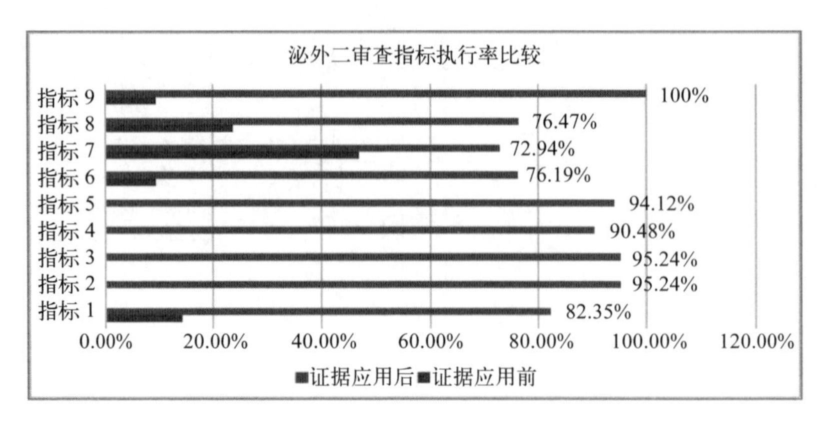

图 11-23 泌外二病区审查指标执行率比较

表 11-20 RP 术后尿失禁的发生率

组别	总例数（n）	拔尿管后尿失禁例数（n）	失禁率（%）
证据应用前	48	15	31.25
证据应用后	49	10	20.41
X^2		1.49	
P		＞0.05	

表 11-21 BPH 患者 TURP 术后尿失禁的严重程度

组别	总例数（n）	拔尿管后尿失禁程度（n，%）		
		轻度	中度	重度
证据应用前	48	11	1	3
证据应用后	49	10	0	0
U 检验			3.37（＞1.96）	
P			＜0.05	

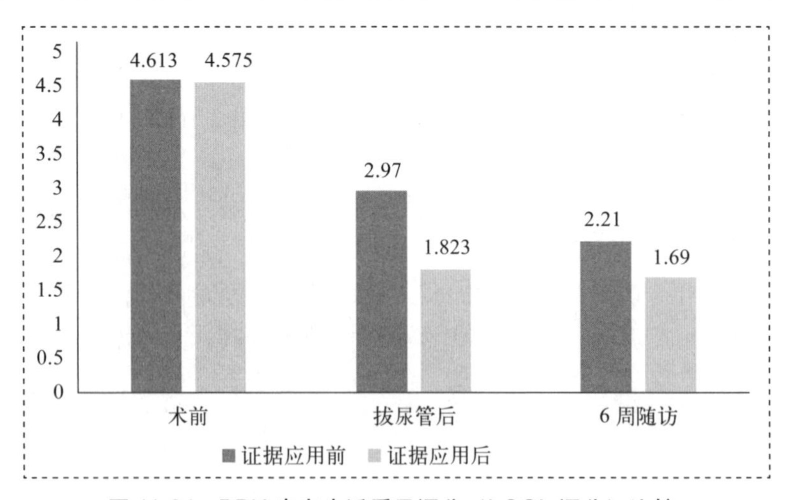

图 11-24 BPH 患者生活质量评分（I-QOL 评分）比较

（三）实践者层面

医务人员 BpH 患者 TuRP 术后尿失禁知信行调查有改善，具体见表 11-22。

表 11-22 医务人员证据应用前后知信行调查比较

组别	人数	知识	行为	态度
证据应用前	21	83.05±8.21	56.67±2.72	25.80±3.70
证据应用后	17	94.82±3.15	85.25±1.77	26.20±3.30
t 值		－5.48	11.76	1.38
P 值		$P<0.05$	$P<0.05$	$P>0.05$

五、讨论

（一）收获

1. *护士层面* 专业培训和督查提高了护士的相关知识掌握度和临床实践能力，保障了临床护理质量。

2. *患者层面* 最佳证据的应用降低了 BPH 患者 TURP 术后尿失禁的程度，缩短了尿失禁的时间，提高了患者的生活质量，改善了患者的临床结局。

3. *系统层面* 循证实践的有效实施促进了系统的完善，并为临床医护人员提供了新思路。

4. *领导力与激励* 有效激励是证据临床应用的前提。

（二）局限性

1. *质量管理的角度* 证据应用过程中，我们发现检验凯格尔运动效果的肛门指诊，因患者别扭和护士依从性不高，改进较少。

2. *从实施性研究设计上分析* 研究时间较短未进行第二轮循环；样本量较小。

（三）改进措施

1. 建立证据实施的长效机制，如职责改变，绩效体现。

2. 扩大样本量，提高研究结果的可信度。

第四节 多学科团队基于行动研究法对妇科腔镜术后患者早期活动的管理

一、项目背景

妇科腔镜手术指妇科腹腔镜和宫腔镜的手术。包括腹腔镜及宫腔镜下或联合进行的生殖器官良性和恶性肿瘤的手术。随着微创手术日趋完善，妇科腔镜手术占比达 90% 以上。腔镜术后早期活动能促进肠功能恢复、伤口愈合、术后舒适；预防肠粘连、肺部感染、下肢静脉血栓发生。

腹部手术后 78.43% 患者担心活动会发生伤口裂开、跌倒、输液外渗、引流管脱落，而不敢活动。患者不知道应早期活动，不知道如何活动及安排活动量。患者因疼痛、疲乏、直立不耐受等无法活动。Kalisch 在护理缺失研究中，协助患者活动缺失率高达 83%，医护人员知识缺乏是其原因。这些都导致患者术后活动延迟、活动量不足。

腹腔镜全子宫切除术 ERAS 研究，指出离床不足影响手术康复。王敬等将外科加速康复理念运用到妇科，将首次下床活动时间提至术后 6h。研究认为，影响术后活动的主要原因是疼痛，疼痛管理及早期活动是术后康复的先决条件。谷金燕等将行动研究法运用于脊柱术后早期下床活动方案制订，提高了活动的舒适性和依从性。

外科加速康复（enhanced recovery after surgery，ERAS）是通过基于循证医学依据的一系列围手术期优化处理，使患者达到快速康复目的。早期活动是 ERAS 五大核心内容之一，2018 年版 ERAS 指南推荐：术后清醒即可半卧位或适量床上活动，术后第 1 天下床活动，建立每日活动目标，逐日增加活动量。ERAS 在妇科领域相关研究报道较少，2016 年国际 ERAS 协会提出了 ERAS 在妇科应用指南，推荐术后 24h 内离床活动，但无具体规定。综上所述，目前妇科术后活动尤其是下床活动最佳时机、强度和活动类型的相关支持证据较少，缺乏妇科早期下床活动时机、流程、评判标准、量化方案等研究。

行动研究法是一种探索性的研究方法，强调理论与实践相结合，注重研究者与实践者的合作。本项目采用行动研究法，在识别问题后，按照“计划 - 行动 - 观察 - 反思”的螺旋循环过程，制订妇科腔镜术后早期活动护理实践标准及流程，并运用到临床，加强妇科腔镜术后患者早期活动的管理（图 11-25）。

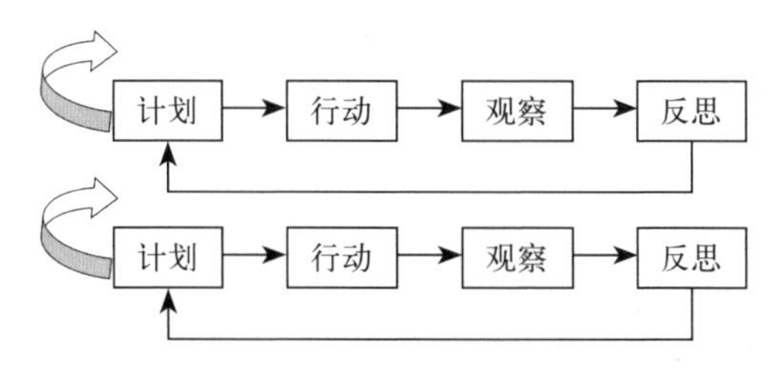

图 11-25　行动研究的基本框架图

注：上一箭头表示为开放性，指如问题没有解决，可再重新进入下一轮循环

因围手术期活动及疼痛的管理需要康复师、麻醉师、医生、护士共同参与，因此我们组建多学科团队，明确分工。实施以“提高妇科腔镜术后患者早期活动的效果”为目标的个案管理模式，每名患者指定 1 名护士担任个案管理师，康复师、麻醉师、医生对护士进行一对一指导。每周进行特殊案例分析，持续质量改进。

二、项目目标

项目目标见表 11-23。

表 11-23　项目目标与依据

评价指标	目标	依据
妇科腔镜术后早期活动依从性：按照方案，能遵从者为依从	≥ 90%	本院健康教育合格率≥ 90%，属于该范畴
镇痛效果评价：用视觉模拟评分，评价手术当天至术后 3d，患者疼痛评分＞ 3 分的人数	≤ 3 分	ERAS 指南推荐疼痛评分≤ 3 分，不影响患者活动
首次肛门排气时间：统计术后返回病房至首次肛门排气时间	缩短	早期下床活动促进肠功能恢复
首次下床活动时间：统计术后返回病房至首次下床活动时间	缩短	ERAS 推荐术后 24h 内离床活动
舒适状况：分别于术后 24h、术后 72h 调查，用 Kolcaba 汉化版，28 项，用 1-4Likert Scale 评分法	提高	分数越高说明越舒适
患者的满意度：由医院专门机构在患者出院 1 周内进行患者住院期间满意程度调查	≥ 95%	省质控中心：病人住院期间满意度达标率为：≥ 95%
无形成果：包括质量改进手法运用、专业知识、团队合作能力、创新思维能力、沟通能力及护患关系融洽六方面，由成员自评，每项最高 5 分，最低 1 分	提高	参与过程改善可提高团队能力

三、具体操作方案

1. *组建多学科团队* 包括妇科副主任医师 2 名、麻醉副主任医师及康复主任医师各 1 名。护士 10 名，其中副主任护师 2 人，主管护师及护师各 4 名。护士长任组长，负责协调团队工作。

2. *确定主题* 提高妇科腔镜术后患者早期活动的效果。

3. *制订计划表* 按照 PDCA 程序制订，2017 年 3 ～ 5 月计划阶段，6 ～ 8 月实施阶段，9 ～ 11 月为效果确认及标准化。

4. *现状调查* 2017.5 妇科腔镜手术共 56 人，依从性好共 19 人，妇科腔镜术后患者早期活动依从性为 33.93%，作为改进前基线资料。影响患者早期活动的主要原因是患者术后疼痛、早期活动相关护理工作标准缺失、医务人员不知晓或不认同 ERAS 相关理念、患者知识缺乏。

5. *制订对策，实施方案* 针对要因，以行动研究方法为导向，引入 ERAS 理念，对妇科腔镜手术患者进行早期活动管理。

◆ 围手术期疼痛的管理：实施多模式镇痛，确保患者疼痛最小化。

• 制订疼痛控制目标及方法：指南表明用视觉模拟评分法进行评估，疼痛评分≤ 3 分，不影响下床活动。

• 确定疼痛评估的时机：行定时评估及实时评估，定时评估每 4 小时评估 1 次，实时评估是护士接收到患者疼痛相关主诉时即时评估。

• 施行超前镇痛：手术前行 0.9%NS 100ml+ 氯诺昔康 8mg，静脉滴注，手术当日及术后 3d，行 0.9%NS 100ml+ 氯诺昔康 8mg，静脉滴注，2 次 / 天。

• 施行多模式镇痛：将超前镇痛、疼痛评分＞ 3 分时即时镇痛及镇痛泵的使用相结合，保证镇痛的效果。

• 加强疼痛教育：教会患者疼痛评估方法及目标，患者知晓疼痛控制与早期活动的相关性及早期活动对术后康复的重要性。

◆ 规范活动管理护理实践标准及流程，指导临床工作。

• 制订早期下床活动评估标准：意识清楚，生命体征平稳；肌力评分≥ 3 分；疼痛评分≤ 3 分；无活动性出血；未使用易嗜睡的药物可以指导下床活动。

• 制订早期下床工作流程：应用改良式三步法，减少因体位改变及直立不耐受等引起的大脑供应不足，具体流程见图 11-26。

• 修订具体活动方案，制定活动路径表，督促患者活动：患者术后 6h 内床上活动，麻醉清醒后枕枕头，床头渐近式抬高，每 2 小时行握拳—举手—抬臂—扩胸—勾踝—屈膝—抬腿，每个动作 5 次，每 2 小时翻身 1 次。术后 6h 在护士的指导下床边活动，至少 3 圈，术后 1d 病房内活动，3 次 / 天，术后 2d 病区内

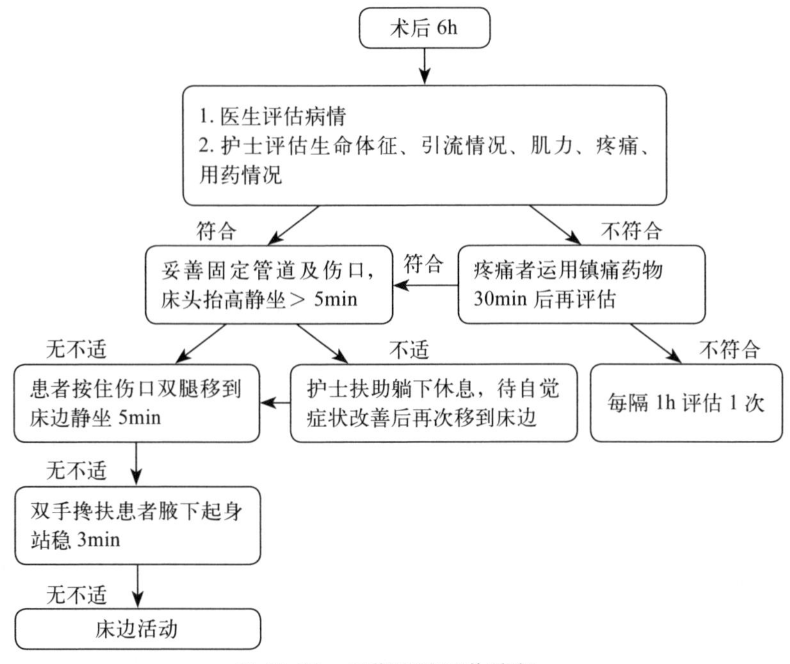

图 11-26　早期下床工作流程

活动，3 次 / 天，术后 3d 及以上在病区内自由活动，并按时间制成活动路径表，挂床尾，督促患者活动。

• 加强患者教育：制作健教视频在病区内循环播放，一对一指导让患者愿意下床活动。

• 纳入专科质量指标进行监控及管理：定期检查，进行持续质量改进。

关键技术方法

行动研究法是一种探索性的研究方法，强调理论与实践相结合，注重研究者与实践者的合作。本项目采用行动研究法，由护士进行早期调查和全程跟踪，发现影响患者早期活动的具体问题，提交多学科团队。多学科团队参考国内外文献，进行循证，制订早期活动管理方案。多学科团队通过亲自实践和预试验，按照“计划—行动—观察—反思”的螺旋循环过程，不断修订完善妇科腔镜术后患者早期活动护理实践标准及流程。重点关注活动时机、流程、方案、疼痛管理，健康教育贯穿全程。患者及其家属作为研究的参与者和实践者，及时反馈结果，团队通过不断反思、完善，与患者沟通，及时调整方案，使活动具有科学性、可行性、安全性，督促策略实施。

四、产出和成果

说明：将 2017 年 5 月妇科腔镜手术共 56 人作为改进前基线资料，将 2017 年 11 月妇科腔镜手术共 61 人作为改进后的资料。

1. *提高了妇科腔镜术后患者早期活动的依从性* 改进后，妇科腔镜术后患者早期活动依从性在 90% 以上。本研究由多学科团队参考国内外文献，进行循证，制订早期活动管理方案。研究者通过亲自实践和预试验，不断修订完善。通过患者及其属的参与，在行动中逐步完善方案，保证了活动方案的可行，避免了盲目活动导致的不安全事件发生，也给临床护士提供实证支持。多学科团队每周集中进行特殊案例讨论分析，提高了护士个案护理能力。床尾挂早期活动路径表，护士全程指导、督促活动。以上措施，都提高了妇科腔镜术后患者早期活动的依从性。

2. *增强了术后镇痛效果* 改进后，疼痛＞ 3 分的人数明显减少，妇科腔镜手术为微创手术，疼痛等级为轻中度疼痛。相关研究表明早期、及时、定时镇痛可减少术后疼痛，我们选用氯诺昔康在术前进行超前镇痛，术后进行定时镇痛，在疼痛前给予药物干预，防止痛觉过敏的发生，减轻疼痛（表 11-24）。

表 11-24 改进术后镇痛效果

镇痛效果	改进前	改进后
疼痛评分＞ 3 分的人数	23（41.07%）	4（6.56%）
X^2		19.59
P		0.00

3. *缩短了术后首次肛门排气时间及术后首次下床活动时间* 缩短了首次排气时间与下床时间，与改进前差异有统计学意义。腹部术后排气时间、排气量与活动时间相关，即活动越早，排气越早。通过镇痛，将疼痛评分控制≤ 3 分，有利于患者活动；通过行动研究法保证了活动管理的科学性、可行性、安全性。首次下床活动，在医护人员指导下进行，保证安全。床尾挂早期下床活动路径表，活动任务明确，医护患家属共同对活动过程进行督促；将首次下床活动时间提前至术后 6h，更早地活动，促进肠功能恢复，使排气时间提前，保证了患者在术后 24h 内能离床活动（表 11-25）。

4. *增强了患者术后的舒适度* 患者术后不适的原因主要是疼痛和疲乏，镇痛能降低疼痛和疲乏的发生；早期活动，促进肠功能恢复，减少腹胀；责任护士进行个案护理，随时与患者沟通、关注患者需求，提供心理与情感支持，以上措施都有助于增加术后舒适感（表 11-26）。

表 11-25　术后首次肛门排气时间及术后首次下床活动时间缩短

观察指标	改进前	改进后	t	P
首次排气时间	25.40 ± 2.76	16.20 ± 2.04	8.47	< 0.01
首次下床时间	20.90 ± 3.45	6.50 ± 0.71	12.94	< 0.01

表 11-26　患者术后的舒适度增强

舒适度	改进前	改进后	t	P
术后 24h	79.00 ± 2.58	92.50 ± 4.86	− 7.76	< 0.01
术后 72h	97.30 ± 1.64	105.30 ± 3.02	− 7.37	< 0.01

5. *提高了患者的满意度*　出院患者的满意度持续在 98% 以上（图 11-27）。

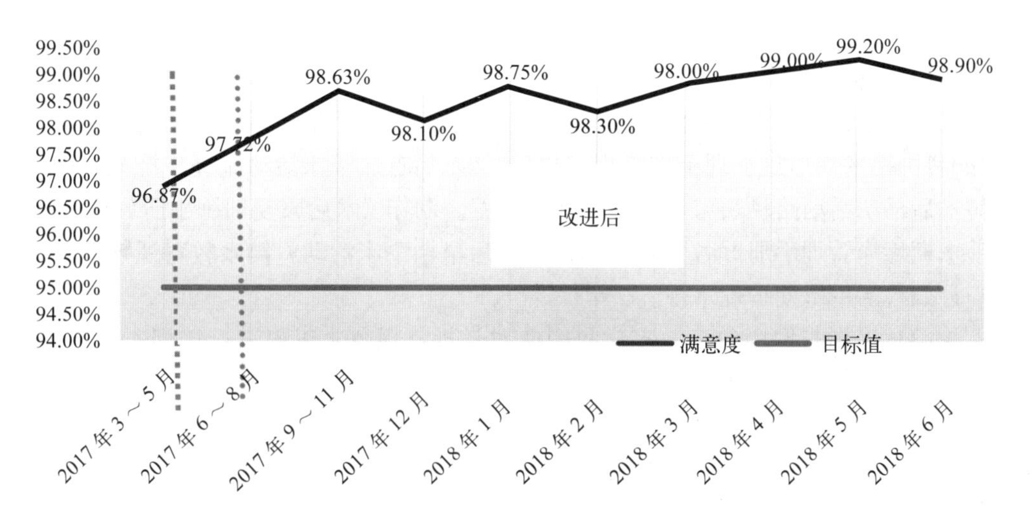

图 11-27　患者的满意度提高

护理人员接触患者的机会增多、沟通次数增加；围手术期的疼痛管理，减少了术后疼痛；患者早期活动，促进了术后康复，这些因素都提高了患者的满意程度。

6. *无形成果*　在质量改进手法运用、专业知识、团队合作能力、创新思维能力、沟通能力及护患关系融洽等方面有显著提高（图 11-28）。

质量改进历时 9 个月，成员们参加系列培训、定期特殊案例分析、健教视频及处方的制作，提高了专业知识及技能；多学科团队的参与，开阔了视野，提高了创新思维能力；在工作中获得满足感与成就感，激发了工作热情，使护患关系更融洽；主动参与科室管理，增强了科室凝聚力及团队合作能力，提高了沟通能力。

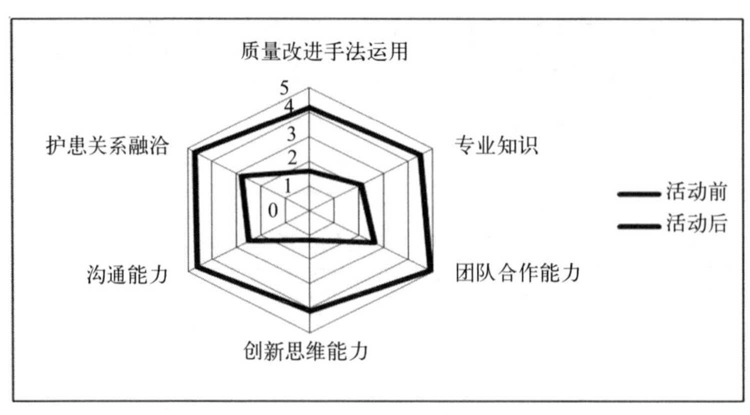

图 11-28　无形成果

成果推广

1. 修订常规、规范、流程

(1) 制定《妇科术后下床活动评估标准》《妇科术后早期下床活动工作流程》《妇科围手术期疼痛管理工作流程与规范》《术后首次下床活动流程与规范》《妇科术后早期活动路径表》,规范具体活动方案。制作《术后康复训练手册》及《围手术期疼痛管理手册》各 1 份、拍摄《术后早期下床活动》健康教育视频 1 部,修订妇科围手术期护理常规。

(2) 培训与健康教育：多学科团队对常规、规范、流程进行培训；到床边对护士进行一对一指导及考核，保证人人过关。将健教视频在病房定期播放，护士按早期活动路径表对患者进行一对一教育及指导。

(3) 将妇科腔镜患者术后患者的早期活动纳入科内专科质量指标，进行督导检查，保证持续质量改进。

2. 成果推广使用　召开“外科加速康复现场会”及荆州市继续教育项目“外科加速康复护理学习班”，将活动成果在院内、荆州市内进行推广使用。

3. 开展相关研究　申报荆州市科技局课题 2 项，为《妇科全麻腹部术后患者早期最适宜体位的研究及应用》及《快速康复外科在妇科腹腔镜手术中的应用及意义》，发表论文 2 篇，1 篇发表在《长江大学学报》，题目为《妇科术后患者舒适状况调查及影响因素研究》，1 篇发表在《护士进修杂志》，题目为《腹部全麻术后早期卧位的研究进展》。

第五节 基于加速康复理念的宫颈癌围手术期管理模式

一、案例背景

宫颈癌是妇科常见恶性肿瘤，主要手术方式为腹腔镜下广泛子宫切除术联合盆腔淋巴清扫术。广泛子宫切除术是切除子宫、宫旁组织、阴道、阴道旁组织≥ 3cm。子宫的切除对女性心理、内分泌及卵巢功能造成影响。部分患者要进行同步放化疗，周期长，压力大；切除范围广，损伤支配膀胱的自主神经，出现术后膀胱麻痹；进行盆腔淋巴结切除，影响淋巴回流，形成盆腔淋巴囊肿。阴道部分切除对性生活造成影响。而传统围手术期管理模式存在局限性：措施缺乏循证，不能适应围手术期无痛、无栓、无管的要求；只重视住院期间的管理，不重视慢性病长期管理；重视疾病的护理，不重视康复问题。患者因围手术期创伤应激反应重及术后并发症的发生，导致恢复延迟。

二、团队介绍

团队成员及分工见表 11-27。

表 11-27 团队成员及分工

序号	姓名	职务	项目职责
1	丁永艳	妇产科护士长	项目总负责
2	李梅	妇科护士、硕士	查找、综合证据、证据评级、总结
3	阮晓旭	妇科护士	设计调查表、数据收集、数据分析
4	张水蓉	妇科主任	计划、指导、组织医疗团队
5	张正娥	妇产副主任	组织、协调、质量控制
6	韩利荣	妇科护士	临床应用、质量控制
7	李 芳	麻醉科主任	组织实施
8	刘桃英	营养科主任	组织实施
9	刘明辉	康复科治疗师	组织实施
10	高早琼	心理咨询师	组织实施

三、原因分析

采用根本原因分析法，找出原因共 13 项，确定制度不健全、无标准流程、ERAS 理念认识不足、缺乏围手术期管理规范及有序开展策略共 4 项为主要原因，具体见图 11-29。

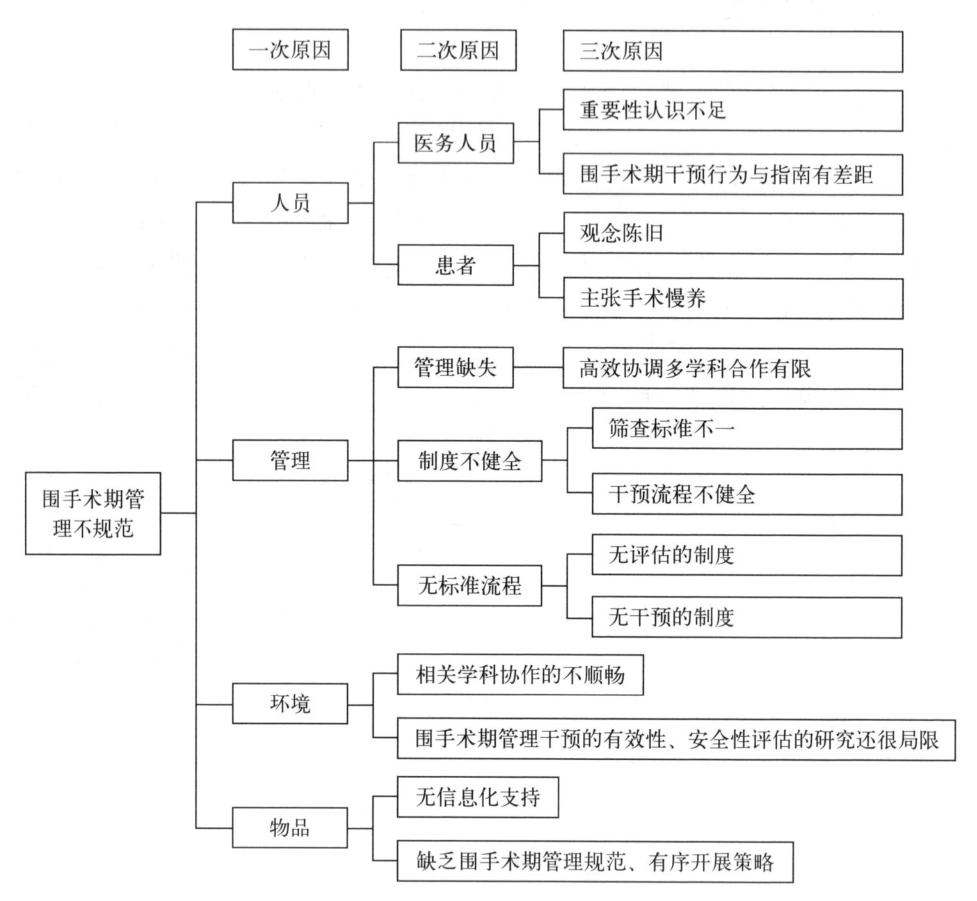

图 11-29 宫颈癌围手术期管理不规范的原因分析

四、实施过程

1. 建立以护理为主导的围手术期多学科管理方案：组建多学科团队和 ERAS 护理小组，开展专病门诊 - 基于加速康复理念的围手术期管理 - 出院准备 - 手术后 2 年的宫颈癌全程一体化管理模式。

2. 对关键的优化措施进行临床研究，细化量化，做到有章可循：将核心内容如血栓预防、早期活动、围手术期疼痛等单个策略应用于临床，制订最佳妇科特征化策略，并细化量化，保证落实（表 11-28）。

表 11-28 单个策略的研究运用

时间	研究内容	研究方法	细化措施	研究效果
2016 ~ 2018 年	血栓预防研究	课题 清单管理	Caprini 分层预防策略在妇科的应用 DVT 干预性护理路径的建立 清单制管理在妇科围手术期 VTE 预防中的应用	提高了预防措施的落实率 降低了 VTE 发生率
2016 ~ 2018 年	术后适宜体位研究	课题 行动研究法	Aldrete 评估表在体位改变中的应用 术后采取枕枕头，床头抬高 15° ~ 30° 是患者最适宜体位	将舒适体位运用于术后，减少了恶心等发生，促进了患者舒适
2017 年	早期下床活动管理	行动研究法 PDCA	早期下床活动评估标准 工作流程 具体活动方案 制订活动路径表	将床上活动时间提至术后回病房，将下床活动提前至术后 6h，保证了患者早期活动，减少了并发症的发生
2018 年	减少术后电解质紊乱的发生	PDCA	规范肠道清理管理 规范术前补钾管理 规范围手术期饮食管理	减少了术后低钾、低钠等电解质紊乱的发生
2018 年	围手术期疼痛的管理	新业务新技术	规范了围手术期疼痛的管理	降低了围手术期的疼痛，保证了早期下床活动
2020 ~ 2021 年	妇科围手术期的营养管理	护理循证 访谈	规范妇科围手术期营养管理	改善患者的康复结局

3. 策略 1 血栓预防研究：通过制订分层预防策略，建立预防性干预路径，并将清单制管理融入其中进行过程管理，加强自查、自控、他控，在过程管理中发挥着自动提醒、督促和激励的作用，提高了预防措施的落实率，降低了 VTE 的发生率。分层预防清单见表 11-29。

表 11-29 VTE 分层预防清单

姓名： 床号： 住院号： 诊断：

预防措施 \ 时间		入院当天	入院 2 ～ 3d	术前 1d	手术当天	术后 1d	术后 2 ～ 3d	术后 4d 至出院	出院当天
基本预防	血栓风险评估、分级	□是	——	□是	□是	□是	——	——	□是
	出血风险评估	□是	——	——	□是	□是	——	——	□是
	分层预防知识指导	□是	——	——	□是	□是	——	——	□是
	踝泵运动、股四头肌收缩运动，4 次 / 天，每次 20 组								
	早晨 8：00	□是	□是	□是	□是	□是	□是	□是	□是
	中午 12：00	□是	□是	□是	□是	□是	□是	□是	□是
	晚 6：00	□是	□是	□是	□是	□是	□是	□是	□是
	睡前 21：00	□是	□是	□是	□是	□是	□是	□是	□是
	下床活动 4 次 / 天，每次 30min								
	早晨	□是	□是	□是	□是	□是	□是	□是	□是
	中午	□是	□是	□是	□是	□是	□是	□是	□是
	晚	□是	□是	□是	□是	□是	□是	□是	□是
	睡前	□是	□是	□是	□是	□是	□是	□是	□是
	温水泡脚（水温 40 ～ 45℃，早、晚各 1 次，每次 10 ～ 15min）								
	晨 7：30	□是	□是	□是	□是	□是	□是	□是	□是
	晚 8：30	□是	□是	□是	□是	□是	□是	□是	□是

续表

预防措施＼时间		入院当天	入院 2 ～ 3d	术前 1d	手术当天	术后 1d	术后 2 ～ 3d	术后 4d 至出院	出院当天
物理预防	梯度压力袜（中危以上患者）	——	——	□是	□是	□是	□是	□是	□是
	间歇充气加压装置 2 次 / 天，每次 20min（中危以上患者）	□是	□是	□是	□是	□是	□是	□是	□是
药物预防	低分子肝素（中危以上患者，根据病情）	——	——	□是	□是	□是	□是	□是	□是
管床医生签名									
责任护士签名									
患者家属签名									

4. 策略 2 术后适宜体位研究：将 Aldrete 评分表运用于麻醉清醒状态评估，麻醉清醒后枕枕头，床头抬高 15º～30º，并行渐进式床头抬高，减少了头痛、恶心、呕吐等发生。

5. 策略 3 早期活动管理：采用行动研究法，在问题识别阶段，由护士进行早期调查和全程跟踪，发现问题，提交质量改进小组，小组进行循证，制订方案，进行亲自试验和预试验，进行修订。患者及其家属作为研究的参与者与实践者，及时反馈结果。通过“计划—行动—观察—反思”两个螺旋过程改进，构建早期活动实践标准及流程，指导临床。手术后返回病房即进行翻身—握拳—抬腿—深呼吸等床上活动，让首次下床活动提至术后 6h，术后 6h 离床活动率达 90% 以上。术后首次下床活动评估标准及流程见图 11-30 和图 11-31。

6. 策略 4 减少术后电解质紊乱的发生：运用 PDCA 管理循环八个步骤，采取术前预防补钾 3g；术前晚 10 时、术前 2h 口服营养液 300ml；根据手术台次个性化进行饮食指导，缩短禁食水时间；个性化的肠道准备等措施，减少了低钾、低钙等发生。

7. 策略 5 围手术期疼痛的管理：施行术前、术中、术后、康复期全程的预防性镇痛，多种形式的健康教育，定时评估与动态评估相结合，多模式的镇痛方式及镇痛药物运用。实施个体化镇痛方案，达到治疗方案、治疗时间、治疗剂量、给药途径的个体化，实现了最小的剂量达到最佳的镇痛效果的目标，降低了围手术期疼痛。个性化镇痛方案见图 11-32。

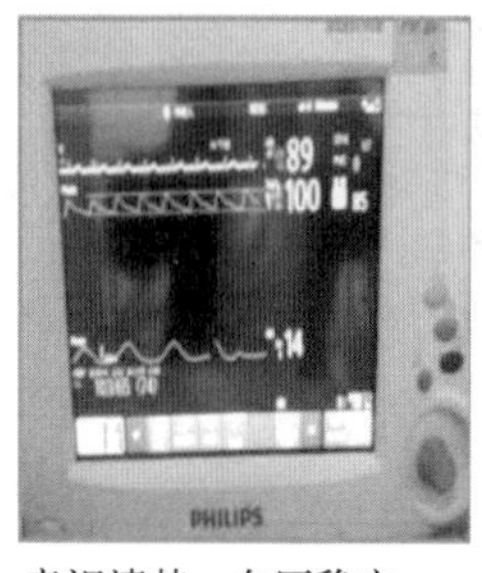

意识清楚，血压稳定

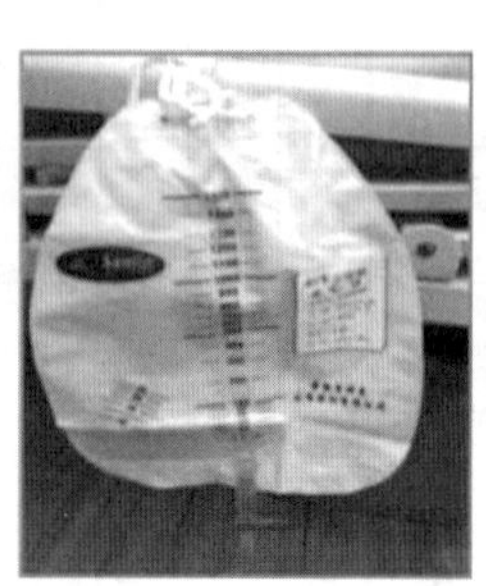
引流量小于 600ml/24h

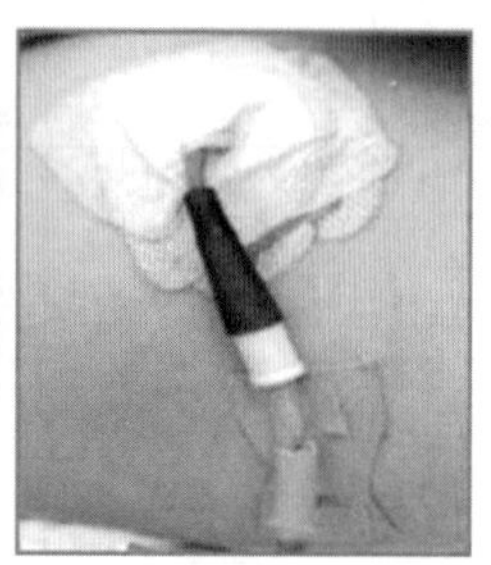
管道固定稳定

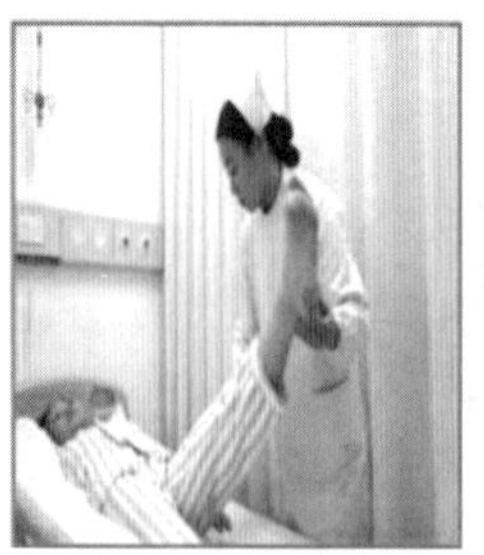
肌力评分≥ 3 级

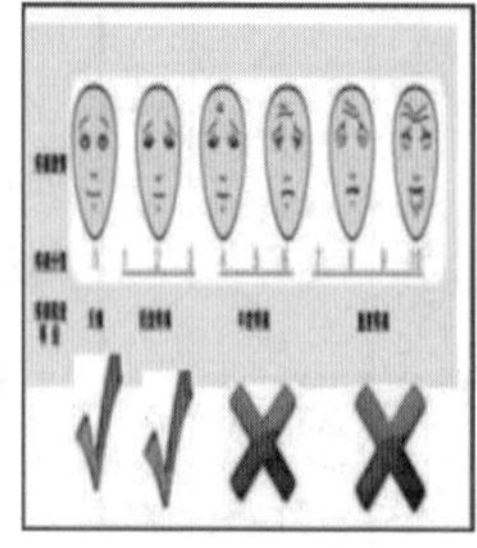
疼痛评分≤ 3 分

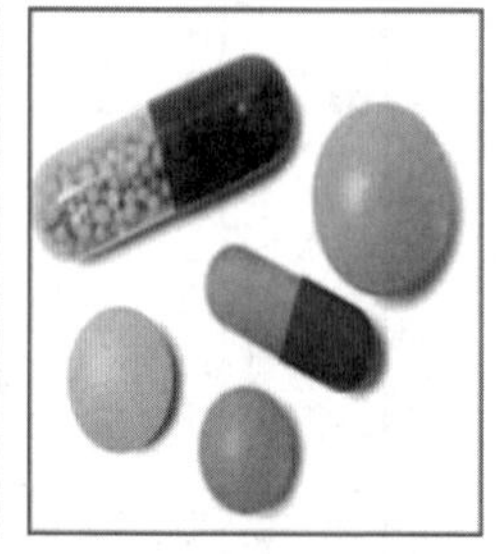
未使用易嗜睡的药物

图 11-30　术后首次下床活动评估标准

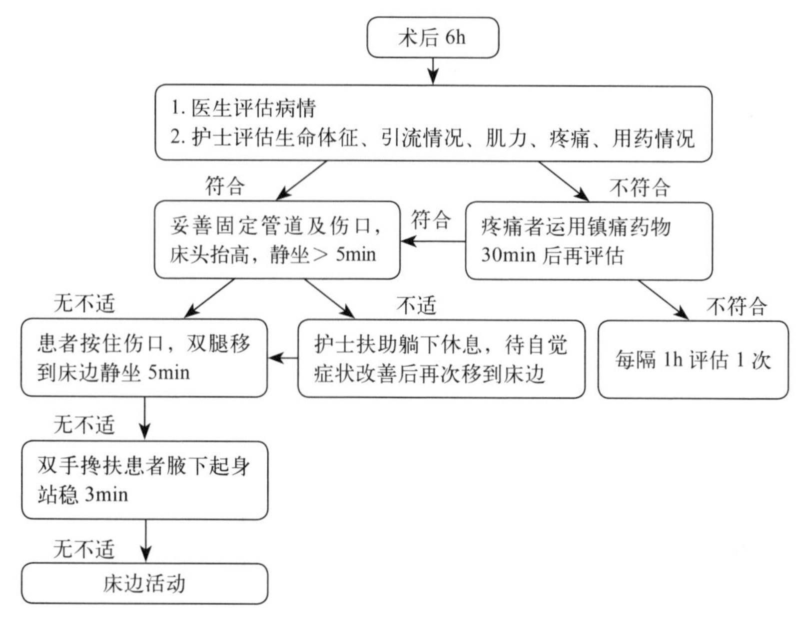

图 11-31 术后首次下床活动的工作流程

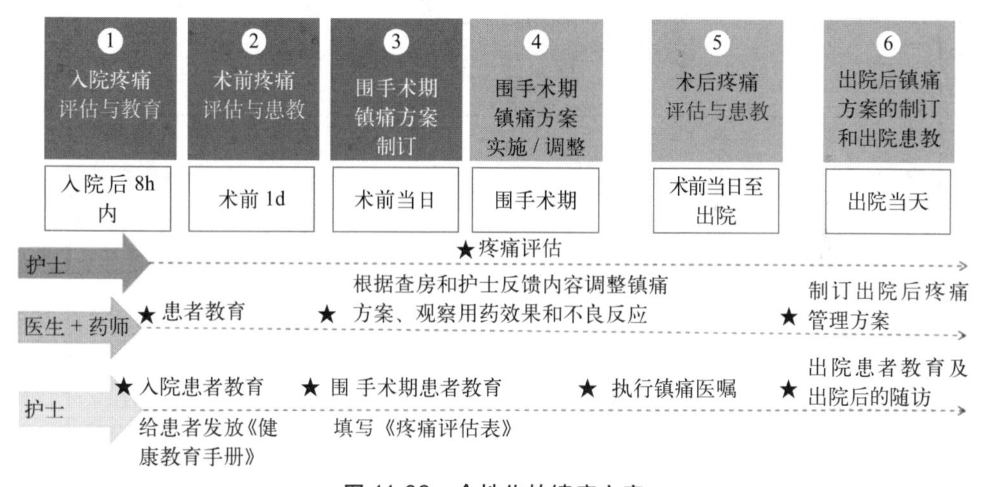

图 11-32 个性化的镇痛方案

8. 策略 6 围手术期营养管理：用 NRS-2002 进行营养风险筛查，评分＞3 分，实施个性化营养支持，强化口服优先、蛋白质优先，足量供给，时间贯穿于术前、术后及出院后。将能量目标需要量计算融入 his 系统，实现数据一键式提取；营养师细化食物的种类及量，患者个性化选取。

将多项策略整合，有据可依

将 6 项单一策略进行整合，制作宫颈癌快速康复路径表，将策略细化到每天，运用于临床，让 ERAS 中多种措施的单一作用及联合作用发挥至最大效应。宫颈癌快速康复路径表见表 11-30。

表 11-30　腹腔镜下宫颈癌根治术快速康复路径表

姓名　　性别　　年龄　　住院号　　入院日期：　年　月　日
手术时间：　年　月　日　　手术时长：　小时　　术中体位　　手术方式　　出院时间：　年　月　日

日期	手术前	手术前一天	手术当天	术后第 1 天	术后第 2 天	术后第 3 天	术后第 4 天出院
康复训练	□1. 肺功能训练：深呼吸：患者在放松的状态下进行锻炼，吸气时，最大限度地向外扩张腹部，胸部保持不动。呼气时，最大限度地向内收缩腹部，胸部保持不动 □2. 血栓预防训练（踝泵运动、股四头肌收缩运动）：4 次 / 天，20 组 / 每次 □3. 盆底肌肉、肛门肌肉功能训练：每天 3 次，每次 5 ～ 10min	□1. 肺功能训练（深呼吸）：5 次 / 小时 □2. 血栓预防训练(踝泵运动、股四头肌收缩运动)：4 次 / 天，20 组 / 每次 □3. 盆底肌肉、肛门肌肉功能训练：每天 3 次，每次 5 ～ 10min	□1. 肺功能训练：麻醉清醒过来时尝试做 2 ～ 3 个缓慢的深呼吸 □2. 血栓预防训练（踝泵运动、股四头肌收缩运动）：4 次 / 天，20 组 / 每次	□1. 肺功能训练（深呼吸）：5 次 / 小时 □2. 血栓预防训练（踝泵运动、股四头肌收缩运动）：4 次 / 天，20 组 / 每次 □3. 盆底肌肉、肛门肌肉功能训练：每天 3 次，每次 5 ～ 10min	□1. 肺功能训练（深呼吸）：5 次 / 小时 □2. 血栓预防训练（踝泵运动、股四头肌收缩运动）:4 次 / 天，20 组 / 每次 □3. 盆底肌肉、肛门肌肉功能训练：每天 3 次，每次 5 ～ 10min	□1. 肺功能训练（深呼吸）：5 次 / 小时 □2. 血栓预防训练（踝泵运动、股四头肌收缩运动）：4 次 / 天，20 组 / 每次 □3. 盆底肌肉、肛门肌肉功能训练：每天 3 次，每次 5 ～ 10min	□1. 肺功能训练（深呼吸）：5 次 / 小时 □2. 血栓预防训练（踝泵运动、股四头肌收缩运动）：4 次 / 天，20 组 / 每次 □3. 盆底肌肉、肛门肌肉功能训练：每天 3 次，每次 5 ～ 10min
饮食	□指导患者进普食	□1. 指导患者进半流质饮食 □2.22：00 口服 12.5% 糖水 400ml	□1. 术前禁食 6h，术前 2h 进食 12.5% 糖水 400ml（第一台手术请于 5：30 ～ 6：00 口服完；第二台手术请于 9：30 ～ 10：00 口服完）	□1. 患者进半流质饮食 □2. 咀嚼口香糖，至少 3 次 / 天，10 ～ 15min/ 次	□1. 患者进软食 □2. 咀嚼口香糖，至少 3 次 / 天，10 ～ 15 分钟 / 次	□1. 患者进普食 □2. 咀嚼口香糖，至少 3 次 / 天，10 ～ 15 分钟 / 次	□患者进普食

续表

日期	手术前	手术前一天	手术当天	术后第 1 天	术后第 2 天	术后第 3 天	术后第 4 天出院
			□2.麻醉清醒后回病房，评估无不适，即可咀嚼无糖口香糖，每日 3 次，10～15 分钟 / 次 □3. 无不适，术后 4h 饮食 50 ml □4. 无不适，术后 6h 进半流质饮食				
静脉补液		□1. 术前补钾 3g □2. 补液 1000ml	□静脉补液维持血流动力学稳定	□静脉补液 1500～2000ml	□如果能正常进食，可停止补液	□停止补液	□停止补液
疼痛管理	□1. 疼痛管理的新理念、新方法 □2. 围手术期疼痛的危害及良好镇痛的意义 □3. 疼痛评估的方法，当出现疼痛或疼痛不能缓解时及时报告医务人员	□1. 考核患者疼痛评估方法、疼痛危害、镇痛的意义的知识掌握情况 □2. 告知患者围手术疼痛控制目标为：疼痛评分≤ 3 分 □3. 告知患者疼痛评分＞ 4 时随时告知医护人员 □4.22：00 口服艾司唑仑（舒乐安定）1 颗，促进患者睡眠	□1. 术前 30min 使用非甾体抗炎药物进行超前镇痛 □2. 疼痛的评估：定时评估及即时评估，定时评估，每 4 小时一次；患者告知疼痛评分超过 3 分时即时评估 □3. 定时镇痛：术后使用非甾体抗炎药物药物镇痛，2 次 / 天，两次用药间隔时间＞ 8 h □4. 即时镇痛：疼痛评分＞ 4 分的加用弱阿片类的药物，＞ 6 分加用强阿片类的药物	□1. 疼痛的评估：定时评估及即时评估，定时评估，每 4 小时一次；患者告知疼痛评分超过 3 分时即时评估 □2. 定时镇痛：术后使用非甾体抗炎药物药物镇痛，2 次 / 天，两次用药间隔时间＞ 8h □3. 即时镇痛：疼痛评分＞ 4 分的加用弱阿片类的药物，＞ 6 分加用强阿片类的药物	□1. 疼痛的评估：定时评估及即时评估，定时评估，每 4 小时一次；患者告知疼痛评分超过 3 分时即时评估 □2. 定时镇痛：术后使用非甾体抗炎药物药物镇痛，2 次 / 天，两次用药间隔时间＞ 8h □3.即时镇痛：疼痛评分＞4分的加用弱阿片类的药物，＞6分加用强阿片类的药物	□1.疼痛的评估：定时评估及即时评估，定时评估，每 4 小时一次；患者告知疼痛评分超过 3 分时即时评估 □2. 定时镇痛：术后使用非甾体抗炎药物药物镇痛，2 次 / 天，两次用药间隔时间＞ 8h □3. 即时镇痛：疼痛评分＞ 4 分的加用弱阿片类的药物，＞ 6 分加用强阿片类的药物	□1. 疼痛的评估：轻度疼痛，可改为每天评估一次 □2. 患者无特殊禁食要求，改用口服药物镇痛

续表

日期	手术前	手术前一天	手术当天	术后第1天	术后第2天	术后第3天	术后第4天出院
早期活动	□1. 介绍早期下床活动的好处及方法 □2. 教会患者术后恢复操	□1. 指导患者进行体位训练（平卧位—半坐位—移向床沿—背靠背坐在床沿—站立） □2. 考核患者是否掌握术后恢复操	□1. 回病房，麻醉清醒，生命体征平稳，枕枕头，床头抬高15°～30° □2. 术后1～6h进行床上活动：每2小时行握拳—举手—抬臂—扩胸—勾踝—屈膝—抬腿，每个动作5次，每2小时翻身1次 □3. 术后6h在主管护士及家属帮助下进行床边活动，活动3圈	□1. 坐起进食 □2. 术后第一天，在病房内活动，每次15～20分钟，3次/天 □3. 术后恢复操，每个动作10次，每天3次	□1. 坐起进食 □2. 术后第二天，在病区内活动，每次15～20分钟，3次/天 □3. 术后恢复操，每个动作10次，每天3次	□1. 自由活动 □2. 术后恢复操，每个动作10次，每天3次	□1. 自由活动 □2. 术后恢复操，每个动作10次，每天3次
VTE预防	□1. 告知患者择期手术并发症VTE发生原因及预防措施 □2. 教会患者血栓预防训练（踝泵运动、股四头肌收缩运动） □3. 教会患者进行有效咳嗽（双手捂住伤口咳嗽）	□1. 考核患者是否掌握血栓预防训练 □2. 考核患者是否掌握有效咳嗽	□1. 调高室温，肢体注意保暖 □2. 术前穿好弹力袜入手术室，术中检查患者弹力袜卷边、型号大小或者严重皱褶等 □3. 术后行气压治疗，2次/天，20分钟/次 □4. 遵医嘱使用药物治疗 □5. 温水泡脚，水温40～45℃，早晚各1次，10～15分钟/次 □6. 血栓预防训练 □7. 有效咳嗽	□1. 穿弹力袜达16小时/天 □2. 气压治疗，2次/天，20分钟/次 □3. 遵医嘱使用药物治疗 □4. 温水泡脚，水温40～45℃，早晚各1次，10～15分钟/次 □5. 血栓预防训练 □6. 有效咳嗽	□1. 穿弹力袜达16小时/天 □2. 气压治疗，2次/天，20分钟/次 □3. 遵医嘱使用药物治疗 □4. 温水泡脚，水温40～45℃，早晚各1次，10～15分钟/次 □5. 血栓预防训练 □6. 有效咳嗽	□1. 穿弹力袜达16小时/天 □2. 气压治疗，2次/天，20分钟/次 □3. 遵医嘱使用药物治疗 □4. 温水泡脚，水温40～45℃，早晚各1次，10～15分钟/次 □5. 血栓预防训练 □6. 有效咳嗽	□1. 穿弹力袜达16小时/天 □2. 气压治疗，2次/天，20分钟/次 □3. 遵医嘱使用药物治疗 □4. 温水泡脚，水温40～45℃，早晚各1次，10～15分钟/次 □5. 血栓预防训练 □6. 有效咳嗽

续表

日期	手术前	手术前一天	手术当天	术后第 1 天	术后第 2 天	术后第 3 天	术后第 4 天出院
沐浴		□手术前洗头、洗澡、洗肚脐	□术后，护士协助患者进行擦浴	□在主管护士或家属协助下进行擦浴	□用保鲜薄膜包裹伤口 3 圈，在家属的协助下沐浴	□用保鲜薄膜包裹伤口 3 圈，在家属的协助下沐浴	□用保鲜薄膜包裹伤口 3 圈，在家属的协助下沐浴
出院回家				□ 1. 考虑清楚回家后谁能照顾患者 □ 2. 与家属沟通，并确定谁会来接患者回家	□ 1. 考虑清楚，患者在家时该如何应对自己的生活 □ 2. 可以把患者关心的问题告知你的主管护士 □ 3. 提前与接患者回家的人沟通好	□ 1. 考虑清楚在家时患者该如何应对自己的生活并就此与家属商量、交流 □ 2. 与主管护士确认患者回家后复诊的方式	□向患者及家属确认一遍：所有事情都已经安排妥当了
病情变异记录	□无 □有， 原因：	□无 □有， 原因：	□无 □有， 原因：	□无 □有， 原因：	□无 □有， 原因：	□无 □有， 原因：	□无 □有， 原因：

规范标准流程，有规可用：制定常规 1 项，专科 SOP 共 9 项，包括术前准备、口服磷酸钠盐清理肠道、接手术病人、围手术期疼痛管理、围手术期饮食管理、术后下床活动、术后恶心呕吐预防、术后肠梗阻预防、手术感染、VTE 预防，指导临床工作。

制作多学科工作流程，强化落实

依据妇科 ERAS 指南的优化策略，将医、护、麻醉师、手术室、营养师、心理咨询师、患者家属在围手术期每天需要落实的措施进行细化，并挂床尾，多学科团队按照要求标准落实。腔镜下宫颈癌根治术患者住院 ERAS 流程见表 11-31。

表 11-31 腹腔镜下宫颈癌根治术患者住院 ERAS 流程

时间	病房护理	外科医生	麻醉科	手术室	营养师	患者及其家属
手术前	1. 普食 2.ERAS 相关知识介绍 3. 介绍围手术期疼痛的管理 4. 介绍早期下床活动的好处及方法 5. 术前康复训练： 肺功能训练：深呼吸、有效咳嗽 血栓预防训练：踝泵运动、股四头肌收缩运动、有效咳嗽 盆底肌肉、肛门肌肉功能训练 腹腔镜术后恢复操 手术体位训练	1. NRS2002 评分表进行营养评估 医生宣教 2.Caprini 评分并评估是否进行 VTE 预防 3. 术前全身功能评估			1. 指征：6 个月内体重下降≥ 10%；进食量＜推荐摄入量的 60%，持续＞ 10d；体质指数＜ 18.5kg/m^2；血清白蛋白＜ 30g/L 2. 方法：肠内 ± 肠外营养 3. 时间：7 ～ 10d	1. 口香糖备用 2. 腹带备用 3. 弹力袜备用
术前 1 天	1. 半流质饮食 2. 口服磷酸钠盐进行肠道准备，剂量个性化，观察大便情况 3. 抽血交叉，备血 4. 补钾 3g，补液 1000ml 5. 做抗生素皮试 6. 指导患者手术前洗头、洗澡、洗肚脐 7. 晚 10 点指导患者口服 12.5% 糖水 400ml 8. 口服艾司唑仑（舒乐安定）1 颗，促进患者睡眠	1. 术前评估和术前讨论 2. 术前谈话，告知出院标准	术前 ASA 评估，采纳患者及家属意见并制定镇痛方案	术前探视，告知手术流程		1. 口服 12.5% 糖水 400ml（糖尿病患者口服生理盐水 400ml）

续表

时间	病房护理	外科医生	麻醉科	手术室	营养师	患者及其家属
手术前当天	1. 术前2h备皮 2. 术前2h指导患者口服12.5%糖水400ml(第一台手术请于5：30～6：00口服完；第二台手术请于9：30～10：00口服完) 3. 穿弹力袜 4. 术前30min使用非甾体抗炎药物进行超前镇痛	1. 腹腔镜手术 2. 术中留置导尿管 3. 合理留置腹腔引流管	1. 全麻成功 2. 麻醉深度监测 3. 限制性补液，必要时监测心排量，进行目标导向液体治疗 4 监测中心体温	1. 保持室温25℃ 2. 覆盖保温毯 3. 术前30min预防性抗生素输注 4. 弹力袜术中持续使用，术中检查患者弹力袜卷边、型号大小或者严重皱褶等		1. 口服12.5%糖水400ml（糖尿病患者口服生理盐水400ml） 2. 穿弹力袜

续表

时间	病房护理	外科医生	麻醉科	手术室	营养师	患者及其家属
手术后当天	1. 监护生命体征 2. 伤口敷料、阴道出血的观察 3. 腹腔引流管及尿管的观察及护理 4. 疼痛管理：进行疼痛评分，使用定时镇痛，术后使用非甾体抗炎药物药物镇痛，2 次 / 天，两次用药间隔时间 > 8h 即时镇痛：疼痛评分 > 4 分的加用弱阿片类的药物，> 6 分加用强阿片类的药物 5. 饮食管理：麻醉清醒后回病房，评估无不适，即可咀嚼无糖口香糖，每日 3 次，10 ～ 15 分钟 / 次；无不适，术后 4h 饮食 50ml；无不适，术后 6h 进半流质饮食 6. 活动管理：回病房，麻醉清醒，生命体征平稳，枕枕头，床头抬高 15° ～ 30°；术后 1 ～ 6h 进行床上活动（握拳—举手—抬臂—扩胸—勾踝—屈膝—抬腿，每个动作 5 次，每 2 小时翻身 1 次）；术后 6h 在主管护士及其家属帮助下进行床边活动，活动 3 圈 7. 血栓预防：术后行气压治疗，2 次 / 天，20 分钟 / 次；遵医嘱使用药物治疗；温水泡脚，水温 40 ～ 45℃，早晚各 1 次，10 ～ 15 分钟 / 次；血栓预防训练，踝泵运动、股四头肌收缩运动，4 次 / 天，20 组 / 每次；有效咳嗽	1. 输液治疗 2.VTE 预防 3. 预防恶心、呕吐 4. 预防性疼痛处理 5.NRS2002 评分表进行营养评估	评估麻醉后状态并指导个性化镇痛		经口进食量 < 推荐摄入量的 60%，添加肠内营养制剂	1. 在护士的指导下进食进水 2. 疼痛评分 > 4 时随时告知医护人员 3. 在护士的指导下进行床上及下床活动 4. 在护士的指导下进行血栓预防

续表

时间	病房护理	外科医生	麻醉科	手术室	营养师	患者及其家属
术后第1天	1. 监护生命体征 2. 伤口敷料、阴道出血的观察 3. 腹腔引流管及尿管的观察及护理 4. 疼痛管理：进行疼痛评分，使用定时镇痛，术后使用非甾体抗炎药物药物镇痛，2次/天，两次用药间隔时间＞8h即时镇痛：疼痛评分＞4分的加用弱阿片类的药物，＞6分加用强阿片类的药物 5. 饮食管理：患者进半流质饮食；咀嚼口香糖，至少3次/天，10～15分钟/次 6. 活动管理：坐起进食；在病房内活动，每次15～20分钟，3次/天；腹腔镜术后恢复操，每个动作10次，每天3次 7. 血栓预防：穿弹力袜16h以上；术后行气压治疗，2次/天，20分钟/次；遵医嘱使用药物治疗；温水泡脚，水温40～45℃，早晚各1次，10～15分钟/次；血栓预防训练，踝泵运动、股四头肌收缩运动，4次/天，20组/每次；有效咳嗽	1. VTE预防 2. 预防抗生素输注 3. 合理补液 4. 预防恶心、呕吐 5. 预防性疼痛处理	指导个性化镇痛			1. 进半流质饮食 2. 自我疼痛评估，疼痛评分＞4时随时告知医护人员 3. 咀嚼口香糖，3次/天，10～15分钟/次 4. 踝泵运动、股四头肌收缩运动，4次/天，20组/每次 5. 腹腔镜术后恢复操，每个动作10次，每天3次 6. 盆底肌肉、肛门肌肉功能训练：每天3次，每次5～10min 7. 深呼吸：连续做2～3个缓慢深呼吸，5次/小时 8. 有效咳嗽 9. 温水泡脚，水温40～45℃，早晚各1次，10～15分钟/次 10. 病房内活动，每次15～20min，3次/天

续表

时间	病房护理	外科医生	麻醉科	手术室	营养师	患者及其家属
术后第2天	1. 监护生命体征 2. 伤口敷料、阴道出血的观察 3. 腹腔引流管及尿管的观察及护理 4. 疼痛管理：进行疼痛评分，使用定时镇痛，术后使用非甾体抗炎药物药物镇痛，2次/天，两次用药间隔时间 > 8h 即时镇痛：疼痛评分 > 4分的加用弱阿片类的药物，> 6分加用强阿片类的药物 5. 饮食管理：患者进软食；咀嚼口香糖，至少3次/天，10～15分钟/次 6. 活动管理：坐起进食；在病房内活动，每次15～20分钟，3次/天；腹腔镜术后恢复操，每个动作10次，每天3次 7. 血栓预防：术后行气压治疗，2次/天，20分钟/次；遵医嘱使用药物治疗；温水泡脚，水温40～45℃，早晚各1次，10～15分钟/次；血栓预防训练，踝泵运动、股四头肌收缩运动，4次/天，20组/每次 8. 预防肺部感染：连续做2～3个缓慢深呼吸，5次/小时	1.VTE 预防 2. 预防抗生素输注 3. 停止补液 4. 预防恶心、呕吐 5. 预防性疼痛处理	指导个性化镇痛			1. 进软食 2. 自我疼痛评估，疼痛评分 > 4 时随时告知医护人员 3. 咀嚼口香糖，3次/天，10～15分钟/次 4. 踝泵运动、股四头肌收缩运动，4次/天，20组/每次 5. 腹腔镜术后恢复操，每个动作10次，每天3次 6. 盆底肌肉、肛门肌肉功能训练：每天3次，每次5～10分钟 7. 深呼吸：连续做2～3个缓慢深呼吸，5次/小时 8. 有效咳嗽 9. 温水泡脚，水温40～45℃，早晚各1次，10～15分钟/次 10. 病房内活动，每次15～20min，3次/天

续表

时间	病房护理	外科医生	麻醉科	手术室	营养师	患者及其家属
术后第3天	1. 监护生命体征 2. 伤口敷料、阴道出血的观察 3. 腹腔引流管及尿管的观察及护理 4. 疼痛管理：进行疼痛评分，使用定时镇痛，术后使用非甾体抗炎药物药物镇痛，2次/天，两次用药间隔时间＞8 h即时镇痛：疼痛评分＞4分的加用弱阿片类的药物，＞6分加用强阿片类的药物 5. 饮食管理：患者进普食；咀嚼口香糖，至少3次/天，10～15分钟/次 6. 活动管理：在病区内自由活动 7. 血栓预防：术后行气压治疗，2次/天，20分钟/次；遵医嘱使用药物治疗；温水泡脚，水温40～45℃，早晚各1次，10～15分钟/次；血栓预防训练，踝泵运动、股四头肌收缩运动，4次/天，20组/每次	1.VTE预防 2. 预防抗生素输注 3. 停止补液 4. 预防恶心、呕吐 5. 预防性疼痛处理	指导个性化镇痛			1. 进普食 2. 自我疼痛评估，疼痛评分＞4时随时告知医护人员 3. 咀嚼口香糖，3次/天，10～15分钟/次 4. 踝泵运动、股四头肌收缩运动，4次/天，20组/每次 5. 腹腔镜术后恢复操，每个动作10次，每天3次 6. 盆底肌肉、肛门肌肉功能训练：每天3次，每次5～10分钟 7. 深呼吸：连续做2～3个缓慢深呼吸，5次/小时 8. 有效咳嗽 9. 温水泡脚，水温40～45℃，早晚各1次，10～15分钟/次 10. 病房内自由活动

续表

时间	病房护理	外科医生	麻醉科	手术室	营养师	患者及其家属
术后第4天及以后	1. 监护生命体征 2. 伤口敷料、阴道出血的观察 3. 腹腔引流管及尿管的观察及护理 4. 疼痛管理：根据患者情况改为口服镇痛药或停用镇痛药 5. 饮食管理：患者进普食；咀嚼口香糖，至少3次/天，10～15分钟/次 6. 活动管理：在病区内自由活动 7. 血栓预防：术后行气压治疗，2次/天，20分钟/次；遵医嘱使用药物治疗；温水泡脚，水温40～45℃，早晚各1次，10～15分钟/次；血栓预防训练，踝泵运动、股四头肌收缩运动，4次/天，20组/每次	VTE 预防 评估尿管拔除 评估引流管拔除	停用或使用镇痛药			1. 进普食 2. 自我疼痛评估，疼痛评分＞4时随时告知医护人员 3. 咀嚼口香糖，3次/天，10～15分钟/次 4. 踝泵运动、股四头肌收缩运动，4次/天，20组/每次 5. 腹腔镜术后恢复操，每个动作10次，每天3次 6. 盆底肌肉、肛门肌肉功能训练：每天3次，每次5～10min 7. 深呼吸：连续做2～3个缓慢深呼吸，5次/小时 8. 有效咳嗽 9. 温水泡脚，水温40～45℃，早晚各1次，10～15分钟/次 10. 病房内自由活动

制定 ERAS 质量评价体系，定期检查，持续改进

制定 ERAS 质量查检表，进行三级质控，一级质控由护士进行自查自控，二级质控由 ERAS 护理小组进行，三级质控由护士长进行，进行持续改进。

个案管理师引导下的延续性护理模式，对患者进行全程管理

以个案管理师为引导，组建多学科团队，实行收案、管案、结案标准化个管流程，借助信息化平台，为宫颈癌患者提供全程、完整的医疗服务，提高生存质量。运用护理程序方法，为患者实施精准评估、疾病教育、症状护理、自我管理、心理干预、定期随访等，提高患者的自我管理能力。个案管理具体工作流程见表 11-32。

表 11-32 个案管理工作流程

时间	介入时机	介入方式	内容
确诊期	门诊 / 入院当天	门诊 / 病房访视	术前评估患者的疾病状况，如营养状况、心理状况、既往史、经济状况、辅助检查等 提供针对性的建议、指导和帮助
治疗期	围手术期	病房访视	1. 了解手术方式，予以相关指导，解除患者顾虑
			2. 对术后患者进行访视，针对专科问题进行评估，例如：伤口疼痛、伤口愈合、引流导管功能、功能锻炼目标、淋巴水肿预防等问题，能够准确及时地评估、判断患者的情况，并通过正确的指导和宣教，引导患者有效解决
			3. 应对术后各类临床可能遇到的棘手问题，例如：围手术期血糖血压控制、肠梗阻、膀胱麻痹、静脉血栓栓塞症、伤口积液、感染、延迟愈合，及时与医生团队沟通，同时给予患者健康教育指导和心理疏导
			4. 为患者预约多学科会诊时间，制订后续治疗方案
	化疗期	电话 / 门诊 / 病房访视	1. 与多学科团队及患者共同制订化疗方案，并在化学治疗前为患者解读治疗方案，解答疑惑，提高患者治疗依从性
			2. 治疗过程中进行症状评价，根据结果实施干预措施，及时反馈给医疗团队
			3. 通过随访了解患者居家照护状况，包括伤口愈合、引流管拔除、肢体功能锻炼、血管通路维护等情况，做好患者与医疗团队之间的协调沟通反馈工作

续表

时间	介入时机	介入方式	内　容
	放疗期	电话 / 门诊 / 病房访视	1. 与多学科团队及患者共同制订放疗方案
			2. 放疗前与放疗科医生共同评估患者肢体功能状态
			3. 提醒预约并监督完成放射治疗
			4. 评估放疗不良反应，指导患者放疗后出现不良反应的应对措施，同时鼓励患者坚持功能锻炼
追踪期	放、化疗结束后	电话 / 门诊	1. 需要内分泌治疗者监督其内分泌治疗依从性
			2. 评估内分泌治疗不良反应，并进行指导
			3. 监督患者复诊情况
			4. 评估指导患者家庭，社会功能恢复情况

五、取得效果

（一）患者康复的结局指标

1. *两组首次排气时间、首次下床时间、首次经口进食时间比较*　ERAS 组与传统组比较，首次经口进食时间显著提前（$P < 0.01$）；首次下床活动时间显著提前（$P < 0.01$）；首次排气时间显著提前（$P < 0.01$），具体见表 11-33。

表 11-33　两组首次排气时间、首次下床时间、首次经口进食时间比较

分组	人数	首次排气时间（±S，h）	首次下床时间（±S，h）	首次经口进食时间（±S，h）
ERAS 组	72	13.77±3.39	6.37±0.85	8.40±5.06
传统组	65	28.30±3.28	26.70±5.16	24.40±19.42
t		−27.90	−21.29	−3.57
P		0.000	0.000	0.000

2. *两组术后并发症发生率的比较*　EMRS 组与传统组比较，降低了静脉血栓栓塞症、肠梗阻、尿潴留、恶心呕吐、发热的发生率（$P < 0.05$），具体见表 11-34。

表 11-34　两组术后并发症发生率比较

分组	人数	静脉血栓栓塞症 [N（%）]	肠梗阻 [N（%）]	尿潴留 [N（%）]	恶心呕吐 [N（%）]	发热 [N（%）]		
						＞37.5	＞38	＞38.5
ERAS 组	72	0	0	0	3（4.17）	9（12.5）	3（4.17）	3（4.17）
传统组	65	3（4.61）	3（4.61）	4（6.15）	10（15.38）	15（23.07）	5（7.69）	3（4.61）
X^2/z		4.548	4.548	6.098	5.005	－2.130		
P		0.033	0.033	0.014	0.025	0.033		

（二）患者体验指标

1. 两组疼痛程度、满意度比较　疼痛评分＞3 分的人数明显减少（$P < 0.01$），患者满意度持续升高，具体见表 11-35。

2. 两组舒适程度比较　术后 24h 舒适度及术后 72h 舒适度显著提高（$P < 0.01$），具体见表 11-36。

表 11-35　两组疼痛程度、满意度比较

分组	人数	疼痛评分＞3 分 [N（%）]	满意度（%）
ERAS 组	72	5（6.94）	99.36
传统组	65	26（40.00）	97.15
X^2		21.32	26
P		0.00	61

表 11-36　两组舒适程度比较

分组	人数	术后 24h 舒适度（$\bar{X}\pm S$，h）	术后 72h 舒适度（$\bar{X}\pm S$，h）
ERAS 组	72	94.69±6.68	102.00±4.85
传统组	65	80.10±4.53	93.28±4.76
t		－5.72	－4.05
P		0.000	0.000

（三）显性成果

从 2018 年 1 月开展至今，共有 153 名患者受益。提高了医护人员围手术期管理重要性认识，提高围手术期干预能力。修订常规、规范、流程、健教资料共 20 项。开展省市继续教育项目 3 项，辐射至 47 家医院共 784 名医务人员。申报课题 3 项，完成课题鉴定 2 项，均被鉴定为国内领先。

六、总结

ERAS 理念是综合性、以循证医学为导向的围手术期管理策略，通过多模式、多途径、集成综合的方法来优化临床路径，强化措施落实，达到减少围手术期创伤应激反应，降低术后并发症，促进患者康复的目的。我科引入 ERAS 理念，建立以护理为主导的围手术期多学科管理方案；对关键措施进行临床研究，细化量化；规范标准及流程，做到有据可依；制作宫颈癌根治术 ERAS 工作流程，进行过程控制；制定质量评价系统，定期检查，持续改进。通过多学科团队，整合医疗，提高了医疗质量，保证了医疗安全；清单制管理，医护患有了共同的目标、进行共同的管理，是律己文化、安全文化、团队文化内涵体现；行动研究法将理论与实践相结合，研究者与实践者共同合作，在行动中逐步完善，保证方案切实可行。个案管理促进病人及其家属参与健康及疾病的自我管理，提升病人持续性、整体性照护成效，提高生存质量。通过以上对策的实施，改善了患者的康复结局，改变了患者的就医体验。

本研究的不足之处有以下几方面：

1. 实验对象全部来自同一中心，可信级别有限，因此所得结论仍需多中心、大样本的研究进一步证实。

2. 本研究取得了一定的效果，但仅为短期效果，尚未对长期效果予以追踪，在以后的研究中，将对其进行长期的干预和随访，进而观察其远期效果。

3. 个案护理由护士兼职完成，发挥的作用有限。随着患者逐渐增多，会培养专职人员进行全程管理，并借助信息化的力量，逐步完成门诊患者宫颈癌早期筛查—住院手术患者快速康复—进行出院准备—出院后 5 年延续性护理的全程管理模式，让更多的患者受益。

第 12 章 专科指南及专家共识

一、儿童围手术期营养管理专家共识

中华医学会肠外肠内营养学分会儿科学组、中华医学会小儿外科学分会新生儿外科学组、中华医学会小儿外科学分会肛肠学组、中华医学会儿科学分会临床营养学组

儿童正处于生长发育的关键时期，营养除了提供基础代谢和活动所需外，还需要促进机体生长发育。一些疾病导致的营养摄入不足和(或)能量消耗增加，可能造成儿童营养不良。围手术期的各种创伤所导致的应激和代谢改变，如内分泌激素和炎症介质的释放，糖原、脂肪和蛋白质的分解代谢及需要额外能量来修复创伤等，都可能加重患儿的营养不良。研究已经证明，营养不良是术后并发症的危险因素，而良好的营养状态和最佳的临床结局相关。优化的围手术期代谢调理和营养管理，能减轻患儿分解状态和瘦组织的丢失，促进蛋白质合成，从而减少并发症的发生，为最佳的创伤愈合和恢复提供保障。目前，我国对儿童围手术期的营养管理越来越重视，但不同地区、医疗机构之间仍然存在着较大的差异。为了更好地规范儿外科围手术期营养管理的临床实践，我国儿外科、儿童营养和麻醉镇痛等领域的相关专家组成了“儿童围手术期营养管理专家共识”编写组，按照共识形成的标准和流程制定了本共识，以指导儿童围手术期的营养支持治疗，使患儿能以良好的状态接受手术，减轻其围手术期的应激，减少并发症的发生，加快康复进程，提高生活质量。

（一）方法

通过检索 Med1ine、Embase、PubMed、SCI、CochraneLibrary 和中国生物医学文献数据库，收集 1990 年 1 月 1 日至 2019 年 7 月 1 日期间发表的相关文献。检索的中文关键词为“围手术期”“营养”“肠内营养”“肠外营养”“新生儿”“婴儿”和“儿童”；英文关键词为“perioperative period”“nutrition”“enteral nutrition”“parenteral nutrition”“neonate”“infant”和“child”。检索文献出版类型包括：指南、共

识、Meta 分析、系统评价、随机对照研究、回顾性研究和病例报道。

同时参照欧洲临床营养与代谢学会（the European Society for Clinical Nutrition and Metabolism，ESPEN）、美国肠外肠内营养学会（American Society for Parenteral and Enteral Nutrition，ASPEN）、美国麻醉医师协会（American Society of Anesthesiologists，ASA）、中华医学会肠外肠内营养学分会（the Chinese Society of Parenteral and Enteral Nutrition，CSPEN）、中华医学会外科学分会、中华医学会麻醉学分会制定的围手术期指南和共识，以及欧洲儿科胃肠肝病与营养学会（the European Society of Paediatric Gastroenterology，Hepatology and Nutrition，ESPGHAN）、中华医学会儿科学分会、中华医学会小儿外科学分会发布的营养相关指南和共识。经过专家组的多次讨论和修改，最终形成本共识。本共识借鉴和遵循外科加速康复（enhanced recovery after surgery，ERAS）理念进行营养管理。

（二）适用对象

本共识主要适用于需要进行围手术期营养支持治疗的患儿，不排除个体化差异的存在。

（三）营养风险筛查和营养评定

研究发现，18% ～ 60% 的小儿外科病人存在营养不良，而在住院期间 20% ～ 50% 患儿的营养状况会持续恶化。ESPEN 在《外科临床营养指南》中建议在大手术前、后对患者进行营养评定。小儿外科病人由于其疾病和代谢特点，更应在手术前、后进行全面的营养风险筛查和评定，以规范、安全、有效、及时、有针对性地对其进行营养支持治疗，优化患儿的营养状态。

1. 营养风险筛查（本共识中的营养风险筛查均指营养不良风险筛查） 营养风险筛查、营养评定与营养干预是营养支持治疗的 3 个关键步骤。CSPEN、ASPEN 和 ESPGHAN 指南均推荐在入院 24h 内对住院患者进行营养风险筛查。因此，临床需要快速、简便、准确的营养风险筛查方法和工具。

目前，成人已有公认的营养风险筛查方法，如营养风险筛查 2002（Nutritional risk screening 2002，NRS-2002）、主观全面评价法（the Subjective Global Assessment，SGA）等，但这些方法均只适用于成年住院患者。近年来，一些针对住院儿童营养风险筛查工具的研究陆续在欧洲国家出台，包括儿科营养风险评分工具（Pediatric Nutrition Risk Score，PNRS）、儿科主观全面营养风险评定（Subjective Global Nutritional Assessment，SGNA）、儿科 Yorkhill 营养不良评分工具（Pediatric Yorkhill Malnutrition Score，PYMS）、儿科数字化测量营养不良风险筛查工具（Screening Tool Risk on Nutritional status and Growth，STRONGkids），以及儿科营养不良评估筛查工具（Screening Tool for the Assessment of Malnutrition in Paediatrics，STAMP）等。但迄今为止，儿童

营养风险筛查工具尚没有国际公认的统一标准。比较简便、常用的筛查工具为 STRONGkids 和 STAMP（表 12-1）。各医疗机构应制定营养风险筛查的相关制度和流程，采用适宜当地的营养风险筛查工具，在患儿入院 24h 内即进行营养风险筛查，继而对有营养风险的患儿进行营养评定，并定期复评，使有营养风险的患儿得到及时的营养干预。

表 12-1　儿科住院患者常用营养风险筛查工具

筛查工具	评估内容	分值（分）	得分 / 风险分级
STRONGkids	疾病严重程度 营养摄入减少 体重减轻 主观临床评价	0、2 0、1 0、1 0、1	0 分 / 低度风险 1 ～ 3 分 / 中度风险 4 ～ 5 分 / 高度风险
STAMP	人体测量 营养摄入 疾病风险	0、1、3 0、2、3 0、2、3	0 ～ 1 分 / 低风险 2 ～ 3 分 / 中度风险 4 分以上 / 高度风险

2. *营养评定*　营养评定的定义为：使用包括病史、营养史、用药史，体格检查、人体测量和实验室数据等一系列组合，诊断营养问题的全面方法。营养评定能全面了解患儿的营养状况，分析其营养不良的病因，有利于实施个体化的营养干预。儿童营养评定的方法较多，但至今没有统一的标准。传统的营养评定方法包括人体测量（anthropometric）、实验室指标（biochemistry）、临床情况（clinic）、膳食（dietary）和环境家庭情况（environment & family information），简称“ABCDE”。在临床工作中，医务人员通常先对住院儿童进行营养风险筛查（一般可由护士完成），再由富有经验的营养师或者具有良好营养学基础的医师进行更进一步的综合营养评定。

人体测量方法因操作简便无创，能较为客观地评估人体生长及短期和长期的营养状况，也是目前临床上常用的评价营养不良的方法。人体测量指标包括体重、身高（长）、头围、胸围、肱三头肌皮褶厚度和上臂中围等。应用最广的人体测量学营养评定方法包括 *Z* 值评分法、生长曲线法等。

Z 值评分法即标准差法，通过评价年龄别身高（长）(height-for-age，HAZ)、年龄别体重（weight-for-age，WAZ)、身高别体重（weight-for-height，WHZ）或者年龄别身体质量指数 [BMI（body massindex）-for-age，BAZ] 来判断儿童的营养状况。2015 年，ASPEN 和美国营养与膳食学会共同推出了适用于 1 月龄至 18 岁人群营养不良诊断指标的共识建议。营养不良的鉴别以及诊断指标均采用 Z 评分（表 12-2)。其中，HAZ ＜ － 2.0 表示生长迟缓，反映慢性

营养不良；WAZ ＜－ 2.0 表示低体重，反映急性营养不良；WHZ ＜－ 2.0 表示消瘦，用于判断近期和长期的营养状况。

表 12-2　儿童常用的营养不良 Z 值评分法诊断指标

指标	年龄范围（岁）	营养不良		
		轻度	中度	重度
年龄别身高	0 ～ 15	－ 1.0 ～＜－ 2.0	－ 2.0 ～＜－ 3.0	低于－ 3.0
年龄别体重	0 ～ 15	－ 1.0 ～＜－ 2.0	－ 2.0 ～＜－ 3.0	低于－ 3.0
身高别体重	0 ～ 2	－ 1.0 ～＜－ 2.0	－ 2.0 ～＜－ 3.0	低于－ 3.0
年龄别 BMI	＞ 2	－ 1.0 ～＜－ 2.0	－ 2.0 ～＜－ 3.0	低于－ 3.0

注：BMI. 身体质量指数

由于儿童的机体营养状况对生长速度非常敏感，故采用生长曲线图纵向连续评估患儿生长发育情况非常必要。早产儿推荐使用 FENTON 曲线；早产儿 40 周以上 2 岁以内体格生长指标的测量结果，应按校正年龄来对照 WHO 生长曲线表。足月儿 0 ～ 2 岁时推荐使用 WHO 生长曲线表；2 岁以上推荐使用中国儿童青少年生长曲线表。

共识 1：对手术患儿，均应在入院后 24h 内进行营养风险筛查，对存在营养不良风险的患儿需进行全面的营养评定。建议使用 STRONGkids 或 STAMP 作为筛查工具。

（四）术前营养管理

术前营养管理的目的是改善患儿的营养状况或减轻营养不良程度，维持机体有效的代谢和器官、组织功能，提高其对手术创伤的耐受性，减少或避免术后并发症。

1. *术前营养支持治疗的指征*　手术范围不大、损伤不重、营养状态良好的患儿，术前无须行营养支持治疗。ESPEN 在《外科临床营养指南》中指出：轻度营养不良患者，需考虑短期（7 ～ 10d）营养支持；重度营养不良患者，则需要 14d 甚至更长时间的营养支持。因此，对存在营养不良风险或已经存在中、重度营养不良或手术范围较大、损伤程度较重的择期手术患儿，应在术前给予 7 ～ 14d 的营养支持治疗。营养风险虽高，但病情较急，不宜后延手术者，则应以纠正水、电解质失衡为主，在术后适时补充营养。

2. *术前营养支持治疗的方式*　术前营养支持治疗的方式有肠内营养（enteral nutrition，EN）和肠外营养（parenteral nutrition，PN）。

（1）肠内营养：研究证明，在胃肠道有功能的营养不良患者中，EN 有助于维持其胃肠道的完整性，降低术后感染的发生率，与较少的并发症和较短的住院时间相关。术前 EN 可以是院内营养支持，也可以是院前营养支持，即家庭肠内营养。

1）EN 支持方式

①经口喂养：适合有完好吸吮和吞咽功能且胃肠道耐受性良好的患儿。

②管饲喂养：适用于胃肠道有一定功能，但无法经口进食或经口进食后引起并发症的患儿。可根据胃肠道耐受性分别选择推注法、间歇输注法和持续输注法。推注法适合胃肠道耐受性好、经口 / 鼻胃管喂养的患儿，但不宜用于胃食管反流和胃排空延迟的患儿。其中，间歇输注法指每次输注时间持续 30min 至 2h，根据患儿肠道耐受情况间隔 1 ～ 4h 输注，适用于胃食管反流、胃排空延迟或造瘘后高流量丢失肠液等疾病的患儿。持续输注法指连续 20 ～ 24h 用输液泵输注喂养，输液泵中的配方奶应每 3 小时内进行更换，此法仅建议用于上述 2 种管饲方法不能耐受的患儿。

2）EN 禁忌证：肠梗阻、严重休克、肠缺血、高流量肠瘘、重度消化道出血等。

3）EN 制剂选择：见表 12-3 和表 12-4。

①母乳：无论足月儿和早产儿，母乳都是患儿进行 EN 的首选。

②配方奶：适用于不具备母乳喂养条件的患儿。具体制剂的选择、适应证、禁忌证和注意事项详见表 12-3 和表 12-4。

表 12-3　新生儿期和婴儿期的常用肠内营养制剂

制剂	适应证	禁忌证 / 注意事项
母乳强化剂	体重 < 2.0kg 的早产儿，母乳喂养量达到 80 ～ 100ml/（kg・d）时使用	出院时仍生长迟缓的早产儿，应使用强化母乳至校正胎龄 40 ～ 52 周
基于牛乳的早产儿配方奶	体重 < 2.0kg 或胎龄 < 34 周的早产儿	某些先天性代谢性疾病；牛奶蛋白过敏；乳糖不耐受
基于牛乳的早产儿出院后配方奶	早产儿出院后喂养	某些先天性代谢性疾病；牛奶蛋白过敏；乳糖不耐受
基于牛乳的婴儿配方奶	胃肠道供能正常的婴儿	某些先天性代谢性疾病；牛奶蛋白过敏；乳糖不耐受
基于牛乳的免 / 低乳糖配方奶	乳糖酶缺乏或乳糖不耐受的婴儿	牛奶蛋白过敏；半乳糖血症
基于牛乳的高 MCT 配方奶	严重脂肪吸收障碍，乳糜胸，乳糜腹等	需监测有无必需脂肪酸缺乏
大豆蛋白奶粉	半乳糖血症；乳糖酶缺乏；IgE 介导的牛奶蛋白过敏	维生素和矿物质含量较低，不适于体重低于 1800g 的早产儿

续表

制剂	适应证	禁忌证 / 注意事项
适度水解蛋白配方奶粉	预防牛奶蛋白过敏	严重牛奶蛋白过敏者，可能对水解配方亦有过敏
深度水解蛋白配方奶粉	轻中度牛奶蛋白过敏	严重牛奶蛋白过敏者，可能对水解配方亦有过敏
氨基酸配方奶粉	吸收障碍或严重牛奶蛋白过敏	—
特殊氨基酸配方奶	先天代谢性疾病	需在医师或营养师指导下应用
高热量配方	限液、高消耗、高营养需求如先天性心脏病和严重生长发育迟缓患儿	婴儿喂养浓度高于 1kcal/ml（1kcal=4.184kJ），可能增加肾负荷，增加渗透压降低耐受性

注：MCT. 中链三酰甘油

表 12-4　儿童期常用肠内营养制剂

类型	特点	适应证
整蛋白配方		
标准配方	营养素分布与正常饮食相同	胃肠道功能正常
高蛋白配方	蛋白质供能比＞ 15%	高分解代谢状态，创伤愈合期
高能量配方	能量密度在 1.2 ～ 2.0kcal/ml（1kcal=4.184kJ）	液体受限或高能量需求状态
含纤维配方	额外添加可溶性或不可溶性纤维	肠道功能紊乱
短肽配方	水解蛋白质，可能含有 MCT	消化或吸收功能受损；牛奶蛋白过敏
氨基酸配方	渗透压偏高	消化或吸收功能受损；严重牛奶蛋白过敏
专病配方	包括肾病、肝病或代谢性疾病专用配方	适合不同疾病患儿使用

注：MCT. 中链三酰甘油

（2）肠外营养：研究表明，对于严重营养不良的患者，在重大胃肠道手术前进行 7 ～ 14d 的 PN 益处明显。患者在 PN 后 7d 内生理功能和全身蛋白水平即可达到相当程度的恢复，在第 2 周会有更大程度的改善。ESPEN 建议，对严重营养不良的患者，术前 10 ～ 14d 的营养支持治疗可以获得更大的益处。

因此，术前营养支持治疗应优先利用消化道功能，首选 EN，包括口服营养补充（oral nutrition supplement，ONS）或者管饲 EN。但对于存在严重营养不良的患儿，当不能通过 EN 或通过 EN 无法充分满足患儿营养需求时，或许需要在术前给予补充性肠外营养（supplement parenteral nutrition，SPN）或完全肠外营养（total parenteral nutrition，TPN）。

总之，我们应根据患儿年龄、营养状况、手术创伤特点、胃肠功能和禁食时间等情况个体化应用 EN 和（或）PN。PN 的具体实施方法参考 ESPGHAN/ESPEN/ESPR/CSPEN2018 年联合发布的 Guidelines on Pediatric Parenteral Nutrition。

共识 2：轻度营养不良患儿，建议进行术前短期（7 ～ 10d）营养支持；重度营养不良患儿，需要接受 14d 甚至更长时间的营养支持治疗。

共识 3：营养支持治疗应优先选用口服营养补充或管饲 EN，如果 EN 无法满足能量需求或希望在短时间内改善营养状况时可行 EN+PN，消化道没有功能时需行 PN。

共识 4：母乳是进行 EN 的首选；对于不具备母乳喂养条件或有特殊需求的患儿，可采用人工喂养，应根据患儿病情和消化道功能选用合适的营养制剂和途径。

3. *术前禁食*　传统观点认为，择期手术患者应在麻醉前 12h 禁食、6h 禁饮，使胃充分排空，以避免麻醉期间反流误吸带来的风险。但目前没有证据表明在术前 2h 口服清流质比传统 12h 禁食有更大的误吸或反流风险。且研究提示，麻醉前 2h 口服含糖类的清流质能减少禁食和手术所导致的分解代谢效应，降低术后胰岛素抵抗、维持糖原储备、减少肌肉分解、保持氮平衡。麻醉前 2h 口服含糖类的清流质将使患者的糖原储存量增加，从而使患者在围手术期可以利用这些储存的糖类，而不是瘦组织来支持对葡萄糖生成底物需求的增加。

国内外多个麻醉协会建议，除胃排空延迟或胃食管反流的患者外，择期手术病人均可在麻醉前 2h 进食清流质。ASA 在 2011 年更新指南时提出，择期手术患者全身麻醉前 2h 可进食清流质，ESPEN 在 2006 年的《肠内营养指南：外科（包括器官移植手术）》和 2017 年的《外科临床营养指南》中均提出麻醉前 2h 允许进食清流质。自实施这些准则以来，尚没有报告表明吸入、反流等相关并发症增加。虽然上述推荐意见均来源于成人研究，但在婴儿人群的研究中同样发现麻醉前 2h 口服 10% 的糖类 10ml/kg 对患儿安全有益，能减轻术前口渴和饥饿感，减少婴儿术前的哭闹，提高舒适度。

共识 5：对于没有胃排空延迟或胃食管反流的择期手术患儿，麻醉前 2h 可口服含糖类的清流质。

（五）术后营养管理

术后营养管理涉及手术患儿创伤愈合、感染防治和肠道屏障功能的保护。目的在于采用科学、合理的营养支持方案，刺激胃肠道激素的合成和分泌、保持肠黏膜的完整和功能，同时提供能量来源，帮助重要器官生理功能恢复，加快术后康复。

术后营养支持治疗的方式 术后的营养支持方式也包括 EN 和 PN。当肠道功能存在时应鼓励早期 EN，当 EN 提供能量不足时应加上 PN 作为补充，当肠道没有功能或存在 EN 禁忌证时，应及时采用 PN。

（1）肠内营养：EN 可以通过口服、经胃、经空肠途径供给，优先选择经口喂养途径。管饲常用鼻胃管、鼻空肠管；术中经皮空肠穿刺置管、内镜下经皮胃或空肠置管也是 EN 的理想途径，具有留置时间长、不损伤黏膜的特点，可以较长时间应用。具体途径的选择取决于患儿疾病情况、EN 时间长短及胃肠道功能等。正确的 EN 途径可以避免或减少可能出现的并发症。管饲开始速度要慢，然后逐渐加快，喂养的速度应根据患儿的胃肠道耐受度来决定。EN 不耐受的常见症状有腹胀、腹痛、腹泻、呕吐或胃潴留。若不耐受，可采取以下措施：①减慢 EN 的速度。②改用含有可溶性膳食纤维的 EN 配方。③如考虑消化吸收功能受损，可换用要素配方或深度水解配方。如怀疑胃排空延迟，需考虑减少镇静药的使用剂量及换用低脂配方的 EN 制剂，减慢输注速率和给予促胃动力药物等。

（2）术后早期肠内营养：术后早期 EN 可促进肠黏膜修复，维护肠黏膜屏障以及免疫功能，防止肠道细菌移位，还可以降低机体高分解代谢反应和胰岛素抵抗，减少炎性因子释放、促进合成代谢。

对于非消化道和非腹腔手术的患儿，麻醉清醒后即可进食；对于涉及消化道和腹腔手术的患儿，应在术后尽早开始 EN。关于术后早期 EN 的时机，已有超过 20 项的临床研究和 6 个 Meta 分析均提出术后 24 ～ 48h 开始早期 EN，同时证明术后早期 EN 并不增加吻合口破裂、误吸等并发症，还能促进胃肠运动功能恢复，降低感染等相关并发症的发生率和患儿死亡率。

ASPEN 指南建议：条件允许时，EN 应在术后 24 ～ 48h 开始。多项临床研究均推荐各类手术后应鼓励患者早期经口进食或管饲 EN，并根据耐受程度逐渐加量。小儿外科手术类型多，胃肠道功能状况各异，因此术后早期 EN 应根据患儿的年龄、疾病特点和需求，从低浓度、小剂量开始，有计划、渐进性实施。具体开展早期 EN 的途径、方法、制剂选择请见本共识术前营养管理“肠内营养”部分。

（3）肠外营养：虽然 EN 通常是术后营养支持治疗的首选途径，但当胃肠耐受性受到明显限制时，PN 能提供充足的能量摄入。2016 年 ASPEN 指南建议术后 5 ～ 7d 肠内营养不能满足能量需求时应进行 PN。2018 年颁布的最新《儿科肠外营养指南》指出，处于不稳定期的危重患儿 PN 可延迟 1 周开始，但应考虑补充微量营养素。因此，当患儿术后无法经肠道摄取营养或 EN 摄入不足时，应通过完全或部分 PN 供给热量、液体和营养物质。同时，要密切监测患儿营养相关指标，对患儿的营养状态变化进行准确评定，及时调整营养支持治疗方案。

1）肠外营养的方法：PN 由氨基酸、脂肪乳剂、糖类、液体与电解质、微量元素和维生素等配制组成。其中，能量供给推荐采用 Schofield- 公式计算静息能量消耗（resting energy expenditure，REE）。病情稳定期 PN 能量需求可通过 REE 乘以体力活动系数计算；疑似代谢改变或营养不良患儿，应采用间接能量测定法准确测量能量消耗；也可参考患儿的年龄及不同疾病阶段 PN 能量需要量（表 12-5）。危重疾病稳定期，为实现（追赶）生长，能量需求可增加至 REE 的 1.3 倍，在恢复期应进一步增加。

表 12-5　各年龄段不同疾病阶段肠外营养能量需要量 [kcal/（kg·d）]

年龄	恢复期	稳定期	急性期
早产儿[a]	90 ～ 120	—	45 ～ 55[b]
0 ～ 1 岁	75 ～ 85	60 ～ 65	45 ～ 50
1 ～ 7 岁	65 ～ 75	55 ～ 60	40 ～ 45
7 ～ 12 岁	55 ～ 65	40 ～ 55	30 ～ 40
12 ～ 18 岁	30 ～ 55	25 ～ 40	20 ～ 30

注：a. 极低出生体重儿生理性体重减轻至最低点后，建议每天增重 17 ～ 20g/（kg·d），以防生长落后。b. 出生后第一天的能量推荐量；急性期，指患儿处于需要镇静、机械通气、血管加压药和液体复苏等重要器官支持的复苏阶段；稳定期，指患儿病情稳定，可以脱离上述重要器官支持措施的阶段；恢复期，指患儿各重要器官正逐渐开始自主运转的阶段；1kcal=4.184kJ

氨基酸建议使用小儿专用氨基酸，并含适量牛磺酸。新生儿的氨基酸补充量应至少在 1.5g/（kg·d），以避免出现负氮平衡。早产儿供给量应≤ 3.5g/（kg·d），足月儿应≤ 3.0g/（kg·d），3 ～ 12 岁病情稳定的儿童每天可提供 1.0 ～ 2.0g/kg 的氨基酸。

对于脂肪乳剂，在 PN 开始时即可使用。新生儿（包括早产儿）应用脂肪乳剂时应缓慢连续输注 24h，供给量应≤ 4g/（kg·d）；儿童摄入量应≤ 3g/（kg·d）。对于婴幼儿和儿童，应首选 20% 浓度的脂肪乳剂。儿科患者不推荐常规使用纯鱼油脂肪乳剂。含 / 不含鱼油的混合脂肪乳剂应是危重患儿的首选。静脉使用脂肪乳剂时，应常规监测肝功能和血清或血浆三酰甘油浓度，有明显高脂血症风险的患儿（如使用大剂量脂肪乳剂或葡萄糖、败血症、分解代谢状态的患儿和极低出生体重儿）应增加监测频率。若婴儿血清或血浆三酰甘油浓度＞ 3mmol/L（2650mg/L），年长儿＞ 4.5mmol/L（4000mg/L），应考虑减少脂肪乳剂用量。

在 PN 中，葡萄糖供给量应既能满足能量需求又要避免葡萄糖超载风险。疾病不同进展阶段（急性期、稳定期、恢复期）的 EN 及 PN 中葡萄糖的量，和非营养途径给予的葡萄糖剂量（如药物治疗）之间需达到平衡。推荐量见表 12-6。

表 12-6　不同体重和疾病所处阶段患儿的葡萄糖推荐量
[mg/（kg・min），括号内为 g/（kg・d）]

体重（kg）	急性期	稳定期	恢复期
～ 10[c]	2 ～ 4（2.9 ～ 5.8）	4 ～ 6（5.8 ～ 8.6）	6 ～ 10（8.6 ～ 14）
11 ～ 30	1.5 ～ 2.5（3.6 ～ 2.9）	2 ～ 4（2.8 ～ 5.8）	3 ～ 6（4.3 ～ 8.6）
31 ～ 45	1.0 ～ 1.5（1.4 ～ 2.2）	1.5 ～ 3.0（2.2 ～ 4.3）	3 ～ 4（4.3 ～ 5.8）
＞ 45	0.5 ～ 1.0（0.7 ～ 1.4）	1 ～ 2（1.4 ～ 2.9）	2 ～ 3（2.9 ～ 4.3）

注：c. 从 28d 起；急性期，指当患儿处于需要镇静、机械通气、血管加压药和液体复苏等重要器官支持的复苏阶段；稳定期，指患儿病情稳定，可以脱离上述重要器官支持措施的阶段；恢复期，指患儿各重要器官正逐渐开始自主运转的阶段

在 PN 支持期间的水和电解质、微营养素（矿物质和维生素）需按照现有指南推荐以及临床监测予以调整补充。

2）肠外营养并发症：PN 的并发症主要包括代谢性并发症、胆汁淤积和肝功能损害、肠屏障功能减退导致的细菌移位和肠源性感染，以及导管相关感染、血栓形成等。因此，PN 的配制和输注要符合规范，要严格遵循置管与护理原则，一旦发生导管相关并发症，应采取拔除导管、溶栓等针对性治疗措施。通过减少患儿疾病相关和 PN 相关的危险因素，来降低 PN 相关性肝病的风险。在患有肠衰竭相关肝损伤的患儿中，应尽可能增加 EN 以改善预后。长期使用 PN 的患儿，应定期监测肝肾功能、人体成分和生长发育情况。

共识 6：术后营养支持治疗是促进患儿器官功能恢复的重要措施，有助于创伤愈合、减少营养不良和感染等并发症的发生率。

共识 7：术后营养支持治疗应优先采用 EN，当患儿无法经肠道摄取营养或 EN 摄入不足时，要给予补充性 PN。

共识 8：对非消化道和非腹腔手术的患儿，推荐麻醉清醒后即可进食；对涉及消化道和腹腔手术的患儿，术后应尽早开始 EN。

共识 9：PN 时，应根据患儿病情提供恰当的能量及营养成分，注意防治 PN 并发症。

（六）优化围手术期营养管理的特殊措施

1. 合理麻醉和镇痛，促进术后胃肠道功能的恢复　以激动 μ 受体为主的阿片类药物可致恶心呕吐、肠麻痹等副作用，影响术后胃肠道功能恢复。而以激动 κ 受体为主的阿片类药物，引起肠麻痹及术后恶心、呕吐相对较少，同时可有效减轻手术导致的内脏痛。围手术期可联合应用局部麻醉药切口浸润及超声下区域神经阻滞来减少全身麻醉药物的用量并增强镇痛效果。

合理镇痛可使患儿术后尽早活动，促进胃肠功能恢复。儿童的镇痛模式可采用超前镇痛、多模式镇痛及个体化镇痛等。在无禁忌证时，对乙酰氨基酚和

非甾体抗炎药（NSAIDs）比单纯使用阿片类药物缓解疼痛效果更好并能降低阿片类药物用量和胃肠道副作用。

共识 10：选用镇痛效果好、对胃肠功能影响小的麻醉和多模式镇痛方案，促进术后胃肠功能尽快恢复，为尽早开始经口喂养提供条件。

2. 术中预安排营养途径　外科医生在手术时应根据患儿手术情况、营养状况、消化道功能预先安排其术后营养支持的途径。对于预计术后不能经口喂养或经口进食无法达到营养目标或部分消化道有功能障碍的患儿，在手术中可以建立经鼻置管（包括鼻胃管、鼻十二指肠管和鼻空肠管）或者造口置管（胃造口和肠造口置管）2 种 EN 途径。预计术后需要一段时间的 PN 时，可以在麻醉下行中心静脉置管或由外周静脉向中心静脉置管。

3. 术中保温和微创、精细、轻柔操作减少胃肠道创伤　术中保温可以降低伤口感染、心脏并发症的发生率，减少出血，提高免疫功能，缩短麻醉后苏醒时间，更能避免胃肠血管痉挛和胃肠功能受损，促进术后胃肠功能尽快恢复。因此，应在术中监测所有手术患儿的体温，可以借助加温床垫、空气加热或循环水加温系统、输血输液加温装置等，维持患儿中心体温不低于 36℃。

需要注意的是，无论是施行腹腔镜手术、机器人手术还是开放手术，均提倡在微创、精准及损伤控制理念下完成手术。术中应轻柔操作，减少肠管暴露和损伤，缩短手术时间，促进术后胃肠功能尽快恢复。

4. 术后尽早活动，促进胃肠功能尽快恢复　术后早期活动可促进胃肠、呼吸、肌肉骨骼等多系统功能恢复，减少肺部感染发生，为尽快进食创造条件。实现早期活动应建立在术前宣教、多模式镇痛及早期拔除鼻胃管、尿管和腹腔引流管等各种导管的基础之上。推荐儿童术后清醒即可半卧位或适量在床活动，术后第一天即可开始活动，建立每日活动目标，逐日增加活动量，婴儿可以采取被动活动的方式。

共识 11：术中注意保温和微创、精细、轻柔操作，减轻胃肠功能受损，必要时预安排术后营养支持途径，术后尽早活动，促进胃肠功能尽快恢复，为早期进食创造条件。

（七）多学科合作规范围手术期营养管理

儿童围手术期营养管理包括营养不良风险筛查、营养评定，营养支持治疗方案确定、实施与监测，营养方案的调整与宣教，治疗效果评价以及出院指导。涉及营养途径的选择、营养制剂的配制和应用、并发症的处理，外科基础疾病治疗和营养支持治疗的有机统一。需要小儿外科、临床营养科、护理、麻醉和镇痛等多学科相互协作（multiple disciplinary team，MDT），规范诊疗，促进围手术期营养管理取得最好效果。

共识 12：儿童围手术期营养管理需要多学科协作，营养诊疗应贯穿于首诊、围手术期以及随访整个综合诊疗的全过程。

（八）总结

围手术期营养支持治疗不仅能维持手术患儿的氮平衡和保持瘦组织，更能维护器官和免疫功能，促进创伤修复，减少并发症。因此，对围手术期儿童进行营养管理十分必要和重要。由于国内外儿童营养筛查评定、围手术期营养支持治疗等方面的临床研究还不多，需要进行进一步大样本、多中心研究来获得更多的循证医学证据，达成更多共识，为制定指南奠定基础。在实施儿童围手术期营养支持治疗时，由于儿童所处的年龄段不同、肠道功能状态各异、疾病复杂多变，应根据具体情况采取个体化的治疗方案，以促使儿童围手术期营养支持治疗取得最好效果。

（引自《中华小儿外科杂志》2019 年 12 月第 40 卷第 12 期 1062-1069 页）

二、静脉血栓栓塞症机械预防中国专家共识

中国健康促进基金会血栓与血管专项基金专家委员会

（一）概述

静脉血栓栓塞症（venous thromboembolism，VTE）包括深静脉血栓形成（deep vein thrombosis，DVT）和肺血栓栓塞症（pulmonary thromboembolism，PTE），两者是同一疾病在不同发病阶段和不同组织器官的表现方式。DVT 是指深部静脉的血液发生凝固，形成血栓，引起相应血管血液回流障碍的临床综合征。当血栓脱落后，栓子可顺着血流进入肺动脉，引起 PTE。据统计，PTE 的栓子中，约 90% 来源于下肢深静脉系统，而来自其他部位的血栓很少。因此，有效地预防下肢 DVT，就能够有效地预防 PTE。

在美国，VTE 发病率约为 1.17/1000 人年，每年新发 VTE 约 35 万例。我国的 VTE 发病率也在逐渐上升。对 2007 ～ 2016 年我国 90 家医院的数据进行分析发现，十年来我国 VTE 的住院率从 3.2/10 万人上升到 17.5/10 万人；其中 DVT 住院率从 2.0/10 万人增加到 10.5/10 万人，PTE 的住院率从 1.2/10 万人增加到 7.1/10 万人。虽然 DVT 和 PTE 的死亡率在下降，但在世界范围内，VTE 仍然是导致死亡的第三位血管疾病。在所有住院患者中，无论是否手术，大部分患者至少存在一项及以上 VTE 的危险因素，但目前采取了预防手段的比例仍很低。对非手术原因住院患者的国际注册研究表明，只有 2.6% ～ 38.9% 的患者接受了 VTE 的预防。在我国，外科住院患者 VTE 的风险分别为低危 13.9%，中危 32.7% 和高危 53.4%；内科患者分别为低危 63.4% 和高危 36.6%；而采取了合理预防措施的比例在外科仅为 9.3%，内科为 6.0%。因此，提高对 VTE 风险的认识，并采取相应的预防措施，具有重要的临床实践意义。

VTE 的治疗费用，包括住院费、抗栓药物、下腔静脉滤器置入及血栓后综

合征治疗等，都远远超过了 VTE 预防的费用。所以，进行 VTE 的预防能有效降低住院医疗费用，减轻医疗经济负担。

VTE 的预防措施包括基本预防、机械预防和药物预防，其中基本预防是其他预防措施的基础，机械预防是 VTE 预防的必不可少的措施之一，是药物预防的必要补充和特定情况下的替代手段，三者相辅相成，合理应用，可以有效预防 VTE 的发生。长期以来，临床比较强调药物在预防 VTE 中的作用，对机械预防重视不足。研究显示，虽然我国的医务人员对临床应用机械预防的态度是积极的，但相关的知识和行为规范性有待加强。我国目前没有专门针对机械预防的指南和共识，而现有的相关指南和共识对于机械预防的内容不够详细，实际可操作性不够。

本共识的目标是为参与临床诊疗的医生、护士和管理的相关专业人员提供 VTE 机械预防的决策依据，规范医疗和护理行为。

（二）VTE 的风险评估和出血风险评估

所有住院患者都应进行 VTE 的风险评估，特别是一些高危科室（如骨科、ICU、神经科、妇产科、肿瘤科）以及其他手术科室等。对于特殊人群，如肿瘤患者、儿童患者等，有相应专科的量表，具体可以参考相关指南。手术患者和非手术患者的评分量表见表 12-7 和表 12-8。

表 12-7　手术患者静脉血栓栓塞症风险评分表（Caprini 评分）

1 分	2 分	3 分	5 分
年龄 41 ～ 60 岁 小手术 体质指数＞ 25kg/m^2 下肢肿胀 静脉曲张 妊娠或产后 不明原因或习惯性流产史 口服避孕药或激素替代疗法 脓毒症（＜ 1 个月） 严重肺病，包括肺炎（＜ 1 个月） 肺功能异常 急性心肌梗死 充血性心力衰竭（＜ 1 个月） 炎性肠病病史 卧床	年龄 61 ～ 74 岁 关节镜手术 大型开放手术（＞ 45min） 腹腔镜手术（＞ 45min） 恶性肿瘤 卧床（＞ 72h） 石膏固定 中心静脉通路	年龄≥ 75 岁 VTE 病史 VTE 家族史 凝血因子 V Leiden 突变 凝血酶原 G20210A 突变 狼疮抗凝物阳性 抗心磷脂抗体阳性 同型半胱氨酸升高 肝素诱导的血小板减少症	脑卒中（＜ 1 个月） 择期关节置换术 髋、骨盆或下肢骨折 急性脊髓损伤

注：低危 =0 ～ 2 分，中危 =3 ～ 4 分，高危≥ 5 分；VTE. 静脉血栓栓塞症

表 12-8　非手术患者的静脉血栓栓塞症风险评分表（Padua 评分）

危险因素	评分
活动性恶性肿瘤，先前有局部或远处转移和（或）6 个月内接受过化疗和放疗	3
既往静脉血栓栓塞症	3
制动，患者身体原因或医嘱需要卧床至少 3d	3
已有血栓形成倾向，抗凝血酶缺乏症、蛋白 C 或蛋白 S 缺乏、凝血因子Ⅴ Leiden 突变、凝血酶原 G20210A 突变、抗磷脂抗体综合征	3
近期（≤ 1 个月）创伤或者外科手术	2
年龄≥ 70 岁	1
心力衰竭和（或）呼吸衰竭	1
急性心肌梗死和（或）缺血性脑卒中	1
急性感染和（或）风湿性疾病	1
肥胖（体质指数≥ 35kg/m^2）	1
正在进行激素治疗	1

注：低危 =0 ～ 3 分，高危≥ 4 分

出血风险包括患者的个体因素：一般状态、年龄、体重、肝肾功能、凝血功能等；原发疾病情况；合并疾病情况（未控制的高血压、活动性出血等）；合并用药情况（抗血小板药物、抗凝药物、止血药物、激素等），以及是否有侵入性操作或者手术等。出血风险的评估见表 12-9 和表 12-10。

表 12-9　非手术患者的出血危险因素

具有以下 1 项即为出血高危	具有以下 3 项及以上为出血高危
活动性消化性溃疡	年龄≥ 85 岁
入院前 3 个月内有出血事件	肝功能不全（INR ＞ 1.5）
血小板计数＜ 50 × 10^9/L	严重的肾功能不全 [GFR ＜ 30ml/（min • m）]
	入住 ICU、RCU 或者 CCU 等
	中心静脉置管
	风湿性疾病
	现患恶性肿瘤
	男性

注：INR. 国际标准化比值；GFR. 肾小球滤过率；ICU. 重症监护室；RCU. 呼吸重症监护室；CCU. 心脏重症监护室

表 12-10　手术患者的出血危险因素

基础疾病相关	手术操作相关
活动性出血	腹部手术：贫血 / 复杂手术（联合手术、分离难度高或超过一个吻合术）
3 个月内有急性事件	胰十二指肠切除术：败血症、胰漏、手术部位出血
严重肝肾衰竭	肝切除术：原发性肝癌，术前贫血和血小板低
血小板计数＜ 50×10^9/L	心脏手术：体外循环时间较长
未控制的高血压	胸部手术：全肺切除或扩大切除术
腰穿、硬膜外或椎管内麻醉术前 4h 至术后 12h	开颅手术、脊柱手术、脊柱外伤、游离皮瓣重建
同时使用抗凝药、抗血小板治疗或溶栓药物	
凝血功能障碍	
活动性消化道溃疡	
已知、未治疗的出血性疾病	

[推荐意见 1]　建议住院患者进行 VTE 的风评估以及出血风险评估。对于手术患者建议采用 Caprini 评分量表，非手术患者建议采用 Padua 评分量表。进行了 VTE 风险评估的患者，需要进一步完善出血风险的评估；建议按照手术患者和非手术患者分别进行评估。

（三）机械预防的适应证和禁忌证

机械预防是采用各种辅助装置和器械，促进下肢的静脉回流，以减少静脉血栓发生的方法。常用的方法包括逐级加压袜（graduated compression stockings，GCS）、间歇充气加压装置（intermittent pneumatic compression，IPC）和足底加压泵（venous foot pumps，VFP）。相对于抗凝药物，机械预防出血风险较小，操作简便，容易被患者接受。对于 VTE 中、高危的患者，如果存在药物预防的禁忌证，则机械预防是其重要选择；对于低危的患者，机械预防也能有效降低 VTE 的发生。

需要强调的是，对于中、高危 VTE 风险情况下，如果没有禁忌证，药物预防是 VTE 预防的首选。

针对外科手术的中高危患者以及缺血性脑卒中患者的多项临床研究表明，无论选用 GCS 还是 IPC，机械预防联合药物预防较单纯药物预防都有着更低的 VTE 发病率。但由于缺乏大规模临床试验尤其是随机对照试验的结果，因此针对不同的患者和不同的临床情况，医生应当仔细权衡可能的获益和不良反应后做出决定。

[推荐意见 2]　建议以下患者进行机械预防：① VTE 风险为低危的患者，其预防措施以健康教育、鼓励活动为主，也可以选择机械预防；② VTE 风险为

中危或高危的人群，如有抗凝禁忌证，建议单用机械预防；③ VTE 风险为高危的人群，如无抗凝药物应用禁忌，建议机械预防与药物预防联合应用。

以下患者不推荐机械预防：①充血性心力衰竭、肺水肿；② IPC 和 GCS 不适用于下肢局部情况异常，如皮炎、感染、坏疽、近期接受皮肤移植手术等；③新发的 DVT、血栓性静脉炎；④下肢血管严重动脉硬化或其他缺血性血管病、下肢严重畸形等；⑤严重的下肢水肿慎用，应该查明病因后权衡利弊应用。

（四）机械预防的知情同意

知情同意书应该包含以下内容：VTE 的危害及风险，该患者 VTE 风险分层情况以及进行预防的必要性；患者机械预防过程中的注意事项、不良反应的观察等；最后需要向患者及家属说明，尽管采取了预防措施，VTE 的风险会显著降低，但也不能完全避免。

[推荐意见 3] 建议在应用机械预防前对患者及其家属进行书面告知，取得知情同意。

（五）机械预防常用措施的工作原理和使用方法

1. GCS 工作原理是通过从足踝向腿部施加梯度压力，促进血液从浅静脉通过穿支静脉流向深静脉，增加深静脉血流速度和血流量；适当的逐级加压可改善静脉瓣功能，增加骨骼肌静脉泵作用。下肢运动障碍的患者由于缺乏肌肉收缩，因此在穿着 GCS 时应配合被动运动。

依据在足踝处施加的压力程度将 GCS 进行分级。我国行业标准参照欧洲（试行）标准实施，VTE 的预防应采用 Ⅰ 级压力，即压力范围为 15 ～ 21mmHg（1mmHg=0.133kPa）的 GCS。

GCS 包括膝长型、腿长型及连腰型 3 种，前两种更常用。对于 VTE 的预防，腿长型 GCS 优于膝长型，但是膝长型 GCS 更舒适，穿着正确率及依从性更高。如果腿长型 GCS 因某些原因不适用，可用膝长型替代。

GCS 的尺寸应根据患者足踝部最小周径、小腿最大周径、腹股沟中央部位向下 5cm 部位周长选择合适的型号，肥胖患者由于腹股沟位置界定偏差大，建议在髌骨上 25cm 处测量大腿最大周径。测量宜在患者直立时进行，对于不能站立者，也可在坐位或平卧位进行测量，测量后参照说明书尺寸范围进行选择。若无合适尺寸，可在医护人员指导下进行定制。GCS 使用期间建议白天与夜间均穿着，定期进行患者肢体的评估和 GCS 的评估。随着患者身体恢复，下肢水肿每日会发生变化，建议每日应脱下 GCS 进行肢体评估，包括下肢皮肤的卫生、皮温、血供、足背动脉搏动、肢体感觉等；对行动能力下降或者皮肤完整性受损的患者，更应该重点评估，以确定 GCS 是否合适。除每日测量腿围，对患者进行评估之外，还需要定时检查 GCS 表面的平整性及完整性，以保证压力的有效性。

[推荐意见 4] 建议 VTE 的预防选用 Ⅰ 级压力 GCS，腿长型优于膝长型；

GCS 需要依据下肢直径选择不同型号，尽可能全天穿着，并在住院期间每日评估患者及 GCS 情况。

2. IPC　IPC 的工作原理是通过加压泵装置从远心端到近心端的有序充盈产生的生理性机械引流效应加快血液流动，促进静脉血液和淋巴液的回流；逐级压力治疗可以改善血流淤滞，通过压力诱导的纤维蛋白溶解系统激活改善高凝状态，同时压力本身也可以改善内皮细胞功能紊乱。

IPC 套筒按长度可分为膝长型和腿长型。使用时应同时结合患者的意愿以及医院的条件。IPC 有两种充气方式，一种是两支充气套筒交替充气加压泵，一种是两支同时充气加压泵，二者作用效果无明显差异。由于种类、规格、厂家的不同，IPC 在使用的标准、强度、频率上有一定的差别，应参照产品使用说明书进行使用。IPC 使用期间建议每天使用时间≥ 18 h，对于完全不能活动的患者，应尽量延长每天使用时间，但在长时间使用时需要考虑到患者的耐受情况。

使用方法建议根据操作说明书进行操作。使用期间患者需卧床，包裹时应从肢体远端开始，逐渐向上缠绕。在 IPC 的使用期间同样要进行肢体评估和 IPC 评估，肢体评估的方法同 GCS。IPC 评估要求定时检查 IPC 功能状态，保证套筒放置在正确的位置、压力处于正确的范围。

[推荐意见 5]　IPC 套筒长度应结合患者的意愿和医院的条件选用，不同充气方式的效果没有明显的差别；推荐在患者能耐受的前提下，尽量延长使用时间，使用期间应每天对患者病情及器械进行评估。

3. VFP　与 IPC 的原理和功效近似，通过脉冲气体在短时间内快速冲击足底的方式，使制动或偏瘫肢体的静脉血获得正常人行走状态下的一种脉冲性加速，进而提高血流速度，改善肢体末端的供血不足，加快肢体水肿的消除。不同之处在于 VFP 主要使足部受压，不包括其他肢体部分，可在更短时间为足部提供高频率的冲击力。

使用的时机与频次可参考 IPC。使用方法建议根据操作说明书进行操作。

[推荐意见 6]　VFP 的应用建议参考 IPC。

（六）一些临床情况下的机械预防

1. 骨科手术　机械预防措施中 GCS、IPC 以及 VFP 均可以降低骨科大手术后下肢 DVT 发生的风险，不增加 PTE 的发生率。

[推荐意见 7]　对于 VTE 中、高危的骨科大手术患者建议机械预防联合药物预防，除了低危的患者外，不建议单独选用机械预防；对脊柱手术患者，建议首先开始机械预防，直到出血风险降低后再加用药物预防；对于其他出血风险高的患者，可以单独选择机械预防；对于患侧肢体不能应用机械预防的，可以在健侧实施机械预防措施；机械预防的时间建议持续到患者达到其正常时的

活动能力或直至出院。

2. 非骨科手术

（1）神经外科手术：神经外科的患者常见以下血栓危险因素：高龄、恶性肿瘤、手术时间长、存在截瘫或者偏瘫等。由于该类患者出血并发症的风险较高，需要仔细评估风险和获益。针对脑出血的研究发现，IPC+GCS 联合应用的效果优于单用一种方法。

[推荐意见 8] 对于脑出血或严重脑外伤患者，建议尽早启动机械预防；对脊髓损伤患者，建议 72h 内开始预防措施，首选机械预防联合药物预防；如果出血风险高，建议先开始机械预防，直到出血风险降低后再加用药物预防。

（2）心脏及血管手术：大多数接受心脏和血管手术患者有很高的出血风险，如急诊手术、多个桥血管、高龄、肾功能不全、手术持续时间长、体外循环、抗血小板药物的使用、手术中的抗凝治疗等。机械预防能够在不增加出血率的情况下降低 VTE 风险。

[推荐意见 9] 建议在心血管手术患者同时具有 VTE 和出血风险时，使用机械预防措施，可选 GCS 或 IPC，应持续使用直到患者可以正常活动或出院；建议在出血风险降低后加用药物预防。

（3）其他手术：手术前后应重视 VTE 预防，机械预防是重要的手段之一。术中是否会发生血栓形成，与患者术前的状况、手术体位、手术时间长短、术中是否输血、使用止血药物等密切相关。抗凝药物在手术中应用会增加出血风险，因此术中应选择机械预防。在不影响手术区域的情况下，首选 IPC。机械预防应当在麻醉开始前就开始应用，直至手术后患者可以正常活动。

[推荐意见 10] 建议在术前和术后评估为 VTE 低危的患者主要采用机械预防；对于 VTE 中危患者，建议药物预防或者机械预防，首选药物预防；在高危患者中，建议机械预防联合药物预防；严重出血风险的高危患者应接受机械预防，直至出血风险降低到可以应用抗凝药物；无出血并发症风险、但具有抗凝禁忌证的患者，建议采用机械预防；关于机械预防的时间，建议持续应用直到患者可以正常活动或出院。术中 VTE 危险在中危以上的患者，首选机械预防，IPC 优于弹力袜，建议在麻醉前就开始使用，直到患者可以正常活动。

（4）创伤及烧伤：严重创伤患者，尤其是脊髓损伤，具有极高的 VTE 风险。其危险因素包括四肢骨折、脊椎骨折、神经损伤、头部损伤、静脉损伤、截瘫、输血、手术、持续 3d 以上的机械通气等。机械预防在创伤患者的 VTE 预防中起着重要作用，尤其是在 VTE 和出血都是高风险的患者。在所有的机械预防方法中，IPC 的临床证据相对较多。对于烧伤患者，需要注意下肢皮肤情况的评估，以判断是否适合机械预防措施。

[推荐意见 11] 对于创伤患者，建议尽早采取预防措施，首选机械预防联

合药物预防。对于药物预防有禁忌的，可以考虑单用机械预防；在严重创伤或严重烧伤且出血风险高的患者中，建议在出血风险降低之前使用 GCS 和（或）IPC，之后可以联合药物预防；机械预防应当持续应用，直到患者可以正常活动或出院。

3. 内科及 ICU 患者　关于 GCS 和 IPC 在急性脑卒中后机械预防的多中心随机对照研究证实了 GCS 在脑卒中后预防 VTE 的作用；同时证实腿长型 GCS 在预防 VTE 的效果方面优于膝长型 GCS；此外，该系列研究发现 IPC 使用成本更低，可预防 VTE 并提高生存率。基于以上研究的结果，对于脑卒中或活动减少的非手术患者，应首选 IPC。

ICU 的危重患者，很多合并凝血机制异常，出血风险较高，对这类患者应采用机械预防；当出血风险降低，则应换用药物预防。最近的一项随机对照研究发现，对于无抗凝禁忌证的 ICU 患者，在药物预防的基础上加用 IPC 并没有显著降低 VTE 的发生率。

[推荐意见 12]　对于脑卒中或活动减少的急性内科疾病患者，建议尽早采取预防措施，可以选择机械预防或药物预防；对于不能药物预防的患者，可以考虑单用机械预防，首选 IPC，选用 GCS 时 推荐腿长型；对于急性缺血性卒中患者，机械预防应当尽早应用（3d 之内），持续至少 30d 或者直到患者恢复正常活动。

[推荐意见 13]　对于 ICU 患者，若无抗凝禁忌证，可单用药物预防；不能应用药物预防的，可以采用机械预防；建议从患者入院后开始应用预防措施，直到可以正常活动。

4. 其他特殊临床情况

（1）肿瘤：肿瘤患者的 VTE 风险是非肿瘤患者的 6 倍，除了肿瘤本身导致的凝血异常外，其他的危险因素包括手术、静脉置管、化疗、VTE 家族史、易栓症、心肺功能障碍、败血症等，使用抑制血管生成的药物和刺激红细胞生成的制剂是两个额外的危险因素。在出血风险低危的肿瘤患者中单独应用机械预防效果不佳。

[推荐意见 14]　在肿瘤患者中，不推荐单独应用机械预防，可选择药物联合机械预防，或者单用药物预防；对于出血高危患者可单用机械预防，GCS 或 IPC 均可选，在出血风险降低后应当换用或者加用药物预防措施。

（2）围生期：妊娠妇女具有更高的 VTE 风险，其危险因素包括活动减少、既往 VTE、先兆子痫、易栓症、接受辅助生殖技术、输血、产后感染，以及合并系统性红斑狼疮、肾病综合征等。存在 VTE 风险的孕产妇，机械预防为首选预防措施。

[推荐意见 15]　建议对于存在 VTE 风险的孕妇进行机械预防，可选 GCS 或者 IPC；对于产后（尤其是接受剖宫产）、流产或终止妊娠且预计活动减少时间＞ 3d 者，建议同时应用物理和药物预防（低分子量肝素），其中药物预防应

该持续至产后 6 周，机械预防建议首选 IPC。

(3) 儿童：VTE 风险较成人低。其包括易栓症、中心静脉置管、肿瘤、肥胖、严重创伤或烧伤等；出血风险包括肝功能不全、应用抗凝药物、血小板减少、神经脊柱手术等。据美国国家创伤数据库的数据显示，12 岁以下儿童的 VTE 发病率为 0.1%，13 ～ 15 岁儿童发病率为 0.3%，16 岁以上发病率为 0.8%。有关儿童 VTE 发生率与年龄相关的两项研究提示，发生 VTE 的患者年龄都在 13 岁以上。因此，对于儿童 VTE 防治，英国儿童麻醉师协会（Association of Paediatric Anaesthetists of Great Britain and Ireland，APAGBI）建议仅评估 13 岁以上的患者。

目前没有儿童尺寸的 GCS 或 IPC，因此，物理预防在儿童患者中的应用是受到限制的，一般体重＞ 40kg 可用 GCS。儿童在使用前需要精确测量肢体数据，同时正确安装。当装配不良或 GCS 磨损后会产生止血带效应，反而增加 VTE 的风险。GCS 的顶端不能卷曲，每天都要取下 GCS 或 IPC 进行局部卫生以及皮肤检查。

[推荐意见 16] 建议对 13 岁以上的儿童进行 VTE 风险及出血风险评估，有机械预防适应证的，可以考虑 GCS。建议密切关注儿童使用机械预防的安全性。

（七）机械预防常见问题及对策

机械预防对预防 DVT 的有效性已得到认可，但在临床实践中的依从性不高，可能与以下因素有关：首先，医务人员相关知识不足，国内临床护理人员 VTE 的相关培训缺乏，直接影响机械措施预防的效果；其次，患者或家属（长期照顾者）不清楚使用目的，患者使用过程中不耐受，尤其是在护士未明确解释使用目的、未及时安置设备，临床医生未及时开具医嘱时更为突出；除了以上因素之外，GCS 穿着困难、医院 IPC 设备配备不足、患者出院后无法继续使用等也影响了机械预防的广泛使用。

机械预防过程中使用部位可出现下肢循环障碍、皮肤过敏及压力性损伤等不良反应。因此，建议对医护人员进行专业培训，保证对患者提供专业的治疗。同时在使用中加强评估，包括每日测量腿围，加强对穿着的有效性及使用部位皮肤的重点评估，要注意 GCS 使用中避免形成“止血带”效应，IPC 使用过程中避免压力过大等。

从硬件配备的角度，国内各大医院的硬件设备，GCS 相较于 IPC 和 VFP 装置更易获得，应根据床位数增加重点科室 IPC 和 VFP 装置，合理配备资源。需要做好相关仪器的维护，定期检查仪器及套件的完整及设定的压力值是否正确，保证器械处于正常功能状态。

对使用机械预防的患者或其家属（长期照顾者）进行健康教育也很重要。在穿着前予以正确指导，穿着期间进行有效督查，出院前确保患者或其家属（长期照顾者）掌握宣教内容。教育内容包括复查时间、机械预防使用的必要性、适应证和禁忌证、正确穿着方法、使用期间的皮肤护理、并发症的观察及处理、清洗和保养方法等内容。教育方式在住院期间以口头教育为主，可辅助以各种宣传手册或科室内板报等，出院后可利用手机等多媒体形式进行宣教。

尽管机械预防安全性较高，但不能忽视治疗期间及治疗后对患者和设备的动态观察和评估，一旦怀疑有新发 DVT 的可能，应立即停止治疗，进入 VTE 早期筛查流程。

[推荐意见 17]　机械预防的常见问题包括依从性低、少数患者在使用部位有不良反应等；其影响因素包括医务人员的相关知识不足，患者及其家属不够理解以及医院本身的设备配备不足等；建议对医务人员进行充分培训，对患者和其家属进行充分宣教，同时加强规范使用并及时评估以减少和预防不良反应。

（八）预防过程中 DVT 和 PTE 的早期识别

1. DVT 的诊断　明确 DVT 的诊断需要结合症状、体征以及相关检查的结果。患者近期有手术、严重外伤、骨折或肢体制动、长期卧床、肿瘤等病史，出现下肢肿胀、疼痛、小腿后方和（或）大腿内侧有压痛时提示下肢 DVT 的可能性大。但当患者无明显血栓发生的诱因，仅表现为下肢肿胀或症状不典型时易出现漏诊或误诊。一旦怀疑下肢 DVT，无论临床表现典型与否均需进一步的实验室检查和影像学检查来明确诊断。

实验室检查建议检测 D- 二聚体，其阴性结果可以作为排除急性 VTE 的依据，但 D- 二聚体升高需要结合临床情况分析。影像学检查建议采用下肢静脉彩色多普勒超声作为筛查的手段，其敏感性和准确性均较高。

在静脉超声检查前，可采用 Wells DVT 评分进行初步评估，根据结果分为低度、中度、高度 DVT 可能性（表 12-11）。如超声检查为阴性，对于低度、中度可能的患者可以排除诊断，而对于高度可能的患者建议做血管造影等影像学检查。

表 12-11　预测深静脉血栓的临床模型（Wells 评分）

病史及临床表现	评分
肿瘤	1
瘫痪或近期下肢石膏固定	1
近期卧床＞ 3d 或近 12 周内大手术	1
沿深静脉走行的局部压痛	1
全下肢水肿	1
与健侧相比，小腿肿胀周径＞ 3cm	1
既往有下肢深静脉血栓形成病史	1
凹陷性水肿（症状侧下肢）	1
有浅静脉的侧支循环（非静脉曲张）	1
类似或与下肢深静脉血栓形成相近的诊断	－ 2

注：临床可能性：低度≤ 0 分；中度 1 ～ 2 分；高度≥ 3 分；若双侧 下肢均有症状，以症状严重的一侧为准

2. PTE 的诊断　对于临床上 PTE 的早期识别，需要结合病史、临床表现、辅助检查等初步诊断，确诊需要肺动脉影像学结果如 CT 肺动脉成像（CTPA）、磁共振血管成像（MRA）或数字减影血管造影（DSA）等。建议首先根据临床经验或者 Wells DVT 评分（表 12-12）进行评估，做出初步诊断，再根据 D- 二聚体做出排除诊断，对于可能性高的患者，可以直接进行确诊检查。

表 12-12　预测肺栓塞的临床模型（Wells 评分）

病史及临床表现	评分
PTE 或 DVT 病史	1
4 周内制动或手术	1
活动性肿瘤	1
心率≥ 100 次 / 分	1
咯血	1
DVT 症状或体征	1
其他鉴别诊断的可能性低于 PTE	1

注：临床可能性：低度 0 ～ 1 分；高度≥ 2 分；PTE. 肺血栓栓塞症；DVT. 深静脉血栓形成

[推荐意见 18]　新发的 DVT 是机械预防的禁忌证，而且目前的预防手段也不能完全防止 DVT 的发生。建议在对患者进行预防之前需筛查是否已经患有 DVT，可采用 Wells DVT 评分评估，对于 DVT 高危患者，可行下肢静脉超声评估；在实施预防过程中如出现可疑的 VTE 征象，应及时评估患者是否患有 DVT 以及 PTE。

（九）总结

由于大规模多中心随机对照研究较少，尤其是缺乏国内的相关研究，因此，经专家组讨论，第一版先以共识的形式写作。工作小组将在新的临床证据出现后 3 ～ 5 年对内容做出更新，有可能的情况下，将进一步制订成为指南。专家组鼓励共识使用者在应用本共识时根据自身的临床经验，并考虑到患者具体情况及费用、风险和收益比，对患者做出个体的 VTE 机械预防决策。

需要声明的是，本共识是基于目前检索可得到的文献资料以及参与讨论的专家所掌握的循证医学证据制定，仅供临床医护人员参考应用，不作为任何医疗纠纷及诉讼的法律依据。

（引自《中华医学杂志》2020 年 2 月第 100 卷第 7 期 484-492 页）

三、抗凝剂皮下注射护理规范专家共识

中国静脉介入联盟、中国医师协会介入医师分会外周血管介入专业委员会

静脉血栓栓塞症（venous thromboembolism，VTE）包括深静脉血栓形成（deep

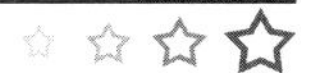

vein thrombosis，DVT）和肺血栓栓塞症（pulmonary thromboembolism，PTE）。《下肢深静脉血栓形成介入治疗规范的专家共识（第 2 版）》和国内外相关指南或证据总结中均指出，抗凝治疗是 VTE 防治基础。目前临床上可供皮下注射的抗凝剂包括低分子肝素类、磺达肝癸钠。低分子肝素是应用最广泛的抗凝药物。磺达肝癸钠是一种新型抗血栓药物，是间接 Xa 因子抑制剂。临床护理实践中，抗凝剂皮下注射易导致注射部位皮下出血，同时伴有局部疼痛，降低了患者用药依从性，影响患者对护理工作的满意度和信任感。国内外抗凝剂相关研究报道显示皮下注射后不良反应发生大多与技术操作有关，但在操作流程和注射技术等细节上至今仍存在很多争议。因此，根据我国国情和近年临床实践，结合检索现有文献及相关 Meta 分析，组织本领域护理专家通过多次会议研讨，反复修改，制订出《抗凝剂皮下注射护理规范专家共识》(以下简称共识)，旨在为实现抗凝剂安全注射规范化、标准化提供参考依据。

1. 常用皮下注射抗凝剂　临床常用皮下注射抗凝剂剂型、名称、制剂性状和规格等，见表 12-13。

表 12-13　临床常用皮下注射抗凝剂

剂型	通用名	商品名	制剂性状	规格	刻度	安全套装
预灌式注射器	那屈肝素钙注射液	速碧林	液体	0.3ml：3075U	/	有
				0.4ml：4100U	有	有
				0.6ml：6150U	有	有
	依诺肝素钠注射液	那赛畅	液体	0.4ml：4100U	/	/
		克赛	液体	0.4ml：4000U	/	/
				0.6ml：6000U	有	/
		赛倍畅	液体	0.4ml：4000U	/	/
		普洛静	液体	0.6ml：6000U	/	/
	达肝素钠注射液	法安明	液体	0.2ml：2500U	/	/
				0.2ml：5000U	/	/
	贝米肝素钠注射液	稀保	液体	0.2ml：2500U	/	/
	低分子肝素钙注射液	万脉舒	液体	0.4ml：4100U	/	/
	低分子肝素钠注射液	希弗全	液体	0.4ml：4250U	/	/
	磺达肝癸钠注射液	安卓	液体	0.5ml：2.5mg	/	有（自动回弹装置）
		泽瑞妥	液体	0.5ml：2.5mg	/	有（自动回弹装置）

续表

剂型	通用名	商品名	制剂性状	规格	刻度	安全套装
液体剂型（安瓿瓶）	低分子肝素钙注射液	博璞青	液体	0.4ml：4000U	/	/
	低分子肝素钠注射液	吉派林	液体	0.5ml：5000U	/	/
		齐征	液体	0.4ml：5000U	/	/
冻干剂型	注射用那屈肝素钙	百力舒	冻干粉	3075U	/	/
	注射用低分子肝素钙	立迈青	冻干粉	5000U	/	/

2. 注射工具选择　抗凝剂注射针头越长，注射至肌肉层的风险越大。除预灌式注射器外，选择注射工具需根据个体体型、生理特点和抗凝剂剂型。对于儿童和消瘦患者，尽可能选择短型针头，捏皮注射时严格把握进针角度和深度，以降低肌内注射风险。

预灌式注射器由玻璃针管（中性玻璃）、活塞（橡胶）、针帽（橡胶）、推杆和（或）注射针组成，其优势在于有完好密封的包装系统、高精度微量灌装，剂量准确，应用方便。目前，预灌式抗凝剂均为带注射针产品，针头长度和外径较普通 1ml 注射器短小，安全性高、耐受性好，不同预灌式抗凝剂之间针头规格参数差别不大。

3. 适应证和禁忌证

3.1 适应证

VTE 预防：①大手术围手术期患者；②存在 VTE 中、高危风险的卧床患者；③高凝状态且物理预防措施无效患者。

VTE 治疗：① DVT 伴有 PTE；②急性周围型 DVT 伴有血栓延伸；③中央型和混合型 DVT；④癌症相关血栓形成；⑤口服抗凝效果欠佳的复发性 VTE；⑥肝硬化伴有门静脉血栓形成；⑦急性脑静脉窦血栓形成；⑧内脏静脉急性血栓形成。

其他治疗领域：①急性冠状动脉综合征；②弥散性血管内凝血；③缺血性脑卒中；④糖尿病肾病；⑤由抗磷脂综合征、自身免疫病等因素引起反复自然流产等疾病的抗凝治疗。

3.2 禁忌证

绝对禁忌证：①肝素或其衍生物过敏；②严重凝血功能障碍（与肝素治疗无关的弥散性血管内凝血除外）；③活动性出血（如脑出血、消化道溃疡出血、术后活动性出血等），或有出血倾向的器官损伤；④急性感染性细菌性心内膜炎。

相对禁忌证：①急性大面积缺血性脑卒中伴或不伴意识障碍；②严重肝肾功能不全；③难以控制的高血压；④同时应用乙酰水杨酸、非甾体消炎镇痛药、右旋糖酐、噻氯匹定、皮质类固醇治疗时，有增加出血危险。

4. 知情同意　向患方介绍抗凝治疗，告知抗凝剂皮下注射适应证、禁忌证。

抗凝治疗潜在风险：①血液系统异常，如出血、血小板减少症、血小板增多症；②免疫系统异常，如过敏/类过敏反应；③消化系统异常，如一过性转氨酶升高、胆汁淤积性肝损伤；④皮肤和皮下组织异常，如注射部位皮肤血管炎、皮肤坏死、炎性结节、紫癜或红斑、水肿或荨麻疹、疼痛等；⑤肌肉骨骼系统异常，如骨质疏松（见于＞3 个月长期治疗）。

其他罕见不良反应：嗜酸性粒细胞增多症、可逆性高钾血症等。其中，不同部位出血、注射部位荨麻疹、水肿及疼痛较为常见。

告知患者及其家属抗凝治疗的潜在风险、对策和注意事项，耐心解答患者及其家属的疑问，缓解其紧张、焦虑情绪。充分理解和尊重患方知情选择，知情同意后签署《抗凝治疗知情同意书》。

5. 操作流程和步骤

5.1 注射部位　皮下注射部位主要为①腹壁：腹壁是国内外公认的皮下注射首选部位——腹部区域皮下组织层较厚，可降低药液外渗风险；所含神经纤维较少，痛感相对较轻；注射面积大、药物吸收快、不受运动影响；易被患者接受，便于操作。②双侧大腿前外侧上 1/3：此处皮下组织较厚，痛觉敏感度较低，远离大血管和神经，相对大腿其他部位较为安全。③双侧臀部外上侧：此处为过臀裂顶点水平线与过髂嵴最高点垂直平分线相交而成的外上方 1/4 区域，捏皮较为困难，且不便于自我注射患者操作。④上臂外侧中 1/3：此处皮下组织较厚，与上臂其他部位相比，发生肌内注射风险较低。不同注射部位药液吸收速度不同，依次为腹部＞上臂＞大腿＞臀部。儿童患者因腹部区域皮下组织层较薄，注射部位最好选择臀部或大腿。有研究报道，妊娠 28 周后至临产前 48 h 抗凝治疗期间，为了最大程度减少患者对注射部位的疑惑和顾虑，保障母婴安全，通过脐部做一水平线，经彩色超声诊断仪（以下简称 B 超）测定双侧前上侧腹部、前下侧腹部、中上侧腹部、中下侧腹部 8 个区域皮下组织厚薄程度，在确定皮下组织厚度大于注射针头直径后予以左右腹部轮换注射是安全、可行的。

推荐意见 1：对非妊娠期成年患者，无论单次注射或长期注射，抗凝剂注射部位优选腹壁。腹壁注射部位是，上起自左右肋缘下 1cm，下至耻骨联合上 1cm，左右至脐周 10cm，避开脐周 2cm 以内。

推荐意见 2：特殊人群注射部位选择，如对儿童患者，适宜选择臀部或大腿；对妊娠晚期（妊娠 28 周至临产前 48h）患者选择腹壁注射时，经 B 超测定双侧前上侧腹部、前下侧腹部、中上侧腹部、中下侧腹部 8 个区域皮下组织厚薄程度，在确定皮下组织厚度大于注射针头直径后，予以左右腹部轮换注射。

5.2 注射体位：腹壁注射——临床常见体位为平卧位、坐位、屈膝仰卧位。平卧位时，双腿呈伸直状态，因此腹肌紧张，腹壁皮肤张力大，皮肤皱褶不易提捏或捏起较薄；坐位时，针尖不易固定、药物积聚不易扩散，易导致局部疼痛和皮下出血。体位选择应确保注射局部皮肤松弛，易于捏起形成皱褶，使药液直接注入皮下组织内，最大限度减轻疼痛和皮下出血。

推荐意见 3：腹壁注射时，患者宜取屈膝仰卧位，嘱患者放松腹部。

上臂外侧注射——临床常见体位为平卧位、坐位。患者配合程度常与年龄、疾病状态和受教育程度相关。平卧位注射时，三角肌能够完全放松；坐位时，上臂常见摆放姿势有自然下垂、上臂叉腰及上臂外展 90° （置于椅背）。上臂自然下垂可使三角肌基本放松，但不易掌握进针深度和角度；上臂叉腰可一定程度解决上臂自然下垂的操作难度，但需要患者配合；上臂外展 90° （置于椅背）既有利于上臂外侧皮下和肌肉组织放松，又不影响注射角度，且患者易于接受，摆放时应嘱患者放松肩部。操作前应考虑衣袖松紧度和厚度等影响注射部位暴露的因素。

推荐意见 4：上臂外侧注射患者宜取平卧位或坐位。坐位注射时上臂外展 90° （置于椅背），患者肩部放松。

5.3 注射部位轮换：有规律地轮换注射部位，避免在同一部位重复注射，2 次注射点间距 2cm 以上，可以明显降低注射局部药液浓度过高引起的出血及注射部位疼痛等不适症状。轮换方法主要分为不同注射部位间轮换和同一注射部位区域内轮换。不同部位间轮换方法：将腹部分为 4 个区域，每侧上臂、大腿、臀部各为 1 个区域，每次注射一个区域，并按顺时针方向轮换注射区域。同一注射部位内轮换方法：表盘式轮换（以肚脐为中心按表盘式将腹部分为 12 个象限，周一至周日每日规律轮换注射部位）和十字分时分区（以肚脐为中点做十字线，将腹部分成 4 个象限，逐日交替选择左腹部或右腹部，再根据注射时间上午或下午选择上腹部或下腹部）。近年来，抗凝剂腹部皮下注射定位卡已在逐步推广应用。此卡中间大孔为禁止注射区域，其余小孔按数字自小至大依次选择，每次注射去掉一个小孔，能有效保证 2 次注射点间隔 2cm 以上，并有规律进行轮换。

推荐意见 5：非妊娠期成年患者需长期皮下注射低分子肝素时，推荐注射前使用腹壁定位卡定位。

5.4 注射前是否排气　抗凝剂注射前排气易致针尖药液残留，由于其特有的药理作用，有诱发并加重注射部位皮下出血可能。目前，临床上常用抗凝剂多为预灌式注射剂型，针筒内预留 0.1ml 空气，可在注射完毕刚好填充于注射器乳头和针梗内，使得针筒和针梗内无药液残留，既保证剂量准确，又避免针尖上附着药液对局部皮肤的刺激，减少局部瘀斑、硬结发生。

推荐意见 6：推荐采用预灌式抗凝针剂，该针剂注射前不排气，针尖朝下，将针筒内空气轻弹至药液上方。

5.5 注射角度　成人皮下组织厚度可因性别、身体部位和体重指数不同有很大差异。中国人群皮肤与皮下脂肪厚度情况与其他国家类似，皮肤平均厚度：上臂 1.91mm，腹壁 2.47mm；皮下脂肪平均厚度：上臂 7.23mm，腹壁 12.14mm。因此，无论是上臂还是腹壁注射，均建议提捏皮肤穿刺。

传统皮下注射穿刺方法为一手绷紧局部皮肤，一手持注射器，以示指固定针栓，针头斜面向上，与皮肤成 30º ～ 40º，将针梗的 1/2 ～ 2/3 快速刺入皮下。临床操作中发现，针头呈锐角斜刺，针尖斜面透过真皮层距离较长，无形中扩大损伤区域而增加疼痛，且深度和角度不易掌握；斜刺法内外注射点位置不一，容易导致不易察觉的注射部位深部出血，发现时常出现局部瘀斑、硬结。垂直皱褶注射法：捏起注射部位，可使皮下细小血管松弛弯曲，不易受到破坏；局部皮下间隙增大，有利于与肌肉层分开，使药物完全进入深层皮下组织，有利于药物吸收，同时可防止针头刺入肌层引起疼痛和出血；易于把握进针深度，缩短进针行程，减少对腹壁皮下组织损伤；易于固定针头位置，防止针头移位；组织内外穿刺点在同一垂直线上，按压皮肤表面穿刺点的同时能够对深部组织穿刺路径起到压迫作用。

推荐意见 7：左手拇指、示指相距 5 ～ 6cm，提捏皮肤成一皱褶，右手持注射器以执笔姿势，于皱褶最高点垂直穿刺进针。

5.6 注射前是否抽回血　皮下组织由结缔组织和脂肪小叶构成，结构疏松，少有毛细血管。临床操作时左手全程提捏皮肤，右手垂直进针，很难抽回血，如勉强换手操作，容易导致针尖移位，加重组织损伤。

推荐意见 8：注射前不抽回血。

5.7 注射速度与拔针　延长皮下注射持续时间可促进药物吸收，减少皮下出血和皮下硬结的发生，但注射速度过慢则增加护理工作量，同时也增加患者的疼痛和焦虑。国内现有文献及相关 Meta 分析建议，注射过程中采用推注时间为 10s，然后停留 10s 的方法，可明显减少注射部位皮下出血发生率和出血面积。

推荐意见 9：持续匀速注射 10s，注射后停留 10s，再快速拔针。

5.8 注射后是否按压　传统皮下注射拔针后用无菌棉签按压穿刺点片刻，但按压不当（时间过短、时间过长、用力较大等）均易引起毛细血管破裂出血。预灌式注射剂针头较普通 1ml 注射器短、细，创伤小，通过预留空气封堵注射器乳头，在防止针芯药液浪费的同时，可避免组织内药液溢出和拔针时残余药液渗入皮下。有研究报道，按压 3 ～ 5min 能明显降低穿刺部位出血风险。另有文献报道，长时间（> 10min）按压后出血发生率呈下降趋势，但护士对过长时间按压难以贯彻执行，临床上常指导患者或其家属自己按压，然而由于按压力度、时间很难掌握，易造成相反结果。

推荐意见 10：拔针后无须按压。如有穿刺处出血或渗液，以穿刺点为中心，垂直向下按压 3 ～ 5min。

5.9 注射后是否热敷、理疗　注射后瘀斑发生与药物注入肌肉层直接相关，为了避免其发生，必须在注射时提起局部皮肤，使之形成一皱褶，且在注射全程中保持皮肤皱褶，针头必须垂直进入皮下组织，避免进入肌肉层。同时，为避免皮下出血或硬结，注射后禁忌热敷、理疗或用力在注射处按揉。

推荐意见 11：注射后注射处禁忌热敷、理疗。

6. 整合实践

6.1 身份识别　携用物至患者床边，核对身份，解释操作流程并取得配合。

6.2 操作前评估　①评估患者身体情况：严格掌握适应证和禁忌证。存在肝素类过敏、肝素诱导性血小板减少症（H1T）、严重凝血功能障碍、活动性出血、前置胎盘等产前产后大出血风险、急性感染性心内膜炎的患者禁用抗凝剂。②评估患者局部情况：注射部位有无破损、瘀斑、瘢痕、硬结、色素沉着、炎症、水肿、溃疡、感染等，定位需避开上述部位。③评估患者心理状态、合作程度。

6.3 操作前准备　①护士职业素质准备；②患者：注射部位清洁，符合注射要求；③环境：清洁、安静、安全，温度、光线适宜；④用物完备：治疗盘、弯盘、预灌式抗凝剂、复合碘棉签、无菌棉签、利器盒、快速手消毒液、腹壁皮下注射定位卡。

6.4 注射流程　①使用预灌式抗凝剂，无须排气，气泡在上；②使用腹壁皮下注射定位卡，按数字顺序合理选择注射部位；③消毒：有效碘含量为 0.45% ～ 0.55% 的复合碘棉签以穿刺点为中心，螺旋式消毒两遍，范围直径≥5cm，自然待干；④保持左手拇指、示指相距 5 ～ 6cm，提捏起腹壁皮肤使之形成一凸起皱褶；⑤于皱褶最高点快速垂直进针，无须抽回血；⑥缓慢匀速推注药液 10s，药液推注完毕针头停留 10s，快速拔针后不按压；⑦操作前、中、后认真核对身份和药物信息，妥善安置患者并做好皮下注射后健康宣教；⑧终末处理、洗手、记录、签名。

6.5 健康宣教　①嘱患者注射过程中勿突然更换体位。②注射部位禁忌热敷、理疗或用力在注射处按揉，以免引起毛细血管破裂出血。③皮带、裤带避免束缚过紧。④指导患者发现下列情况要及时告知医护人员：腹痛，牙龈、眼睑球结膜、呼吸道、消化道出现出血症状；腹壁注射部位出现硬结、瘀斑、疼痛；局部或全身有过敏反应，如皮疹、发热、发冷、头晕、胸闷等。

6.6 注意事项　①预灌式注射剂针头为嵌入式，注射前检查玻璃针管乳头部位有无裂纹，取出过程中避免方法不当导致针头弯曲。若预灌式注射剂为 2 只装，分离时注意从边角处分离并揭开泡罩，严禁用力掰扯。②选择合适的注射部位和体位，避开硬结和瘢痕。③用拇指和示指提捏皮肤，注射全程保持皮肤皱褶高度不变。④皮下注射深度应根据患者个体差异、皮下脂肪厚度决定，如发现针头弯曲，应立即拔针。⑤患者腹部系皮带、裤带处不予注射。

7. 抗凝剂皮下注射相关并发症及处理对策

7.1 皮下出血

原因：①因抗凝剂本身具有抑制凝血因子活性的作用，操作稍有不慎，易引起出血风险；②注射时针头未垂直于皮肤而是成角度刺入，延长针头在组织内行程，增加针头与皮肤和皮内接触面积，扩大组织损伤面积；③腹壁皮下组织薄的成人或儿童，进针过深刺入肌层，造成不必要的组织损伤。临床表现为：瘀点（< 2mm）、紫癜（3 ～ 5mm）、瘀斑（> 5mm）、血肿（深部出血伴或不伴有皮肤隆起）。

处理对策：①记号笔标记皮下出血范围，严密观察并记录。②临床上可用于治疗皮下瘀斑的药物有硫酸镁湿敷贴、水胶体敷料、云南白药、多磺酸黏多糖乳膏等。硫酸镁湿敷贴主要利用其高渗透压平衡原理，能缓解组织损伤后的反应；水胶体敷料通过减轻肿胀和疼痛，防止组织坏死而发挥作用；云南白药贴及气雾剂能有效减少出血和抑制炎性物质释放；多磺酸黏多糖乳膏能防止浅表血栓形成，阻止局部炎症发展并加速皮下出血吸收。

7.2 疼痛

原因：诸多因素如本身基础疾病、注射周围环境、注射部位、针头型号（长度、直径）、针头 / 药液与皮肤间温度差、消毒液刺激、进针角度、进针时呼吸时相、注射剂量以及注射时间等，均可引起疼痛或影响疼痛程度。对于儿童患者，尤其是有过注射经历的患儿，注射疼痛感和针头尖锐部分带来的视觉感均会使其产生抵触情绪，陪同家长人数多也会增加患儿的恐惧感。

处理对策：①非预灌式注射剂注射时，宜选择长度最短、外径最小的针头；②注射时避开毛囊根部；③复合碘棉签消毒并完全待干后再注射；④针头距离皮肤高度适中，以腕部力量穿刺，进针轻、稳、准；⑤注射全程患者感觉注射部位锐痛剧烈或持续疼痛时，应检查和评价注射方法是否得当；⑥儿童患者应限制 1 ～ 2 名家长陪同，指导家长注射过程中配合引导患儿注意力转移。

7.3 渗（漏）液

原因：①针尖漏液：预灌式注射剂不排气较少会发生针尖滴液，排气易导致注射前针尖药液残留和滴漏；②皮肤渗液：药液自穿刺处针眼溢出于皮肤表面，与针尖刺入注射部位过浅、注射后针头停留时间过短、注射部位皮下组织疏松、局部按摩有关，其中针头停留时间过短是主要原因。

处理对策：①预灌式注射剂注射前不排气，推注前确保空气完全在药液上方，药液推注完毕将 0.1ml 空气推入注射器乳头以排出残余药液，针头停留 10s 后快速拔出；②拔针后如发现皮肤渗液，则需适当压迫，压迫力度以皮肤下陷 1cm 为宜。

7.4 过敏反应

原因：过敏源可为肝素类制剂或预灌式注射器中的橡胶组件。局部过敏症状主要有皮疹，并伴有瘙痒、麻木感。全身性过敏症状较为罕见，低分子肝素的全身反应主要为 HIT。

处理对策：①注射前充分评估患者过敏史，存在肝素类药物过敏或HIT病史者禁用。②注射后发生HIT患者，可选择阿加曲班等非肝素类抗凝药物，需停用低分子肝素并选择替代抗凝用药。③皮疹瘙痒明显者，可局部外用糖皮质激素类药物；退热贴含有桉叶油、薄荷油、薰衣草油等成分，外贴应用可在降低局部皮温、减慢神经传导速率的同时，兼有止痒、镇痛、化瘀、消肿的作用。

7.5 弯针、断针

原因：①注射前泡罩包装分离及预灌式注射剂拿取方法不当，导致针头弯曲；②注射时体位摆放不当，局部肌肉张力高；③注射过深，导致针头弯曲或针体折断；④注射过程中患者扭动身躯。根据断针外露程度，分为断端部分显露于皮肤、断端与皮肤相平或断端全部没入皮肤下。

处理对策：①安慰患者，保持原有体位，防止断针向肌肉或深部组织陷入。②避免情急之下采取抠、挤等方法，造成局部组织红肿、破溃，加重取针难度和局部组织感染，甚至导致断端针头游走、移位。③断针部分显露于皮肤外，护士可用无菌镊子或蚊钳夹针拔出；断端与皮肤相平，断面可见，可用左手拇、示二指垂直向下，按压断针周围皮肤使之下陷，使断面露出皮肤，右手持无菌镊子拔出；断端完全没于皮下或肌层，可在X线定位下，局部切开取出。

8. 结语 本共识基于文献及相关Meta分析文章，结合临床实践，从多方面、多角度诠释了抗凝剂皮下注射规范的技术操作流程，在若干细节上达成共识，形成多条推荐意见。希望本共识能够成为抗凝剂皮下注射技术质量控制与管理的依据，保障患者安全，减轻患者痛苦，提高治疗效果，最终使广大抗凝剂皮下注射治疗患者获益。

（引自《介入放射学杂志》2019年8月第28卷第8期709-716页）

四、普通外科围手术期疼痛管理上海专家共识（2020版）

上海市医学会麻醉科专科分会、上海市医学会普通外科专科分会

普通外科围手术期疼痛可增加病人术后发生并发症的风险，影响其术后早期活动和康复。如在手术开始阶段未对疼痛进行有效控制，持续的疼痛刺激可引起中枢神经系统发生病理性重塑，急性疼痛有可能发展为难以控制的慢性疼痛。实施规范化的围手术期疼痛管理对于普通外科病人的术后康复具有重要意义。为此，上海市医学会麻醉科专科分会和上海市医学会普外科专科分会组织相关领域专家，综合国内外相关文献并结合上海市麻醉科和普外科医生的临床实践，撰写《普通外科围手术期疼痛管理上海专家共识（2020版）》，以期为普通外科的围手术期镇痛管理提供参考。

1. 普通外科围手术期疼痛管理的原则

1.1 规范化镇痛管理　普通外科手术的术后镇痛可纳入全院的术后疼痛管理架构中，成立全院性或以麻醉科为主的包括普通外科医师和护士在内的急性疼痛管理（acute pain service，APS）小组，可有效提高普通外科围手术期的镇痛质量。APS 小组的工作范围和目的包括：①治疗围手术期疼痛，评估和记录镇痛效果，处理不良反应和镇痛治疗中的问题；②进行术后镇痛必要性和相关知识的宣教；③提高手术病人的舒适度和满意度；④减少术后疼痛相关并发症。

1.2 预防性镇痛　现代疼痛管理理念倡导预防性镇痛，即术前给予有效的麻醉或神经阻滞，并在疼痛出现前给予足够的镇痛药 [如选择性环氧合酶 -2（COX-2）抑制剂]，以减少创伤应激，防止中枢敏化，降低痛阈值，减少术后镇痛药的用量和延长镇痛时间。

1.3 多模式镇痛　多模式镇痛是指联合应用不同的镇痛方法和不同作用机制的镇痛药物，采用不同的给药途径，作用于疼痛发生的不同部位、时相和靶点，从而达到镇痛作用相加或协同的目的，减少药物的不良反应。多模式镇痛是目前较为理想的围手术期镇痛管理方案。

目前，临床实践中推荐的联合用药方案包括阿片类药物分别与选择性 COX-2 抑制剂、非选择性非甾体抗炎药（non-steroid anti-inflammatory drug，NSAID）和（或）对乙酰氨基酚等合用。普通外科围手术期多模式镇痛推荐在超声引导神经阻滞或椎管内镇痛的基础上，联合应用多种镇痛药物。对于采用自控镇痛的病人，应用自控镇痛药物结束后，建议继续口服或静脉使用 NSAID 药物以减轻术后残余疼痛。

1.4 个体化镇痛　不同病人对疼痛和镇痛药物的反应存在个体差异，普通外科不同手术的疼痛强度和持续时间也存在较大差异，与手术部位、类型密切相关；应根据病人的疼痛程度，选择口服或静脉给药、硬膜外镇痛、病人自控镇痛（patient controlled analgesia，PCA）等不同镇痛方式。个体化镇痛应综合考虑各种因素，制订最优化的疼痛管理方案。此外，个体化镇痛还应考虑病人因素，使病人应用最小的药物剂量即可达到最佳的镇痛效果。有条件时，可检测基因多态性，进行疼痛程度分层管理，指导阿片类药物的使用。

2. 普外科围手术期疼痛管理的药物　镇痛药物的应用是普通外科围手术期镇痛管理的基石。目前，普外科围手术期常用的镇痛药物包括局部麻醉药、NSAID、对乙酰氨基酚、阿片类药物、曲马多、氯胺酮、加巴喷丁和普瑞巴林等。普通外科常用镇痛药物用法用量、禁忌证和不良反应等见表 12-14，临床医师应针对不同类型疼痛选择相应镇痛药物。例如：炎性疼痛可选用 NSAID，对于切口痛可选用阿片类药物，内脏痛临床医师应可选用羟考酮，神经病理性疼痛可选用加巴喷丁或普瑞巴林等。

表 12-14　普通外科围手术疼痛管理的常用药物

药物		用法剂量	禁忌证	不良反应
非甾体抗炎药	帕瑞昔布	推荐剂量为 40mg 静脉注射或肌内注射，随后视需要间隔 6 ～ 12h 给予 20mg 或 40mg，每天总剂量不超过 80mg，疗程一般≤ 3d	有严重药物过敏反应史，冠状动脉旁路移植术围手术期，活动性消化道溃疡或出血，重度心力衰竭，妊娠晚期或哺乳期妇女，严重肝功能损伤，炎性肠病	较少发生严重不良反应，包括心肌梗死和严重低血压等心血管事件，过敏反应，血管源性水肿和严重皮肤反应（如剥脱性皮炎）
	氟比洛芬酯	成人单次静脉注射 50mg（缓慢推注 1min 以上），可根据需要使用镇痛泵给药，术后镇痛每日剂量≤ 200mg	消化道溃疡，严重肝肾功能或凝血功能障碍，严重心力衰竭，高血压，阿司匹林哮喘，正在使用喹诺酮类药物	注射部位疼痛，恶心、呕吐，偶见腹泻，发热、头痛、倦怠、嗜睡、畏寒，偶见血压上升、心悸，极少数病人可出现休克 、肾病综合征、胃肠道出血等
	酮咯酸	静脉注射 30mg，肌内注射 60mg。成人静脉或肌内注射连续使用一般≤ 5d，成人每日最大剂量≤ 120mg。对于年龄≥ 65 岁、体重＜ 50kg 病人，剂量需要减半，每日最大剂量≤ 60mg。对于 2 ～ 16 岁患儿仅以静脉注射或肌内注射方式单次给药，剂量应适当调整	对阿司匹林过敏、孕产妇、活动性消化性溃疡、肝肾疾病、高血压、心脏病等病人慎用	嗜睡、头晕、头痛、欣快、失眠等，剂量过大可引起呼吸抑制，注射局部有刺激，可见皮下出血、瘀斑等
对乙酰氨基酚	丙帕他莫	对乙酰氨基酚前体药物，克服了对乙酰氨基酚的不稳定性。成人每次静脉注射 1 ～ 2g，每 4 小时 1 次或每日 4 次，每日总量不宜超过 8g	对乙酰氨基酚过敏，活动性及重度肝脏疾病，肌清除率 <30ml/min，年龄 <3 个月的婴儿	偶见恶心、呕吐、腹痛、厌食、皮疹、粒细胞缺乏等

续表

药物		用法剂量	禁忌证	不良反应
阿片受体激动剂	吗啡	(1) 皮下注射：成人每次 5 ～ 15mg，极量为每次 20mg，单日 60mg (2) 静脉注射：成人常用量 5 ～ 10mg。手术后镇痛单次给药剂量 0.5 ～ 2.5mg，锁定时间 5 ～ 10min (3) 硬膜外腔镇痛：负荷量 1 ～ 2mg，药物浓度 20 ～ 40μg/ml，输注速率 2 ～ 5ml/h，单次给药量 2 ～ 5ml (4) 鞘内注射：0.1 ～ 0.3mg	婴儿、哺乳期妇女、肝功能不全及慢性阻塞性肺疾病、肺源性心脏病、支气管哮喘	偶见恶心、呕吐、腹痛、厌食、皮疹、粒细胞缺乏等
	芬太尼	(1) 静脉注射：手术后镇痛单次给药剂量 10 ～ 20μg，锁定时间 4 ～ 10min (2) 硬膜外腔给药：负荷量 50 ～ 100μg，药物浓度 2μg/ml，输注速率 2 ～ 5ml/h，单次给药量 2 ～ 5ml	对芬太尼过敏、呼吸抑制、禁与单胺氧化酶抑制剂同时使用	呼吸抑制、低血压、心动过缓、眩晕、恶心、呕吐、嗜睡等，静脉注射有可能引起胸壁肌肉僵硬
	舒芬太尼	(1) 静脉注射：手术后镇痛单次给药剂量 10 ～ 20μg，锁定时间 4 ～ 10min (2) 硬膜外腔给药：负荷量 50 ～ 100μg，药物浓度 2μg/ml，输注速率 2 ～ 5ml/h，单次给药量 2 ～ 5ml	对舒芬太尼过敏、急性肝卟啉症、呼吸抑制、禁与单胺氧化酶抑制剂同时使用	呼吸抑制、低血压、心动过缓、眩晕、恶心、呕吐、嗜睡、尿潴留等，静脉注射有可能引起胸壁肌肉僵硬

续表

药物		用法剂量	禁忌证	不良反应
	羟考酮	（1）静脉注射：手术后镇痛单次给药剂量 0.2 ～ 0.4mg，锁定时间 8 ～ 10min （2）皮下注射：成人推荐起始剂量为 5mg，如有必要每 4 小时重复给药 1 次	对羟考酮过敏，呼吸抑制，麻痹性肠梗阻，慢性阻塞性气道疾病，肺源性心脏病，慢性支气管哮喘，高碳酸血症，中度至重度肝功能受损，严重肾功能受损，同时服用单胺氧化酶抑制剂或停用后 2 周内	便秘、恶心呕吐、嗜睡眩晕、瘙痒、头痛、口干、出汗和乏力
	氢吗啡酮	（1）静脉注射：成人负荷剂量为 4 ～ 20μg/kg，维持量可每隔 30 ～ 60min 给予初量的 50%。手术后镇痛单次给药剂量 0.05 ～ 0.25mg，锁定时间 5 ～ 10min （2）硬膜外腔给药：负荷剂量 0.2 ～ 0.5mg，药物浓度 8 ～ 16μg/ml，输注速率 2 ～ 5ml/h，单次给药剂 2 ～ 5ml	支气管哮喘、呼吸抑制、重症肌无力，禁与单胺氧化酶抑制剂合用	眩晕、恶心、呕吐、出汗、嗜睡等，静脉注射有可能引起胸壁肌肉僵硬，注射速度过快可引起呼吸抑制
阿片受体部分激动剂	丁丙诺啡	（1）肌内注射或缓慢静脉注射：成人每次 0.15 ～ 0.3mg，6 ～ 8h 1 次 （2）舌下含服：成人 0.2 ～ 0.8mg，6 ～ 8h 1 次	孕妇、哺乳期妇女，阿片类药物依赖，呼吸中枢和功能严重受损，前 2 周内使用单胺氧化酶抑制剂	恶心、呕吐、头晕、皮肤瘙痒、尿潴留、呼吸抑制等，便秘少见，大剂量用药时可表现为呼吸抑制的时间延长
	布托啡诺	静脉注射：成人每次 1mg；肌内注射：每次 1 ～ 2mg。静脉注射布托啡诺 2mg 与静脉注射吗啡 10mg 镇痛效果相当，单次最大剂量为 4mg	年龄 <18 岁的病人，那可汀依赖	恶心呕吐和出汗，头痛、眩晕、漂浮感、嗜睡、精神紊乱等。偶见幻觉、异常梦境、人格分裂、心悸和皮疹。老年病人首剂量过大时，可有过度镇静、呼吸抑制

续表

药物		用法剂量	禁忌证	不良反应
	纳布啡	诱导用量为 0.2mg/kg，10 ～ 15min 内静脉注射完，有“封顶”效应，当剂量 >0.6mg/kg 时，镇痛作用不再随剂量的增加而增强	对纳布啡过敏	嗜睡病人使用时需谨慎选择剂量并加强监测，准备好复苏和插管装置、给氧装置等以防不测，其余不良反应包括多汗、恶心呕吐、眩晕等
	地佐辛	推荐成人单剂量为 5 ～ 20mg，必要时 3 ～ 6h 1 次，单次最大剂量 20mg，≤ 120mg/d	对阿片类镇痛药过敏	嗜睡、恶心呕吐、瘙痒、尿潴留、出汗等
非阿片类中枢性镇痛药	曲马多	(1)静注注射：成人每次 50 ～ 100mg，2 ～ 3 次 / 天，每日剂量≤ 400mg (2) 口服：盐酸曲马多缓释片成人一般从每次 50mg 开始服用，12h 1 次，2 次服药的间隔时间≥ 8h；根据病人疼痛程度调整用药剂量。每日最大剂量通常≤ 400mg。与对乙酰氨基酚合用，每日最大剂量≤ 200mg	对阿片类药物过敏，酒精、催眠药、麻醉剂、中枢镇痛药、阿片类或精神病药物急性中毒，前 2 周内服用单胺氧化酶抑制剂	恶心、呕吐、头晕、嗜睡、便秘等
NMDA 受体拮抗剂	艾司氯胺酮	术中：静脉注射 0.1mg/kg，以 2μg/（kg • min）静脉泵注维持 术后：静脉自控镇痛推注每次 0.5mg，锁定时间 5min	对艾司氯胺酮过敏病人、有血压和颅内压升高严重风险病人、控制不佳或未经治疗的高血压病人、先兆子痫或子痫、未经治疗或治疗不足的甲状腺功能亢进病人	噩梦、幻觉、头晕、视物模糊、血压增高、心率增快、喉痉挛、暂时性呼吸抑制、恶心呕吐
钙通道调节剂	加巴喷丁	术前 1 ～ 2h 口服 600 ～ 1200mg，术后给予单次或多次给予 600mg 口服	急性胰腺炎病人禁用加巴喷丁	眩晕、嗜睡，周围性水肿，恶心、呕吐，体重增加，紧张，失眠，共济失调，眼球震颤，感觉异常，厌食，衰弱，情绪化倾向等
	普瑞巴林	术前口服 150 ～ 300mg，12h 后再给予术前相同剂量		

3. 普通外科围手术期疼痛管理的技术

3.1 PCA 技术　PCA 是医护人员根据病人的疼痛程度等因素，预先设置镇痛药物的给药模式，再交由病人“自我管理”的一种镇痛技术。其中以硬膜外病人自控镇痛（patient controlled epidural analgesia，PCEA）和静脉病人自控镇痛（patient controlled intravenous analgesia，PCIA）的应用最广泛。

3.1.1 PCEA　PCEA 利用 PCA 装置将药物输入硬膜外腔，主要适用于胸背部及以下区域疼痛的镇痛。局部麻醉药复合阿片类药物的 PCEA 方案中，常用的局部麻醉药为 0.1% ～ 0.15% 罗哌卡因或 0.1% ～ 0.12% 布比卡因，常用的阿片类药物及其用法见表 12-15。以 0.1% 布比卡因 +2μg/ml 芬太尼或 0.3μg/ml 舒芬太尼为例，采用 0.9% 生理盐水稀释至 250ml，镇痛泵参数设置为输注速率 2 ～ 5ml/h，单次给药剂量 2 ～ 5ml，锁定时间 10 ～ 20min。

表 12-15　硬膜外病人自控镇痛中常用阿片类药物及其用法

阿片类药物	负荷剂量	药物浓度（μg/ml）
吗啡	1 ～ 2mg	20 ～ 40
芬太尼	50 ～ 100μg	2
氢吗啡酮	0.2 ～ 0.5mg	8 ～ 16
舒芬太尼	10 ～ 20μg	0.3 ～ 0.5

3.1.2 PCIA　PCIA 利用 PCA 装置经静脉途径给药，操作简便，可供选择的药物较多，适用范围较广。但 PCIA 是全身性用药，不良反应较多，镇痛效果略差于 PCEA 。PCIA 中常用阿片类药物的镇痛方案见表 12-16。对于非阿片类药物耐受的病人，不推荐设定背景剂量给药，建议采用多模式镇痛。

表 12-16　静脉病人自控镇痛中常用阿片类药物的镇痛方案

阿片类药物	单次给药剂量	锁定时间（min）
吗啡	0.5 ～ 2.5mg	5 ～ 10
芬太尼	10 ～ 20μg	4 ～ 10
氢吗啡酮	0.05 ～ 0.25mg	5 ～ 10
羟考酮	0.2 ～ 0.4mg	8 ～ 10
舒芬太尼	2 ～ 5μg	6 ～ 10

3.2 椎管内镇痛技术　适用于胸、腹部及下肢术后镇痛。椎管内镇痛可分为蛛网膜下腔阻滞和硬膜外阻滞，后者还包括骶管阻滞。椎管内镇痛的主要优点

是对病人的呼吸、循环等生理功能影响小，相较于全身给药，其不良反应发生率较低。此外，椎管内镇痛无明显的运动神经阻滞。相较于 PCIA，PCEA 不影响病人的意识，镇痛效果更好，且利于病人活动。腹部手术后硬膜外镇痛可改善肠道血流，降低胰岛素抵抗，促进肠蠕动和肠功能的恢复。但椎管内镇痛有时会出现阻滞不完全，或阻滞过度引起下肢乏力、低血压等情况。

椎管内镇痛病人发生硬膜外血肿的风险较低，但接受抗凝或抗血小板药物治疗的病人硬膜外血肿发生率显著增加。严重肝功能障碍、凝血功能异常者禁用硬膜外阻滞镇痛。在拔除硬膜外导管前，预防性抗凝剂量的低分子肝素应停用 12h，治疗剂量低分子肝素应停用 24h，普通肝素应停用 8h；或在国际标准化比值（international normalized ratio，INR）≤ 1.4 后拔除硬膜外导管，应用比伐卢定或阿哌沙班的病人应在活化部分凝血活酶时间正常后拔管。椎管内留置导管期间不建议使用抗凝或抗血小板药物。拔除硬膜外导管后至少 4h 方可恢复使用低分子肝素或普通肝素。

3.3 超声引导神经阻滞技术　神经阻滞镇痛可减少伤害性刺激的中枢传入，不良反应少，而且随着超声技术的普及，其已广泛用于普通外科围手术期镇痛。穿刺部位感染、严重畸形、局部麻醉药过敏是超声引导神经阻滞的禁忌证。

3.3.1 颈浅丛阻滞　颈丛阻滞能为颈部手术提供良好的术后镇痛。主要适用于甲状腺、颈部血管、颈椎等手术的麻醉和术后镇痛，也适用于部分头颅、耳部手术的麻醉和术后镇痛。联合胸椎部神经阻滞还适用于锁骨、上胸部、肩部等部位的手术麻醉和术后镇痛。

3.3.2 前锯肌平面阻滞　前锯肌平面阻滞多用于胸壁、胸腔以及背部手术的麻醉和术后镇痛。如乳腺癌根治术、乳腺腔镜手术、开胸手术、胸腔镜手术、胸腔引流术和腋下区手术等。

3.3.3 腹横肌平面阻滞　腹横肌平面阻滞适用于各种腹部手术和腹股沟区手术的麻醉和术后镇痛，如疝修补术、减重手术、常规腹腔镜手术、阑尾切除术等。

3.3.4 腹直肌鞘阻滞　腹直肌鞘阻滞多用于经腹直肌切口的腹部手术的麻醉和术后镇痛，如胃肠道手术、单孔腹腔镜手术、腹腔镜腹股沟斜疝手术等，也可用于脐疝手术的麻醉和术后镇痛。

3.3.5 腰方肌阻滞　腰方肌阻滞多用于腹部和下肢手术的麻醉和术后镇痛。如疝修补术、腹腔镜手术、阑尾切除术、胃部手术等。

3.3.6 髂腹下神经、髂腹股沟神经阻滞　髂腹下神经和髂腹股沟神经阻滞多用于腹股沟手术（如腹股沟疝修补术）和盆部手术的麻醉和术后镇痛。由于髂腹下神经和髂腹股沟神经进入腹横肌平面和穿出腹横肌平面不一定同步，可能导致阻滞效果不理想。可在相同穿刺部位，即腹外斜肌和腹内斜肌之间追加 5 ～ 10ml 的 0.5% 罗哌卡因以确保两根神经同时被阻滞。

4. 不同类型普通外科手术的围手术期镇痛方案　围手术期镇痛方案一般采用多模式镇痛，镇痛药物一般以对乙酰氨基酚和（或）NSAID为基础，手术切皮前15～30min给予首次量，术后24～48h按时追加给药，但应注意药物的禁忌证。对于微创手术，首选对乙酰氨基酚和（或）NSAID镇痛，如效果不佳，可按需给予阿片受体部分激动剂。对于创伤大，疼痛剧烈的开腹手术，可给予阿片受体激动剂PCIA，并联合应用右美托咪定，以及低浓度局部麻醉药复合阿片类药物的PCEA。建议根据手术部位、类型以及麻醉科医师的经验，选择合适的方法。

4.1 颈部手术　颈部手术后疼痛一般较轻，单纯对乙酰氨基酚和（或）NSAID镇痛多可明显缓解疼痛。对于创伤大的颈部淋巴结广泛清扫手术，可考虑联合使用阿片受体部分激动剂，甚至阿片受体激动剂镇痛。局部浸润或颈浅丛阻滞是颈部手术常用的术中和术后镇痛方法，可根据手术方式，选择相应的阻滞方法。

4.2 乳腺手术　乳腺手术后疼痛多为轻中度，在单纯应用对乙酰氨基酚和（或）NSAID镇痛基础上，可考虑联合使用阿片部分激动剂镇痛；对于创伤大的乳癌根治术，可考虑采用阿片受体激动剂镇痛。建议根据手术范围，选择局部浸润或超声引导前锯肌平面阻滞作为术中及术后镇痛方法。

4.3 腹壁疝手术　腹壁疝手术后疼痛多为轻度，单纯对乙酰氨基酚和（或）NSAID镇痛即可明显缓解疼痛。可根据手术范围，选择局部麻醉药局部浸润，超声引导下腹横肌平面阻滞、腹直肌鞘阻滞或髂腹下神经、髂腹股沟神经阻滞作为术中及术后镇痛方法。对于巨大切口疝或其他复杂疝手术，预期疼痛达中度或重度的病人，可考虑PCEA或阿片受体激动剂PCIA。

颈部手术、乳房手术及腹壁疝手术术后镇痛优先采用口服镇痛药物，选择镇痛药物时应注意病人有无相关禁忌证。

4.4 胃肠手术　胃肠手术术后疼痛多为中度至重度。①微创胃肠手术可采用阿片受体激动剂PCIA，也可联合使用局部麻醉药切口浸润、超声引导下腹横肌平面阻滞、腹直肌鞘阻滞或腰方肌阻滞等镇痛技术。②开放胃肠手术首选局部麻醉药复合阿片类药物行PCEA。此外，可选择术前口服加巴喷丁或普瑞巴林，术中静脉输注利多卡因、氯胺酮、右美托咪定，术后采用阿片受体激动剂PCIA。此外，可联合局部麻醉药切口浸润、超声引导下腹横肌平面阻滞、腹直肌鞘阻滞及腰方肌阻滞等镇痛。

4.5 肝胆手术　根据手术类型、术后疼痛程度制订镇痛方案。如病人肝功能无明显异常，血小板计数及其功能正常，镇痛药物可以对乙酰氨基酚和（或）NSAID为基础。①对于微创肝胆手术，病人术后早期如能恢复饮食，可口服镇痛药物。镇痛药物选择时应注意病人肝功能状态以及胆道是否通畅，避免药物在体内蓄积，诱发或加重相关不良反应 。此外，还可联合采用局部麻醉药切口浸润、超声引导下腹横肌平面阻滞、腹直肌鞘阻滞及腰方肌阻滞等镇痛。②对于开放肝胆手术，首选局部麻醉药复合阿片受体激动剂 PCEA，但应注意血小板计数及其功能，权衡硬膜外操作的安全性。还可以采用局部麻醉药切口浸润、超声引导下腹横肌平面阻滞、腹直肌鞘阻滞及腰方肌阻滞，联合阿片受体激动剂 PCIA。

4.6 胰腺手术　胰腺手术后疼痛多为重度。胰腺疾病病人多伴有阻塞性黄疸，如病人肝功能无明显异常，血小板计数及其功能正常，镇痛药物可以对乙酰氨基酚和（或）NSAID 为基础。①对于微创胰腺手术，可采用阿片受体激动剂 PCIA。此外，还可联合采用局部麻醉药切口浸润、超声引导下腹横肌平面阻滞、腹直肌鞘阻滞及腰方肌阻滞等镇痛。镇痛药物选择时应注意病人营养状态以及肝功能状况，避免药物体内蓄积，诱发或加重相关不良反应。②对于开放胰十二指肠切除术，首选局部麻醉药复合阿片类药物 PCEA，但应注意血小板计数及其功能。此外，还可采用局部麻醉药切口浸润、超声引导下腹横肌平面阻滞、腹直肌鞘阻滞及腰方肌阻滞等镇痛，联合阿片受体激动剂 PCIA。

4.7 其他腹部外科手术　对于急腹症手术，在诊断尚未明确时，可考虑适度使用镇痛药物，但应避免掩盖病情，延误诊断。诊断明确后，在积极准备处理病因的同时，选择适当镇痛药物，减轻病人痛苦。

对于手术创伤小、术后疼痛仅为轻中度的病人，镇痛药物可以对乙酰氨基酚和（或）NSAID 为基础。如病人疼痛视觉模拟评分法（VAS）评分≥ 4 分，可按需给予阿片部分激动剂。术后镇痛药物优先采用口服方式，选择镇痛药物时应考虑病人有无相关禁忌证。还可根据手术部位选择局部麻醉药切口浸润或者超声引导腹横肌平面阻滞、腹直肌鞘阻滞及腰方肌阻滞等镇痛。

对于手术范围广、疼痛剧烈的病人，镇痛药物可以对乙酰氨基酚和（或）NSAID 为基础。此外，可术前口服加巴喷丁或普瑞巴林，术中静脉输注利多卡因、氯胺酮、右美托咪定，术后采用阿片受体激动剂 PCIA。还可根据手术部位选择局部麻醉药复合阿片类药物 PCEA、局部麻醉药切口浸润或超声引导腹横肌平面阻滞、腹直肌鞘阻滞以及腰方肌阻滞等镇痛。

5. 围手术期镇痛的常见问题及处理

5.1 镇痛不全

原因包括：①对术后疼痛程度评估不足。②镇痛方案未遵循个体化原则。③镇痛药剂量偏低。④镇痛装置故障，如硬膜外镇痛时导管脱落、折叠、扭曲或堵塞，PCA 泵故障等。

处理方法：分析原因，发现和排除镇痛装置的故障，对术后疼痛进行动态评估，坚持个体化原则，及时调整镇痛药的配方和设置，减轻病人手术后疼痛。

对于 VAS 评分＞ 3 分病人，可先静脉注射帕瑞昔布 40mg 或氟比洛芬酯 50mg，如效果不佳，建议再分次静脉注射芬太尼 0.05mg 或吗啡 2mg，并密切监测病人呼吸。同时，PCA 泵的剂量上调为原来的 1.5 倍，并继续观察疗效和有无不良反应发生，及时进行调整。

5.2 呼吸抑制　呼吸抑制是指病人通气不足，导致 CO_2 蓄积，严重时可伴有低氧血症。老年病人更易发生过度镇静和呼吸抑制。

原因包括：①麻醉药残留、椎管内镇痛阻滞平面过广等。②术后镇痛药物剂量不当、镇痛泵设置错误等。③胸部和上腹部手术可影响呼吸功能，术后易发生限制性通气功能障碍，肺泡通气不足、咳嗽乏力、肺内分泌物潴留，可引起肺炎和肺不张等并发症，从而导致肺内通气 / 血流比例失调，肺内分流增加和低氧血症。

处理方法：①暂停应用麻醉性镇痛药物，调低镇痛泵的剂量设置。②保持呼吸道通畅，对于舌后坠的病人，可放置口咽通气道，及时吸痰，清理口腔分泌物。③术后常规监测及吸氧，避免发生潜在缺氧。④对于阿片类药物过量或残余导致的呼吸抑制，呼吸频率＜ 8 次 / 分时，可静脉注射纳洛酮 5 ～ 10μg/kg，必要时静脉滴注 3 ～ 5μg/（kg • h）。⑤对于 PCEA 阿片类药物未过量而发生呼吸抑制者，应怀疑导管是否移位至蛛网膜下腔，此时应终止 PCEA。⑥持续密切观察病人的呼吸和氧合指数。应坚持个体化和多模式镇痛原则，避免阿片类药物过量而导致的呼吸抑制发生。

5.3 恶心呕吐　术后恶心呕吐（postoperative nausea and vomiting，PONV）发生率高达 25% ～ 30%。

原因如下：①病人因素。小儿、女性和肥胖病人是 PONV 的高危人群，还与病人术前焦虑、术前禁食等因素有关。②手术因素。妇科手术、腹腔镜手术和长时间手术是 PONV 的高危因素。③麻醉因素。全身麻醉后 PONV 发生率明显高于局部麻醉或神经阻滞。引起 PONV 的主要麻醉药物包括阿片类药物、吸入麻醉药、依托咪酯、氯胺酮等。

处理方法：①明确有无导致 PONV 的内外科因素，如有无脱水，是否存在肠梗阻和胃扩张等消化道因素，有无脑水肿、颅内压增高，以及癌症病人是否接受放化疗等。②若无上述因素，应考虑镇痛药物导致的 PONV。研究结果显示，某种止吐药用药 6h 内再次应用该药往往无效，应更换其他止吐药物。建议静脉给予昂丹司琼 0.1 ～ 0.15mg/kg、帕洛诺司琼 0.25mg、阿瑞匹坦 40mg、甲氧氯普胺 10mg 或小剂量氟哌利多。此外，针刺治疗对 PONV 也有很好的疗效。③对于术后频繁恶心呕吐的病人应警惕电解质紊乱。

5.4 低血压和心动过缓　原因包括：①椎管内阻滞与全身麻醉联合应用。②低血容量。③心血管代偿功能不足、伴有心动过缓或传导阻滞。④术前应用抗高血压药物或β受体阻滞剂。⑤突然的体位变动可发生严重低血压、心动过缓，甚至诱发心搏骤停。⑥镇痛用药选择不当或过度镇静。

处理方法：①一般治疗措施，包括吸氧、抬高双下肢、加快输液等。②中度到重度或迅速进展的低血压，可静注麻黄碱 5 ～ 20mg 或去氧肾上腺素 40 ～ 100μg。③严重的心动过缓可静注阿托品 0.5 ～ 1.0mg。④严重低血压和心动过缓可静脉注射阿托品和麻黄碱，如无反应立即静注小剂量肾上腺素（5 ～ 10μg）。⑤检查麻醉平面、镇痛泵药物及设置。⑥加强生命体征监测。

5.5 尿潴留　术后尿潴留是指术后 8h 内病人不能自行排尿或膀胱尿量＞600ml。主要原因包括全身及椎管麻醉后排尿反射受抑制、阿片类药物减弱膀胱平滑肌和括约肌张力、手术创伤应激和损伤神经，切口疼痛引起膀胱括约肌反射性痉挛，机械性梗阻以及病人不习惯床上排尿等。术后尿潴留的发生与年龄、手术、麻醉、液体输入量、药物、有无尿道功能障碍史等因素有关。

处理方法：可通过物理疗法、中医治疗或药物治疗等来促进排尿。①用 40 ～ 45℃温水冲洗病人会阴部，或用热毛巾热敷骶尾部，可以刺激尿道周围神经，促进排尿。②于病人下腹部膀胱膨隆处轻轻按摩，并自病人膀胱底部向下按压，可促进尿液排出。③药物治疗，如新斯的明或酚苄明。④对于上述方法仍不能缓解尿潴留的病人，可留置导尿管促进尿液排出。

5.6 下肢麻木、肌力下降　术后下肢运动障碍多由硬膜外镇痛或神经阻滞时使用高浓度局部麻醉药所致，也可由硬膜外血肿、硬膜外导管在硬膜外腔压迫一侧相应的脊神经根等引起。处理方法：①肌力恢复前制动。②检查所用局部麻醉药物种类和浓度。③排除穿刺神经损伤和硬膜外血肿的可能。④对于硬膜外镇痛出现局部肌无力的病人，可尝试拔出导管 1 ～ 2cm。⑤必要时行肌电图、MRI 等检查。⑥对于下肢麻木、乏力较久的病人，须警惕压迫导致压疮、血栓形成等潜在风险。

5.7 腹胀、便秘　腹腔内手术、全身麻醉、应用拟胆碱药物均是导致胃肠道动力减弱的原因；阿片类药物可减弱内脏运动，引起胃潴留、腹胀与便秘；病人术后静卧时间过长也不利于肠道功能的恢复。

处理方法：鼓励病人早期进行床上活动，有利于减轻腹胀，促进肠功能恢复。对使用镇痛泵的病人，若无活动禁忌，则应鼓励病人进行床上和下床活动。针灸也有助于胃肠道功能的恢复。

规范化、个体化的围手术期疼痛管理有助于减轻病人疼痛，促进病人早期进食和早期活动，减少术后并发症的发生。在临床实践中，良好的普通外科围手术期疼痛管理需要麻醉科医生、普外科医生和护士等多学科团队的参与和协作，本着以病人为中心的原则，根据不同的手术方式，结合病人自身因素，制订个体化的术后疼痛管理方案，使手术病人得到安全、有效、舒适及满意的镇痛治疗。

（引自中国实用外科杂志 2021 年 1 月第 41 卷第 1 期 31-37 页）

五、梯度压力袜用于静脉血栓栓塞症防治专家共识

国际血管联盟中国分部护理专业委员会、中国医师协会腔内血管学专业委员会

静脉血栓栓塞症（venous thromboembolism,VTE）包括深静脉血栓形成（deep venous thrombosis，DVT）和肺血栓栓塞症（pulmonary thromboembolism，PTE），是住院患者常见并发症，也是导致患者围手术期死亡的重要原因之一。梯度压力袜（graduated compression stockings，GCS）是目前预防 VTE 最常见的机械预防方式。如何安全、规范地应用 GCS，已成为国内外医护专家关注的问题，而我国在 GCS 临床应用方面尚缺乏标准和规范。为此，我国 VTE 防治相关医护专家基于国内外指南、专家经验和循证医学证据进行总结，形成中国专家共识，旨在为正确应用 GCS 提供参考意见，以降低 VTE 发生率，促进患者康复。

1.GCS 简介

1.1 定义和作用机制　GCS 也称为医用压力袜（medical compression stockings，MCS）或弹力袜，是一种具有梯度压力、可对腿部进行压迫的长袜，其设计按照严格的医学技术规范，采用的梯度压力原理是在足踝处建立最高压力，并沿腿部向心脏方向逐渐降低。

GCS 确切作用机制尚不明确。可能的作用机制为：GCS 从足踝向腿部施加梯度压力，促进血液从浅静脉通过穿支静脉流向深静脉，使深静脉内血流速度和血流量增加。适当的分级加压还可缩减静脉横截面积，改善静脉瓣膜功能，增强骨骼肌静脉泵作用，调节部分凝血因子水平，增强下肢深部组织氧合作用，从而有效预防 DVT，改善慢性静脉功能不全，减少静脉性溃疡发生。

1.2 分型　根据长度不同，GCS 可分为膝下型（短筒）、大腿型（长筒）和连裤型，这是 GCS 最常见分型方式。连裤型 GCS 与膝下型、大腿型相比穿着不舒适，临床应用并不广泛。

根据趾端封口设计有无，可分为封口型和开口型（露趾型）。

根据临床作用不同，可分为预防型和治疗型。

1.3 压力分级和范围　GCS 压力分级主要依据在足踝处施加的压力程度，目前有 5 种不同压力分级标准，可分为 3 ～ 4 个压力等级（表 12-17）。目前尚无国际统一标准，我国行业标准参照欧洲（试行）标准实施。GCS 压力水平常受材质韧性、弹性，患者腿围和形状，患者体位和活动变化等多种因素影响。

表 12-17　GCS 压力分级和范围

标准	压力分级 /mmHg*			
	Ⅰ级	Ⅱ级	Ⅲ级	Ⅳ级
英国	14 ～ 17	18 ～ 24	25 ～ 30	无
德国	18 ～ 21	23 ～ 32	34 ～ 36	＞ 49
法国	10 ～ 15	15 ～ 20	20 ～ 36	＞ 36
欧洲（试行）	15 ～ 21	23 ～ 32	32 ～ 46	＞ 49
美国	15 ～ 20	20 ～ 30	30 ～ 40	无

注：* 1mmHg=0.133kPa

1.4 适应证和禁忌证　不同压力级别 GCS 适应证见表 12-18。

禁忌证：严重下肢动脉疾病（如下肢动脉缺血性疾病、下肢坏疽）；严重周围神经病变或其他感觉障碍；肺水肿（如充血性心力衰竭）；下肢皮肤 / 软组织疾病（如近期植皮或存在皮炎）；下肢畸形导致无法穿着；下肢存在大的开放或引流伤口；严重下肢蜂窝织炎；下肢血栓性静脉炎；已知对 GCS 材质过敏等。

表 12-18　不同压力级别 GCS 适应证

压力分级	适应证
Ⅰ级	预防 VTE 和下肢浅静脉曲张，如长期卧床者、长时间站立或静坐者、重体力劳动者、孕妇、术后下肢制动者等
Ⅱ级	下肢浅静脉曲张非手术及术后治疗；下肢慢性静脉功能不全；血栓后综合征；下肢脉管畸形等
Ⅲ级	淋巴水肿；静脉性溃疡等
Ⅳ级	不可逆性淋巴水肿，一般极少应用

2.GCS 在 VTE 防治中的应用

2.1 VTE 预防　高质量证据表明，GCS 用于接受过普外科和骨科手术的住院患者，无论是单独应用还是与其他血栓预防方法（如临床适用）联合应用，均能有效降低 DVT 风险。美国胸科医师学会（ACCP）颁布的指南指出，GCS 可减少 65% 下肢远端和无症状 DVT 发生，但对下肢近端 DVT 的预防作用尚不确定。对于 GCS 在降低内科患者 DVT 风险方面的有效性评估，仍然缺乏证据。虽然 GCS 是机械预防 VTE 最常见方式之一，但并不意味着其在 VTE 预防中具有不可替代的作用，在配备间歇充气加压（intermittent pneumatic compression，IPC）装置情况下，可选择其用于机械预防。多个国际指南均推荐，对急性脑卒中患者，应首选 IPC 装置预防 VTE。有学者研究表明，膝下型和大腿型 GCS 均较难穿着。临床上患者使用 GCS 依从率不高，可能与 GCS 价格、对其认可度和穿着后可能出现皮肤损害有关。尽管 GCS 应用过程中会遇到各种影响患者依从性的问题，但相较 IPC 装置，从目前国内各大医院硬件设施配置现状看，GCS 更容易被血栓风险患者获得。值得注意的是，ACCP 和国内多个学术组织颁布的指南及相关研究均推荐采用 Caprini 血栓风险模型评估外科患者 VTE 风险。Caprini 血栓风险模型评估为低危（1 ～ 2 分）时，可采用 GCS/IPC 装置进行预防；评估为中危（3 ～ 4 分）时，可采用 GCS/IPC 装置或药物进行预防；评估为高危（≥ 5 分）时，应采用药物联合 GCS/IPC 装置进行预防；患者同时存在出血风险时，应仅采用 GCS/IPC 装置预防，直至出血风险降低。

2.2 VTE 治疗　DVT 标准治疗是系统化抗凝，以预防 PTE 发生，但单独抗凝治疗没有明显的溶栓活性，对血栓形成后综合征（PTS）缺乏预防作用。ACCP 不推荐对急性 DVT 患者采用 GCS 预防 PTS，而对有 PTS 急性或慢性症状患者，往往可尝试采用 GCS 缓解症状。对于慢性 DVT，《中国血栓性疾病防治指南》推荐穿着 GCS，主要在于预防复发，减少和控制慢性静脉高压和 PTS。

3.GCS 在 VTE 防治中应用规范

3.1 压力选择

用于 VTE 预防：采用压力 I 级 GCS（表 12-17）。

用于 VTE 治疗：《中国血栓性疾病防治指南》推荐采用 30 ～ 40mmHg（足踝部压力）的Ⅱ级 GCS。所选压力应与疾病严重程度相符，并尽可能选择可缓解下肢肿胀等症状的最低压力，以提高患者使用依从性。

3.2 长度选择

用于 VTE 预防：多篇高质量证据总结和《中国普通外科围手术期血栓预防与管理指南》指出，大腿型 GCS 比膝下型更有效，如果大腿型 GCS 因某些原因不合适，可用膝下型替代。实际应用中膝下型 GCS 比大腿型更舒适，无论对患者还是医护人员均更容易穿着，患者出现问题较少，满意度较高，具有更好的耐受性和依从性。但一项对患者偏好和正确使用 GCS 预防外科患者 DVT 的系统评价指出，就患者依从性而言，膝下型 GCS 高于大腿型，该结果仅反映患者在医院环境中的依从性，一旦患者出院，依从性很可能降低。在许多临床环境中，大腿型和膝下型 GCS 之间任何作用差异，均可能因患者对膝下型 GCS 偏好而变得无关紧要。因此，选择膝下型还是大腿型 GCS 预防 VTE，医护人员应结合患者喜好、生活习惯，需要穿着时长，医师专业判断，腿部周长和腿型等因素进行综合判断。

用于 VTE 治疗：对于 GCS 长度选择，医师专业判断、患者偏好和依从性是考虑重点。《中国血栓性疾病防治指南》推荐,对 PTS 导致下肢轻度水肿患者,大多可选择膝下型或大腿型 GCS,大腿明显肿胀时应选择大腿型 GCS。国外有研究指出,近端 DVT 患者预防 PTS 首选膝下型 GCS,这可能与患者穿膝下型 GCS 依从性更好、出现的不良反应较少有关。

3.3 尺寸测量

测量者：经过专业培训的人员。

测量工具：软尺（测量单位为 cm）。

测量时患者体位：宜在患者处于直立位的腿上进行测量，但对于一些不能站立，仅能处于坐位或平卧位患者，不要勉强其站立，可在坐位或平卧位测量。

测量部位：

①膝下型（短筒）——在踝部最小周长处、小腿最大周长处。

②大腿型（长筒）——在踝部最小周长处、小腿最大周长处、腹股沟中央部位向下 5cm 部位周长处。

③连裤型——可参照大腿型测量部位。

测量要求：按照要求测量双下肢相应部位周长。根据测量尺寸并对照 GCS 说明书中尺寸范围进行选择。若患者偏瘦或过度肥胖，不在说明书提供的尺寸范围，可联系厂家定制或用弹性绷带替代治疗（需在医护人员指导下）；若患者双下肢周长相差过大，应根据测量结果分别选择不同尺寸 GCS。同时，测量后应记录 GCS 最初穿着时所测量的腿部周长，以便与下一次测量值进行对比，评估患者有无肢体肿胀发生和发展。

3.4 穿着时机

用于 VTE 预防：有血栓风险的外科手术患者、ICU 患者，自入院起即应考虑穿着 GCS，除非存在禁忌证。另外，如果 GCS 作为术后治疗的一部分，术前就应尽可能让患者穿着。苏格兰校际指南网（Scottish Intercollegiate Guidelines Network，SIGN）推荐，在无禁忌证情况下，患者术中也应采用 GCS 或 IPC 装置预防 VTE。英国皇家妇产科医师学会（Royal College of Obstetricians and Gynaecologists，RCOG）颁布的指南和国际血管联盟（International Union of Angiology,IUA）的国际共识声明,均鼓励孕期妇女穿着 GCS,以预防 DVT 发生。

用于 VTE 治疗：ACCP 指出，DVT 确诊后 3 个月内应用 GCS 并不能减轻腿部疼痛。国内指南对急性 DVT 治疗时 GCS 穿着时机也未提及。GCS 应用须在获得最大益处的同时，尽可能避免 PTE 发生。对于慢性 DVT，建议确诊后尽快穿着 GCS。

3.5 穿着时长

用于 VTE 预防：国外多篇高质量指南推荐，有血栓风险患者在无使用禁忌情况下，白天和夜间均穿着 GCS，直至活动量不再减少或恢复至疾病前活动水平。

用于 VTE 治疗：ACCP 不推荐急性 DVT 患者常规穿着 GCS。慢性 DVT 和 DVT 术后患者穿着 GCS 2 年，可预防复发及 VTE 相关并发症发生，但缺乏应用 2 年以上优势的证据。穿着时长主要由患者和医师决定，穿着超过 2 年更多是对 PTS 进行治疗。建议白天穿着 GCS，晚上可脱下。

3.6 穿脱步骤

穿前评估与教育：应由经 GCS 相关专业培训的医护人员实施，根据血栓风险评估工具确定患者血栓风险程度，确保患者无 GCS 相关材质过敏史。评估患者生活自理能力，避免上肢力量较弱或活动不便患者穿着时发生跌倒或坠床，必要时请家属（长期主要照顾者）提供帮助。向患者及其家属（长期主要照顾者）演示说明穿着步骤，告知适应证、禁忌证、穿着注意事项及穿着过程中可能出现的并发症。尤其要注意，合适尺寸 GCS 穿着需花费一定时间，较容易穿上则可能对腿部施压不足，起不到预防和治疗作用，但压力过大，可能会引起相关并发症发生。

穿前准备：穿着前首先评估患者是否存在应用禁忌，检查 GCS 尺寸是否符合患者病情和 GCS 完整性。评估患者腿部皮肤有无破损，指导做好足部和腿部皮肤护理，及时修剪趾甲，清除足部皮屑，保持足部和腿部清洁干燥，建议患者不要在足部和腿部使用油性物质，以免对 GCS 弹性产生不利影响。嘱患者摘除饰物，以防损伤皮肤及 GCS。

穿脱方法：

①压力 I 级 GCS 穿着时，应先确认 GCS 对应足跟位置；压力Ⅱ级或Ⅱ级以上 GCS 穿着时，由于压力较压力 I 级 GCS 大，操作者可先佩戴专用手套，露趾型 GCS 可借助助穿袜套（部分厂家在 GCS 包装盒中配备手套和助穿袜套），将其套于足部，再确认 GCS 对应足跟位置。

②一手伸进袜筒直到 GCS 对应足跟处（袜跟），用拇指和其他手指捏住袜跟部中间，将 GCS 由里向外翻出至袜跟，舒展袜身。

③足部伸进袜口前，用两手拇指沿袜筒内侧将袜口撑开，四指握住袜身，两手拇指向外撑紧 GCS 套于足部。

④示指和拇指合力将 GCS 缓慢拉向足跟，直至 GCS 对应足跟位置与患者足跟吻合。

⑤将整个袜筒往回翻，并向上拉至腿部。

⑥穿着后用手抚平并检查袜身，保持其平整。采用助穿袜套者穿着完毕后，从袜口将助穿袜套缓慢取下。

⑦若需脱下 GCS，用拇指沿 GCS 内侧向外翻，自上而下顺腿轻柔脱下。

3.7 穿着期间评估与观察

皮肤清洁护理：每天至少一次脱下 GCS，进行下肢皮肤清洁护理。

肢体评估：评估内容包括下肢皮温、皮肤颜色、足背动脉搏动情况，肢体有无疼痛、麻木，询问患者有无瘙痒等不适感，必要时增加评估频率。对于自主活动能力较差、皮肤完整性受损和感觉不灵敏患者，每天进行下肢评估 2 ～ 3 次。同时，定期测量腿围，测量值与前次测量值相比超过 3cm 时认定为肿胀，腿围增加 5 cm 可使 GCS 对下肢施加的压力增加 1 倍。

GCS 平整性评估：GCS 穿着后应保持表面平整，踝部、膝部和大腿根部等易出现褶皱，注意定期检查。

GCS 完整性评估：经常检查 GCS 是否有磨损或破损现象，以保证 GCS 压力的有效性。

3.8 清洗方法　由于不同厂家 GCS 材质和生产工艺不同，清洗方法也可能不同。因此，清洗要求建议查看 GCS 配套包装盒中厂家说明书。

清洗时间：GCS 无须每日清洗或频繁清洗，建议表面有明显污渍时或出现异味时清洗，或根据患者需求定期清洗。

清洗要求：采用中性洗涤剂于温水中清洗，手洗时不要用力揉搓。

晾晒要求：清洗完毕，用手挤去或用干毛巾蘸吸多余水分，不要拧绞，于阴凉处晾干，切勿放置在阳光下暴晒或用吹风机等进行局部加热。晾干后不要熨烫。

3.9 并发症预防与护理

3.9.1 下肢血液循环障碍

原因：GCS 尺寸过小、患者长时间处于坐位、穿着位置不佳、大腿型 GCS 频繁下滑至膝关节或膝下型 GCS 过度拉伸至膝盖上等情况，均可使腿部局部压力增大，可能导致下肢血液循环障碍，引起下肢肿胀，严重时可出现下肢缺血。GCS 在腘窝处产生皱褶，或下卷、翻折，会产生类似“止血带”效果，因此需要高度重视。

临床表现：可出现下肢静脉回流受阻和（或）动脉缺血表现。下肢静脉回流受阻主要表现为下肢肿胀、疼痛等，伴发下肢动脉缺血可出现下肢疼痛、皮肤颜色变化、皮温凉、足背动脉搏动减弱或消失等。

预防与护理：①为患者配置压力等级和尺寸合适的 GCS，定期测量腿部周长，穿着后评估发现腿部肿胀应及时分析肿胀原因，排除应用禁忌后及时更换相应尺寸 GCS，以免影响静脉回流和动脉供血。②穿着 GCS 时保持平整，不要下卷或翻折，长期穿着时注意评估末梢血供情况。③膝下型 GCS 穿着期间不能过度上拉至膝盖上，应保持其上端处于膝盖下水平。④一旦出现下肢血液循环障碍，应立即脱去 GCS，评估下肢肿胀或缺血程度，根据病情再次判断是否适合当前 GCS 治疗。

3.9.2 皮肤过敏

原因：主要包括患者 GCS 使用不恰当、对 GCS 材质过敏等。临床表现：往往表现为皮肤发红、瘙痒、皮疹、水疱，严重者可出现皮肤溃烂等情况。最常出现的皮肤过敏部位为大腿型 GCS 防滑硅胶区域接触到的腿部皮肤。与大腿型 GCS 相比，膝下型引起过敏反应较轻。

预防与护理：①穿着前及时询问有无 GCS 材质过敏史，穿着后 24 ～ 48h 评估有无皮肤过敏反应发生。②穿着期间需定期检查患者皮肤情况，做好皮肤清洁护理，每天 2 ～ 3 次。③出现过敏反应，须及时查看过敏部位及严重程度。如果过敏反应仅发生于大腿型 GCS 防滑硅胶区域接触的皮肤，可将该防滑硅胶区域翻折或直接反穿 GCS，使之不直接与皮肤接触。对 GCS 材质严重过敏患者应立即脱去 GCS，及时告知医护人员。GCS 用于 VTE 预防时，在病情允许情况下，可遵医嘱予以其他机械预防方式如 IPC 装置替代治疗；GCS 用于 DVT 辅助治疗时，可遵医嘱予以弹性绷带加压替代治疗（需在医护人员指导下）。必要时遵医嘱给予抗过敏药物等治疗。

3.9.3 压力性损伤

原因：压力性损伤是位于骨隆突处、医疗或其他器械下的皮肤和（或）软组织局部损伤，其病灶可能是完整皮肤或开放性伤口。GCS 引起的压力性损伤多见于长期卧床、自主活动受限、身材消瘦、周围组织灌注不良等状态及穿着大腿型 GCS 患者，也可由 GCS 尺寸过小、压力过高引起。有学者研究表明，损伤通常是内部因素和外部因素共同作用的结果，具体影响因素尚未明确。

临床表现：GCS 引起的压力性损伤常发生在足跟和踝部骨隆突处，主要表现为受压处皮肤红、肿、热、痛、麻木，若压力未及时解除，常有水疱形成，严重时可形成溃疡、坏死。

预防与护理：①选择合适尺寸和压力等级的 GCS；②每日脱下 GCS 检查皮肤情况；③注意穿着期间有无下肢疼痛等不适主诉；④遵医嘱做好营养不良患者饮食指导和营养供给；⑤出现压力性损伤时，应及时脱去 GCS，若实施机械预防措施弊大于利，可寻找其他替代治疗方法，必要时损伤处给予敷料保护，视损伤程度邀请伤口专业护士会诊。

3.10 健康教育

教育对象和方式：国外诸多证据总结指出，需对使用 GCS 患者或其家属（长期主要照顾者）进行相关知识的口头与书面教育，以确保规范应用。

教育时机：患者穿着前予以正确指导，穿着期间进行有效监督，出院前告知患者及其家属（长期主要照顾者）参与必要的随访。

出院前确保患者或其家属（长期主要照顾者）已掌握 GCS 所有宣教内容：①穿着必要性及重要性；②使用需要医师开具处方；③适应证和禁忌证；④正

确穿脱方法；⑤穿着期间皮肤护理方法；⑥并发症观察与处理方法，穿着期间出现不适情况（如肢体疼痛或肿胀加剧、呼吸急促、胸痛或背痛、咳嗽或咯血等）及时就诊；⑦可以停止穿着的时间并记录时间；⑧清洗和保养方法。

4. 结语　GCS 规范应用至关重要，临床上应予以高度重视。医院应对医护人员做好专业培训，以便给予患者正确指导及必要的健康教育，从而保证穿着安全性和有效性，更好地发挥防治 VTE 的作用。

（引自《介入放射学杂志》2019 年 9 月第 28 卷第 9 期 811-818 页）

六、卧床患者常见并发症护理专家共识

“卧床患者常见并发症规范化护理干预模式的构建”项目组、中华护理学会行政管理专业委员会

卧床患者是指除因检查、治疗等需要床旁站立或乘坐轮椅外，其维持基本生理需求的活动（饮食、排泄等）均须在床上进行者。由于身体活动能力减弱、免疫功能下降及自我护理能力降低等原因，患者易发生压疮、下肢深静脉血栓形成、肺部感染和泌尿系统感染等并发症。采取规范、有效的护理措施可预防和减少并发症发生。《卧床患者常见并发症护理专家共识》（以下简称共识）由 2015 年公益性行业科研专项“卧床患者常见并发症规范化护理干预模式的构建”项目组（以下简称项目组）和中华护理学会行政管理专业委员会共同组织专家编写。项目组前期基于证据总结和全国 25 所医院 48 713 例病例数据形成的《卧床患者常见并发症护理规范》为本共识编写奠定了基础。

本共识包括压疮、下肢深静脉血栓形成、肺部感染、泌尿系统感染 4 个部分，涵盖各并发症的定义、临床表现、风险因素、预防及护理等内容，以期为临床护理工作提供借鉴和指导。

1. 压疮

1.1 压疮的定义：压疮（pressure ulcer，PU），也称压力性损伤（pressure injury，PI），是指皮肤和（或）皮下组织的局限性损伤，通常发生在骨隆突部位、与医疗器械或其他器械接触的部位。可表现为完整的皮肤或开放性溃疡，可能伴有疼痛。强烈和（或）长期的压力或压力合并剪切力可导致压疮发生，微环境、营养、组织灌注及合并症等因素也会影响局部组织对压力和剪切力的耐受能力进而增加压疮发生风险。

1.2 压疮的分期：2016 年，美国压疮咨询委员会（National Pressure Ulcer Advisory Panel，NPUAP）将压疮分为 1 ～ 4 期压疮、不可分期压疮、深部组织损伤，但医疗器械导致的黏膜压疮无法进行分期 。

1.3 压疮的主要风险因素

（1）外源性因素：垂直压力、剪切力。

（2）内源性因素：行动和行为受限（如近期发生的下肢骨折、脊髓损伤）、感觉障碍、高龄、营养不良、皮肤潮湿（如大、小便失禁）等。

（3）医源性因素：如应用镇静药、麻醉药等药物，使用石膏、呼吸机面罩、气管插管及其固定支架等医疗器械。

1.4 压疮的预防及护理

1.4.1 风险评估：目前已有 Braden 量表、Norton 量表、Waterlow 量表等多种成熟的压疮风险评估工具，可协助判断患者发生压疮的风险，建议结合量表特点选择使用。其中，Braden 量表在全球应用较广泛。

1.4.2 皮肤护理

（1）评估皮肤情况。对于新入院的卧床患者，应及时评估整体皮肤情况；若患者病情发生变化或使用了石膏、呼吸机面罩等医疗器械，应密切关注皮肤或黏膜受压情况，尤其是骨隆突部位皮肤、与医疗器械接触部位及周围的皮肤或黏膜。

（2）保持皮肤清洁、干燥。建议在易受浸渍或过于干燥的皮肤部位使用皮肤保护产品。注意不可用力擦洗骨隆突处皮肤。

1.4.3 体位安置与变换

（1）妥善安置体位。可把软枕等减压工具沿小腿全长垫起，确保足跟不与床面直接接触。除病情或治疗需要外，避免患者长时间处于床头抬高超过 30° 体位；侧卧位时保持背部与水平床面成 30° ～ 40° 。安置体位时应避免皮肤与医疗器械直接接触。

（2）及时变换体位。根据患者病情、皮肤情况、床垫材质等调整体位变换的频率和减压部位。患者病情允许时，使用普通床垫应至少每 2 小时变换一次体位；使用高规格泡沫床垫可延长至每 3 ～ 4 小时变换一次体位。应掌握正确移动患者的技巧，操作过程中避免拖、拉、推、拽等动作。

1.4.4 减压工具的使用

1.4.4.1 全身性减压工具　建议使用高规格泡沫床垫，也可使用交替充气床垫等减压床垫。

1.4.4.2 局部减压工具　软枕、预防性敷料等均为广泛使用的局部减压工具。

（1）预防性敷料：泡沫敷料是最常用的减压敷料类型。使用预防性敷料时，若敷料出现破损、错位、松动或潮湿，应立即更换；去除粘胶类敷料时，可使用粘胶去除剂或沿顺毛发、平行 0° 方向移除敷料，以免导致皮肤损伤。

（2）足跟减压工具：可使用软枕或其他足跟托起用具，但不建议使用纸板、气垫圈等。

1.4.5 伤口护理

1.4.5.1 伤口的评估　发生压疮后，应全面、系统、动态地评估并记录伤口情况。评估内容包括：①部位；②面积和深度（有无窦道、潜行）；③分期；④气味；⑤渗液量、颜色、性状；⑥创面及创面周围皮肤情况；⑦疼痛等。

1.4.5.2 常规伤口的清洁

（1）每次更换敷料时，须清洁压疮伤口及伤口周围皮肤。

（2）常规选择无菌生理盐水进行清洁。

（3）建议采用擦拭或冲洗等方式，避免伤口组织损伤。

（4）不建议对稳定的干燥焦痂进行湿润处理。

（5）谨慎清洗带有窦道、潜行的压疮，避免冲洗液残留。

1.4.5.3 感染伤口的处理　对于伴有微生物重度定植或局部感染的压疮伤口，应根据伤口细菌培养结果，选择外用杀菌剂或消毒剂。若伤口周边出现明显的红、肿、热、痛，且局部有波动感，怀疑形成脓肿，确诊后应配合医生行脓肿切开引流；若出现伤口感染播散或全身感染症状，应遵医嘱应用抗生素。若伤口存在坏死组织，建议实施清创。

1.4.5.4 伤口敷料的选择　伤口敷料可达到预防或治疗伤口感染、吸收伤口渗液、填塞伤口腔隙、减轻伤口水肿、溶解坏死组织等目的。每种敷料都有其优、缺点和适用的伤口类型，须根据敷料特性和伤口情况选择使用。

1.4.5.5 其他治疗措施　对于存在大量渗液、深度 3 期或 4 期、发生感染的压疮伤口，可配合医生采取物理治疗、伤口负压治疗、外科手术治疗等措施。

1.4.5.6 疼痛的控制

（1）保持伤口处于覆盖、湿润的状态。

（2）建议使用更换频率较低、非黏性伤口敷料。

（3）可使用调整体位等非药物镇痛手段。

（4）遵医嘱规范应用镇痛药。

1.4.6 营养支持

（1）评估营养状态。对于存在压疮风险或已发生压疮的患者，建议采用 Nutritional Risk Screening 2002（NRS-2002）等营养风险筛查工具评估营养不良风险。另外应关注患者皮肤弹性、食欲、咀嚼功能、体质量变化、血清白蛋白等各项反映营养状态的评估指标。

（2）进行营养支持。对于存在营养不良风险或营养不良的患者，由医生、护士、营养师共同制订营养干预计划。对患者及其照顾者进行饮食指导，鼓励患者摄入充足的热量、蛋白质、水分、富含维生素与矿物质的平衡膳食。若通过调整饮食仍无法纠正营养不良情况，应遵医嘱为患者提供肠内、肠外营养支持。

2. 下肢深静脉血栓形成

2.1 下肢深静脉血栓形成的定义　深静脉血栓形成（Deep Venous Thrombosis，DVT）是指血液在深静脉管腔内不正常的凝结，使血管完全或不完全阻塞，属于静脉回流障碍性疾病，全身主干静脉均可发病，尤其多见于下肢，本共识中特指下肢深静脉血栓形成。

2.2 下肢深静脉血栓形成的临床表现　DVT 一般无明显临床症状，容易被忽视。对于有症状的患者，主要表现为患肢肿胀、疼痛，部分患者还会出现患肢皮温升高、皮肤颜色改变等，同时可能伴有体温升高、脉率增快、白细胞计数增多等全身反应。随着病情发展，静脉瓣膜被破坏导致继发性下肢深静脉瓣膜功能不全，患者可能出现深静脉血栓形成后综合征，主要表现为皮肤色素沉着、肢体肿胀、溃疡等。

2.3 下肢深静脉血栓形成的风险因素

导致 DVT 的三大因素：静脉内膜损伤、静脉血流淤滞和血液高凝状态，凡涉及以上因素的临床情况均可增加 DVT 发生风险。具体包括以下三类。

（1）静脉内膜损伤的相关因素：创伤、手术、反复静脉穿刺、化学性损伤、感染性损伤等。

（2）静脉血流淤滞的相关因素：长期卧床、术中应用止血带、瘫痪、制动、既往 DVT 病史等。

（3）血液高凝状态的相关因素：高龄、肥胖、全身麻醉、恶性肿瘤、红细胞增多症、人工血管或血管腔内移植物、妊娠、产后、长期口服避孕药等。

2.4 下肢深静脉血栓形成的预防

2.4.1 风险评估　对于所有卧床患者，在入院后 24 h 内，以及住院期间发生转科、治疗方案或病情变化时，需要对其进行 DVT 风险评估。评估工具建议使用 Caprini 血栓风险评估表 。

2.4.2 预防措施　对卧床患者需要常规进行 DVT 预防，根据 DVT 风险评估结果选择预防措施。参照 Caprini 血栓风险评估表的结果，建议低危患者采取基本预防；中危患者采取基本预防和物理预防，并根据病情需要遵医嘱采取药物预防；高危和极高危患者在病情允许的情况下，三种预防方法联合使用。

2.4.2.1 基本预防

（1）宣教预防知识：在病情允许的情况下，鼓励患者多饮水，避免血液浓缩；建议患者改善生活方式，如戒烟、戒酒、控制血糖及血脂等。

（2）正确指导和协助患者床上活动，如踝泵运动、股四头肌功能锻炼等。

（3）不宜在下肢行静脉穿刺。

（4）避免在膝下垫硬枕和过度屈髋，病情允许时可抬高患肢，促进静脉回流。

（5）定时评估患者双下肢情况，发现肿胀、疼痛、皮肤温度和色泽变化及感觉异常等，及时通知医生并处理。

2.4.2.2 物理预防　是预防 DVT 发生的重要措施之一，主要包括使用梯度压力袜（又名“弹力袜”，graduated compression stocking，GCS）、间歇充气加压装置（intermittent pneumatic compression，IPC）和静脉足底泵（venous foot pump，VFP）。

应用物理预防前应常规筛查禁忌证，如患者存在下列情况，禁用或慎用物理预防措施：①充血性心力衰竭、肺水肿或下肢严重水肿；②下肢 DVT 形成、肺栓塞发生或血栓（性）静脉炎；③下肢局部异常（如皮炎、坏疽、近期接受皮肤移植手术）；④下肢血管严重动脉硬化或狭窄、其他缺血性血管病（糖尿病性等）及下肢严重畸形等。

（1）使用梯度压力袜。使用前根据产品说明书测量患者下肢尺寸，选择合适型号的 GCS；使用期间，定时检查 GCS 穿着是否正确以及下肢皮肤情况，发现异常及时与医生沟通并处理；在患者耐受的情况下，建议日夜均穿着，可间歇脱下。

（2）使用间歇充气加压装置或静脉足底泵。遵医嘱正确使用设备，使用时注意调节腿套 / 足套至合适松紧度。同时加强巡视，注意观察患者下肢皮肤情况，了解患者感受。若有任何不适，及时通知医生。

2.4.2.3 药物预防　常用预防药物包括普通肝素、低分子肝素（Low-Molecular-Weight-Heparin，LMWH）、Xa 因子抑制剂、维生素 K 拮抗剂（Vitamin K Antagonists，VKA）等。用药前须评估患者有无药物预防禁忌证，如近期有活动性出血及凝血功能障碍；严重头颅外伤或急性脊髓损伤；血小板计数 $< 20 \times 10^9/L$；活动性消化道溃疡；恶性高血压；对药物过敏；严重肝肾功能损害；类风湿视网膜病且有眼底出血风险；既往有肝素诱导的血小板减少症病史者禁用肝素和低分子肝素等。用药期间做好患者用药健康指导，密切观察患者有无出血倾向和寒战、发热、荨麻疹等过敏反应；同时遵医嘱定期监测凝血、肝肾功能等。

目前药物预防的主要给药方式为皮下注射和口服。

（1）皮下注射。注射部位可选取腹部、上臂或大腿外侧等，其中首选腹部，但应避开脐周 5cm 范围以免引起出血。在进行腹部注射时，用左手拇指和示指以 5 ～ 6cm 范围捏起皮肤形成一褶皱，在褶皱顶部垂直进针，缓慢推注药物，推注时间建议大于 15s，注射后宜按压 3 ～ 5min。对于长期注射的患者，应规律轮换注射部位，两次注射点间距大于 2cm 为宜。

（2）口服用药。嘱患者遵医嘱定时定量服用，避免随意停药。在服用 VKA 期间，指导患者保持相对稳定的饮食结构，避免维生素 K 摄入量波动过大，影响药物预防效果。

2.5 下肢深静脉血栓形成的护理　对于发生 DVT 的患者，应根据其治疗方案，采取相应的护理措施，积极预防 DVT 相关并发症的发生。

2.5.1 常规护理措施　定时评估下肢症状（肿胀、疼痛、皮肤色泽和温度等），遵医嘱指导患者活动，抬高患肢，促进静脉回流，减轻肿胀，患肢禁止局部按摩或热敷。遵医嘱使用抗凝药物，并注意观察患者有无出血等不良反应。

2.5.2 药物溶栓的护理　药物溶栓前，遵医嘱完善各项化验检查。药物溶栓过程中，及时评估溶栓效果（下肢肿胀、疼痛等情况），注意观察伤口敷料或穿刺点有无渗血、患者有无胸痛或呼吸困难等表现以及过敏等不良反应。同时注意观察有无全身出血倾向。遵医嘱监测 D- 二聚体、凝血酶时间、血浆纤维蛋白原含量、血浆凝血酶原时间、活化部分凝血活酶时间等。同时应加强皮肤护理，预防压疮发生。

2.5.3 下腔静脉滤器置入术的护理　协助完善术前各项检查。术后遵医嘱压迫穿刺部位，密切观察有无渗血、血肿等。经股静脉穿刺的患者，须注意下肢远端动脉搏动及皮肤温度有无异常；经颈内静脉穿刺的患者，须警惕患者出现胸闷、胸痛、呼吸困难、血压下降等表现。在病情允许的情况下，鼓励患者进行踝泵运动，促进下肢深静脉再通和侧支循环建立。

2.5.4 下肢深静脉血栓形成常见并发症的观察与护理　DVT 常见并发症包括肺栓塞和出血。肺栓塞是 DVT 最严重的并发症，当患者有胸痛、呼吸困难、血压下降、咯血等异常情况时，提示可能发生肺栓塞，应立即通知医生，并配合抢救，包括建立静脉通道，高浓度氧气吸入，监测生命体征，观察意识变化等。出血是 DVT 抗凝治疗过程中最常见的并发症，在应用抗凝药期间要严密观察有无局部出血、渗血和全身出血倾向（如皮下瘀斑、牙龈出血等），以及消化道出血和脑出血。若出现异常，及时通知医生并协助处理。

3. 肺部感染

3.1 肺部感染的定义　肺部感染性疾病包括肺炎和肺脓肿等。其中肺炎最为常见。肺炎是指终末气道、肺泡和肺间质的炎症，可由病原微生物、理化刺激和免疫损伤等所致。

3.2 肺部感染的临床表现　常见临床表现包括发热、咳嗽、咳痰，或原有的呼吸道症状加重，并出现脓性痰或血性痰，伴或不伴胸痛。

3.3 肺部感染的风险因素　卧床是肺部感染发生的重要因素，其他因素还包括以下几类。

（1）患者因素：年龄≥ 65 岁；吸烟；长期酗酒或营养不良；患有慢性肺部疾病或其他疾病，如恶性肿瘤、免疫功能低下、糖尿病、心力衰竭、慢性肾功能不全、慢性肝脏疾病、神经肌肉疾病等。

（2）误吸相关因素：全麻手术、吞咽功能障碍、胃食管反流、胃排空延迟、意识障碍、精神状态异常、牙周疾病或口腔卫生状况差等。

（3）操作相关因素：侵入性操作，包括吸痰、留置胃管、纤维支气管镜检查、气管插管或切开等；呼吸支持设备使用不当，如气管插管气囊压力不足、呼吸机管路污染、呼吸机管路内的冷凝水流向患者气道；医务人员的手或呼吸治疗设备污染。

（4）其他医源性因素：包括长期住院；不合理应用抗生素、糖皮质激素、细胞毒药物和免疫抑制剂、H_2 受体阻滞剂和制酸剂、镇静药和麻醉剂等。

（5）环境因素：包括通风不良、空气污浊、季节及气候变化等。

3.4 肺部感染的预防及护理　做好基本预防措施，包括保持环境温湿度适宜、严格执行消毒隔离管理制度、遵循无菌操作原则、加强手卫生、按需吸痰、保持患者口腔清洁等。另外，针对卧床患者发生肺部感染的特殊性，本共识特别强调以下几个方面。

3.4.1 病情观察　每日监测患者的生命体征、意识状态。观察患者咳嗽、咳痰情况，评估痰液的颜色、性状、量、气味等。听诊肺部呼吸音情况。了解影像学检查结果。

3.4.2 床头抬高　在病情允许及鼻饲过程中，床头抬高 30° ～ 45°，并在鼻饲后保持 30min 为宜。

3.4.3 早期下床活动　在保证患者安全的前提下，提倡并协助患者早期下床活动。

3.4.4 呼吸功能锻炼和促进有效排痰　指导患者练习使用缩唇呼吸、腹式呼吸等呼吸功能锻炼方法及有效咳嗽方法。对于长期卧床、咳痰无力的患者，定期为卧床患者翻身，采用雾化吸入、胸部叩击、体位引流、振动排痰、吸痰等措施促进排痰。

3.4.5 误吸的预防

（1）识别误吸高风险人群，包括吞咽功能障碍、胃食管反流、胃排空延迟、意识障碍、精神状态异常、牙周疾病或口腔卫生状况差等。患者出现躁动、剧烈咳嗽、无创正压通气、体位变动等情况时，发生误吸的风险增加。

（2）对误吸高危患者进行肠内营养支持时，建议使用经鼻十二指肠管或经鼻空肠管。

（3）留置胃管时，每次鼻饲前评估胃管位置。持续鼻饲患者应每 4 小时评估一次。体位引流、吞咽功能障碍等误吸高风险患者应评估其胃残余量，并听诊肠鸣音，遵医嘱调整鼻饲的速度和量。

3.4.6 症状护理

（1）发热：高热时可进行物理降温或遵医嘱给予药物降温。降温过程中注意观察体温和出汗情况。大量出汗的患者应及时更换衣服和被褥，保持皮肤清洁干燥，防止受凉；及时补充水、电解质，维持水、电解质平衡。

（2）咳嗽、咳痰：指导并协助患者有效咳嗽排痰，根据病情进行胸部物理治疗。正确留取痰标本和血培养标本，尽量在抗生素治疗前采集。痰标本尽量在晨起采集，采集前先漱口，并指导或辅助其深咳嗽，留取的脓性痰液标本于 2h 内尽快送检。

（3）呼吸困难：低氧血症的患者遵医嘱给予氧气治疗，以改善呼吸困难。

（4）胸痛：评估疼痛的部位、性质和程度等。可采取患侧卧位，或用多头带固定患侧胸廓减轻疼痛，必要时遵医嘱给予镇痛药。

3.4.7 呼吸机相关肺炎预防措施　对于机械通气的患者，在上述措施的基础上，还应采取以下措施。

3.4.7.1 口腔护理　建议使用有消毒作用的口腔含漱液，每 6 ～ 8 小时进行口腔护理一次。

3.4.7.2 人工气道的护理

（1）气管切开患者换药应用无菌纱布或泡沫敷料。纱布敷料至少每日更换 1 次，伤口处渗血、渗液或分泌物较多时，应及时更换。泡沫敷料每 3 ～ 4 天更换 1 次，完全膨胀时须及时更换。

（2）保持适当的气囊压力。机械通气患者应每 4 小时监测气囊压力，在保障呼吸机正常通气的同时，使压力维持在 20 ～ 30cmH_2O（1cmH_2O=0.981kPa），鼻饲前应监测气囊压力。

（3）气管插管或气管切开套管要妥善固定，每班观察记录气管插管置入的深度。

3.4.7.3 呼吸机管路的管理

（1）管路固定：妥善固定呼吸机管路，避免牵拉、打折、受压及意外脱开，对于躁动的患者适当约束。

（2）冷凝水的处理：呼吸机管路的位置应低于人工气道，且集水罐处于管路最低位置，以确保冷凝水有效引流，同时冷凝水应及时清除。

（3）管路的更换：机械通气患者无须定期更换呼吸机管路，长期使用者应每周更换。当管路破损或污染时应及时更换。

3.4.7.4 气道湿化

（1）湿化器的选择：建议使用含加热导丝的加热湿化器或热湿交换器。无创通气患者使用主动湿化可增加患者的依从性和舒适度。

（2）湿化器的更换：含加热导丝的加热湿化器无须常规更换，功能不良或疑似污染则须更换。若使用热湿交换器，每 5 ～ 7 天更换一次，当热湿交换器受到污染、气道阻力增加时应及时更换。

（3）湿化器的温度设定：机械通气患者建议 Y 形接头处气体温度设定为 34 ～ 41℃。

（4）湿化效果评估：应及时评估湿化效果，作为调整湿化方案的依据。湿化效果分为：①湿化满意，痰液稀薄，可顺利吸引出或咳出，人工气道内无痰栓；听诊气管内无干鸣音或大量痰鸣音。②湿化过度，痰液过度稀薄，需要不断吸引，听诊气道内痰鸣音多，患者频繁咳嗽，烦躁不安；可出现缺氧性发绀，脉搏增快及氧饱和度下降，心率、血压改变。③湿化不足，痰液黏稠，不易吸出或咳出；听诊气道内有干啰音，人工气道内可形成痰痂；患者可出现烦躁、发绀及脉搏氧饱和度下降等。

（5）湿化液更换：呼吸机湿化罐内添加的灭菌注射用水（或灭菌蒸馏水）应每 24 小时更换。

3.4.7.5 排痰护理

（1）气管内吸痰前不建议常规使用生理盐水滴注。一次吸痰时间不超过 15s，再次吸痰应间隔 3 ～ 5min。吸痰过程中，密切观察生命体征变化及缺氧表现，一旦出现心律失常或氧饱和度降至 90%，应立即停止吸痰，给予吸氧，待生命体征恢复平稳后可再次吸痰。

（2）建议使用密闭式气管内吸痰装置，以避免交叉感染和低氧血症的发生，并降低细菌定植率。

（3）建议使用带声门下吸引功能的人工气道，及时清除声门下分泌物。

此外，还应定期评估患者的自主呼吸、咳痰能力及是否可以脱机或拔管等。在患者病情允许的情况下，尽量缩短患者机械通气时间。

3.4.8 用药护理　肺部感染首选的治疗方法是及时应用抗菌药物。尽早进行细菌敏感性培养，并遵医嘱给予针对性抗菌药物。常用抗菌药物包括青霉素类、头孢菌素类、喹诺酮类、氨基糖苷类等。青霉素类、头孢菌素类药物应用前应询问有无过敏史并进行皮试。喹诺酮类药物大剂量或长期应用易致肝损害，应及时监测肝功能；氨基糖苷类药物具有肾、耳毒性和神经肌肉阻滞作用，老年人或肾功能减退者，应特别注意观察是否有耳鸣、头晕、唇舌发麻等不良反应。

3.4.9 多重耐药菌感染患者管理　如果患者发生多重耐药菌感染，须增加醒目隔离标识，并采取严格的消毒隔离措施。尽量选择单间隔离，与患者直接接触的医疗器械、器具及物品，如听诊器、血压计、体温表、输液架等要专人专用，并及时消毒处理。同时，实施各种侵入性操作时，应当严格执行无菌技术操作原则和标准操作规程。

3.4.10 营养支持　同 1.4.6（2）营养支持。

4. 泌尿系统感染

4.1 泌尿系统感染的定义　泌尿系统感染（urinary tract infection，UTI）又称尿路感染，是指各种病原微生物在机体尿路中生长、繁殖，侵犯尿路黏膜或组织而引起的炎症性疾病，按发生部位分为上尿路感染（肾盂肾炎）和下尿路感染（膀胱炎和尿道炎）。

4.2 泌尿系统感染的临床表现　常见的临床表现包括尿频、尿急、尿痛、腰腹部疼痛等，可伴有体温升高等全身症状。上尿路感染以肾区疼痛、发热较为多见，下尿路感染则以尿频、尿急、尿痛为主。体格检查可有肋脊痛、肾区压痛和（或）叩击痛。常伴有血、尿白细胞数异常，尿亚硝酸盐阳性，尿培养菌落数异常等。部分患者（如老年、妊娠期女性等）可无泌尿系统感染症状，仅表现为尿液检查结果异常。

4.3 泌尿系统感染的风险因素　卧床是泌尿系统感染发生的重要因素，其他因素还包括以下几类。

（1）患者因素：年龄≥ 65 岁；绝经后及妊娠期女性；大、小便失禁；少尿；营养不良；意识障碍等。

（2）疾病相关因素：合并有泌尿系统疾病（如慢性肾脏疾病、尿路结石、前列腺增生、膀胱 - 输尿管反流等）或其他疾病（如糖尿病、晚期肿瘤、高尿酸血症等）。

（3）医源性因素：行侵入性操作，如导尿、留置导尿管、肾盂造瘘、膀胱造瘘、膀胱镜检查、输尿管镜检查、逆行性尿路造影、尿道扩张、前列腺穿刺活检等。

4.4 泌尿系统感染的预防及护理

4.4.1 病情观察　每日评估患者体温、有无腰腹部疼痛、排尿情况（尿频、尿急、尿痛症状）及尿液性质（颜色、性状、尿量等）。及时查看辅助检查结果，如尿常规、尿培养及相关影像学检查等。

4.4.2 会阴部护理　未留置导尿管者，每日使用 41 ～ 43℃温水清洗会阴部及大腿内上 1/3 处；留置导尿管者，每日使用温水、生理盐水或灭菌注射用水清洗会阴部、尿道口、导尿管表面。每日进行会阴部护理 1 ～ 2 次，并可根据患者病情及治疗需要（如大、小便失禁等）增加频次。

4.4.3 留置导尿管相关的护理　应严格掌握导尿、留置导尿管等侵入性操作的适应证，必须行侵入性操作时，严格遵循无菌原则，并执行手卫生。对于留置导尿管者，每日评估留置必要性，尽可能地缩短导尿管留置时间。当患者发生泌尿系统感染时应遵医嘱更换或拔除导尿管，必要时遵医嘱留取尿标本进行病原学检测。对于留置导尿管者，除做好以上预防措施外，还应做好管路护理，建议如下。

（1）集尿装置的选择

①导尿管：在保证适当引流的前提下，尽可能选用细的导尿管；不建议常规使用抗菌导尿管，长期留置时建议使用硅胶材质的导尿管。

②集尿袋：建议使用带取样口的抗反流集尿袋。

（2）集尿装置的护理。①妥善固定导尿管和集尿袋，保持集尿袋始终低于膀胱水平并避免接触地面，在活动或搬运患者时夹闭引流管，防止尿液反流。②保持集尿装置密闭、通畅和完整，尽量避免断开导尿管与集尿袋。③及时倾倒集尿袋（至少每 8 小时倾倒一次或集尿袋 2/3 满时或转运患者前），避免集尿袋的排尿口触碰到收集容器，并及时关闭排尿口。④更换导尿管：导尿管更换时间不应长于产品说明书要求的时限，如出现导尿管破损、无菌性或密闭性破坏、导尿管结垢、引流不畅或不慎脱出等情况时，应及时更换导尿管和集尿袋，并标注更换日期和时间。⑤更换集尿袋：更换时间不应长于产品说明书要求的时限，发生感染、堵塞、密闭性破坏等情况应及时更换，并标注更换日期和时间。

（3）拔管后评估。注意观察患者拔管后自主排尿情况，必要时重新留置导尿管。

4.4.4 用药护理　根据尿培养和药敏试验结果遵医嘱使用敏感抗菌药物，并密切观察药物疗效和不良反应。

4.4.5 早期活动　病情允许的情况下，鼓励患者尽早下床活动（留置导尿管者，应妥善固定导尿管和集尿袋），必要时为其提供相应的辅助工具，保障患者安全。不能下床者，应协助患者定时变换体位。

4.4.6 饮食指导　根据患者病情制定个体化饮食方案，建议清淡饮食，避免辛辣刺激性食物，保证热量、蛋白质、维生素、水及矿物质的均衡。在患者病情允许情况下，成人饮水量达 2000 ～ 3000ml/d，尽量每 2 ～ 3 小时排尿一次，维持尿量达 1500ml/d 以上。入睡前限制饮水量，减少夜间尿量。

（引自《中国护理管理》2018 年 6 月第 18 卷第 6 期 740-747 页）

七、穴位刺激防治术后恶心、呕吐专家指导意见

中国中西医结合学会麻醉专业委员会

穴位刺激应用于临床麻醉，特别是在辅助围手术期镇痛、调控应激反应、提高机体免疫力、改善患者舒适度、降低术后并发症发生率及促进术后康复等方面效果显著。大量研究表明，穴位刺激在防治术后恶心呕吐（postoperative nausea and vomiting，PONV）中效果显著，且因其安全、有效及价格低廉，逐渐取得临床关注和认可。2003 年世界卫生组织（WHO）已经推荐将镇痛和 PONV 列为针刺的适应证。

PONV 概述

PONV 是手术和麻醉后最常见的并发症之一，呕吐的发生率达 30%，恶心的发生率达 50%，在高危人群中 PONV 发生率可高达 80%。患者因素（年轻、女性、非吸烟、饱胃、术前焦虑、胃瘫、有 PONV 史或晕动病史等）、麻醉因素（乙

醚等吸入麻醉药及阿片类等静脉麻醉药)、手术因素(腹腔镜手术、胃肠道手术、胆囊切除术、神经外科手术及妇产科手术等)等均可影响5-羟色胺、乙酰胆碱等神经递质的释放,这些神经递质会进一步刺激化学感受器触发区、胃肠系统、前庭区、大脑皮质区和中脑区,信号传入呕吐中枢,进而兴奋迷走神经、膈神经和脊神经等而引起恶心、呕吐。PONV导致患者程度不等的不适,可引起水、电解质紊乱、伤口裂开、切口疝形成,严重者可导致误吸,甚至危及生命。

PONV的防治方法主要包括去除基础病因、选择合理的麻醉方法及抗呕吐药物的应用,即便如此,PONV的发生率仍然较高。单一的依靠药物不能很好防治PONV,且因防治药物的不良反应及费用等原因,使非药物疗法的研究倍受关注。越来越多的国内外学者对非药物疗法——穴位刺激进行了相关研究,已有研究表明,穴位刺激在防治PONV中可产生与药物治疗相似的效果,其正在被越来越多的医师和患者接受用于PONV的防治。

穴位刺激防治PONV的可能机制

经络学说是传统中医理论的重要组成部分,穴位是人体脏腑经络气血输注出入的特殊部位。最早有明确记载的是1973年自湖南长沙马王堆汉墓出土之帛书《足臂十一脉灸经》《阴阳十一脉灸经》,撰成于公元前168年以前,是现存最早的两部经络专著。《黄帝内经》中也有关于穴位与经络明确的记载和论述。

穴位刺激主要包括针灸、穴位注射、穴位埋线、刺络放血及拔罐等方法,临床常用的穴位刺激方法有耳穴压豆、针刺、电针、经皮神经电刺激和经皮穴位电刺激等。通过技术刺激腧穴部位,以产生针刺的感应(即得气),并通过经络的传导、不同经络间的交通络属、脏腑的反应,从而促进全身气血运行和脏腑功能,使其恢复到阴阳平衡协调的状态。

穴位刺激可引起机体的一系列功能改变,但其具体机制尚未阐明。穴位刺激可能通过抑制呕吐中枢和(或)调节胃肠功能而发挥防治PONV的作用,其作用可能与以下几种机制有关:

(1)增加脑脊液中内源性β-内啡肽的释放,从而使μ受体产生内源性止吐作用。

(2)通过激活肾上腺素能和去甲肾上腺素能神经纤维,改变5-HT3的传递来防治PONV。

(3)对胃肠道发挥双向调节功能,改善胃肠功能状态,调节迷走神经的功能和激素的分泌,调节胃肠道血液循环,达到防治恶心、呕吐的作用。

(4)明显减少阿片类镇痛药物的应用,因阿片类药物是引起PONV最主要的药物,从而间接起到防治PONV的作用。

穴位刺激防治 PONV 的方法

穴位刺激可分为有创刺激和无创刺激，有创刺激包括针刺、电针、穴位注射、疤痕灸与埋线等，无创刺激包括穴位按压、经皮电刺激、间接灸、超激光照射等。无创穴位刺激易于操作、耐受性好，但有研究表明其刺激强度不够，临床效果不确切。有创刺激及有创与无创刺激联合应用的方法多用于 PONV 的防治研究，但防治 PONV 最佳的穴位刺激方法目前尚有争论。

现阶段临床常用针刺、电针刺及经皮穴位电刺激等方法防治疾病，具体参照“针灸技术操作规范”。

（1）根据患者的体质、年龄、病情和腧穴部位的不同，选择不同规格的毫针，快速将针尖刺入穴位皮肤然后捻转针柄，将针刺入深处，行针时，提插幅度和捻转角度的大小、频率快慢、时间长短等，应根据不同穴位、患者具体情况及针刺的目的而灵活掌握。

（2）电针刺则是在针刺的基础上，将毫针与电刺激装置连接，根据穴位及患者情况等选取合适的电针参数，频率常选取 2 ～ 100 Hz，电刺激强度以患者可耐受为度，电针治疗时间宜在 15 ～ 60min。经皮穴位电刺激是通过贴在穴位上的电极片传递电流，参数设置参考电针刺。

穴位刺激应用于术前、术中与术后不同时机均可产生防治 PONV 的作用，针刺、电针、埋线、穴位注射、穴位按揉及耳穴刺激均可用于整个围手术期防治 PONV。

穴位刺激防治 PONV 的应用

1. 穴位的选择　目前，国家标准经穴显示：人体周身 409 个穴位名，830 个穴位，有 60 个单穴，770 个多穴。根据中医的腧穴经络理论，理论上刺激每一个穴位都会产生相应的作用，同时，穴位之间相互配伍刺激可以增强其效应。国内外现有文献表明，目前已有 30 余穴位对防治 PONV 有效，但具体作用尚未完全阐明。

（1）常用穴位选择

①内关（Neiguan，PC6）：该穴是目前普遍公认的用于治疗 PONV 的标准穴位，效果确切。在前臂掌侧，当曲池与大陵的连线上，腕横纹上 2 寸，掌长肌腱与桡侧腕屈肌腱之间。它属于手厥阴心包经穴，由于内关穴位置易于暴露，取穴方便，被广泛地应用于腹腔镜、开颅等各种手术中。

②合谷（Hegu，LI4）：别名虎口，属手阳明大肠经，原穴。在手背，第 1、2 掌骨间，当第 2 掌骨桡侧的中点处。

③手三里（Shousanli，LI10）：在前臂背面桡侧，当阳溪与曲池连线上，肘横纹下 2 寸。它属于手阳明大肠经穴。

④曲池（Quchi，LI11）：在肘横纹外侧端，屈肘，当尺泽与肱骨外上髁连

线中点。它属于手阳明大肠经穴。

⑤天枢（Tianshu，ST25）：位于腹部，横平脐中，前正中线旁开 2 寸，当腹直肌及其鞘处。它属于足阳明胃经穴。

⑥梁丘（Liangqiu，ST34）：屈膝，在大腿前面，当髂前上棘与髌底外侧端的连线上，髌底上 2 寸。它属于足阳明胃经穴。

⑦足三里（Zusanli，ST36）：在小腿前外侧，当犊鼻下 3 寸，距胫骨前缘一横指（中指）。它属于足阳明胃经穴。

⑧上巨虚（Shangjuxu，ST37）：在小腿前外侧，当犊鼻下 6 寸，距胫骨前缘一横指（中指）。它属于足阳明胃经穴。

⑨公孙（Gongsun，SP4）：在足内侧缘，当第 1 跖骨基底的前下方。它属于足太阴脾经穴。

⑩三阴交（Sanyinjiao，SP6）：为足三阴经（肝、脾、肾）的交会穴。在小腿内侧，当足内踝尖上 3 寸，胫骨内侧缘后方。它属于足太阴脾经穴。

⑪天柱（Tianzhu，BL10）：在项部，大筋（斜方肌）外缘之后发际凹陷中，约当后发际正中旁开 1.3 寸。它属于足太阳膀胱经穴。

⑫大杼（Dazhu，BL11）：在背部，当第 1 胸椎棘突下，旁开 1.5 寸。它属于足太阳膀胱经穴。

⑬肝俞（Ganshu，BL18）：在背部，当第 9 胸椎棘突下，旁开 1.5 寸。它属于足太阳膀胱经穴。

⑭胆俞（Danshu，BL19）：在背部，当第 10 胸椎棘突下，旁开 1.5 寸。它属于足太阳膀胱经穴。

⑮脾俞（Pishu，BL20）：在背部，当第 11 胸椎棘突下，旁开 1.5 寸。它属于足太阳膀胱经穴。

⑯胃俞（Weishu，BL21）：在背部，当第 12 胸椎棘突下，旁开 1.5 寸。它属于足太阳膀胱经穴。

⑰三焦俞（Sanjiaoshu，BL22）：在腰部，当第 1 腰椎棘突下，旁开 1.5 寸。它属于足太阳膀胱经穴。

⑱肾俞（Shenshu，BL23）：在腰部，当第 2 腰椎棘突下，旁开 1.5 寸。它属于足太阳膀胱经穴。

⑲气海俞（Qihaishu，BL24）：在腰部，当第 3 腰椎棘突下，旁开 1.5 寸。它属于足太阳膀胱经穴。

⑳大肠俞（Dachangshu，BL25）：在腰部，当第 4 腰椎棘突下，旁开 1.5 寸。它属于足太阳膀胱经穴。

㉑关元俞（Guanyuanshu，BL26）：在腰部，当第 5 腰椎棘突下，旁开 1.5 寸。它属于足太阳膀胱经穴。

㉒承山（Chengshan，BL57）：在小腿后面正中，委中与昆仑之间，当伸直小腿或足跟上提时腓肠肌肌腹下出现尖角凹陷处。它属于足太阳膀胱经穴。

㉓阳陵泉（Yanglingquan，GB34）：在小腿外侧，当腓骨头前下方凹陷处。它属于足少阳胆经穴。

㉔太冲（Taichong，LR3）：在足背侧，当第 1 跖骨间隙的后方凹陷处。它属于足厥阴肝经穴。

㉕气海（Qihai，RN6）：在下腹部，前正中线上，当脐中下 1.5 寸。它属于任脉穴。

㉖中脘（Zhongwan，RN12）：在上腹部，前正中线上，当脐中上 4 寸。它属于任脉穴。

㉗上脘（Shangwan，RN13）：在上腹部，前正中线上，当脐中上 5 寸。它属于任脉穴。

（2）穴位配伍：有研究表明，穴位配伍能增强临床效果，正确的穴位选择和合理的穴位配伍是发挥穴位刺激疗效的关键。因此，寻求理想的穴位配伍有利于 PONV 的防治。为了达到防治 PONV 的目的，穴位配伍方法很多，文献记载可依据不同穴位的功能特点和可操作性，根据不同手术部位进行选择，参考如下：

①心脏手术多选取内关穴、合谷穴、足三里穴等。

②肺部手术多选取合谷穴、足三里穴、曲池穴和肺俞穴等。

③脑部手术多选取内关穴、足三里穴等。

④肾脏手术多选取合谷穴、足三里穴、三阴交穴及曲池穴等。

⑤眼部手术多选取天柱穴、大杼穴及阳陵泉穴等。

⑥肝胆手术多选取内关穴、合谷穴、曲池穴、太冲穴及阳陵泉等。

⑦妇科手术多选取内关穴、合谷穴、足三里穴和三阴交穴等。

⑧胃肠手术多选取内关穴、合谷穴、足三里穴、三阴交穴、曲池穴、上巨虚穴、中脘穴、上脘穴、太冲穴、气海穴、天枢穴等。

建议的基本穴位：足三里 + 内关，然后根据手术部位的不同、获得效果的强弱另加相应穴位。

2. 耳穴　由于耳穴与全身的脏器和经络密切相关，是人体内脏器官、四肢及躯干在体表的反应点，文献综述表明，刺激耳穴也可达到较好的防治 PONV 的效果。

可参照耳穴模型选穴，选用耳穴毫针法及耳穴压豆法等刺激方式，耳穴压豆法因操作简单、可行且易于患者接受，术前可常规使用。可选择神门（Shenmen，TF4）、交感（Jiaogan，AH6a）、皮质下（Pizhixia，AT4）、脾（Pi，CO13）、胃（Wei，CO4）等穴位。

3. 穴位刺激防治 PONV 的注意事项

(1) 针刺疗法注意事项

①选择适合的针具：现在多选用不锈钢针具，应根据患者的体型胖瘦、体质强弱和所取穴位所在的具体部位选择长短、粗细适宜的针具，如体壮、形肥、针刺部位肌肉丰满者可选用稍粗稍长的毫针，体弱、形瘦、针刺部位肌肉较浅者应选用较短较细的毫针。

②用针时选择适当的体位：适当的针刺体位，有利于正确取穴和施术，还可防止晕针、滞针和弯针。精神紧张、年老体弱的患者宜采取卧位，不宜采用坐位。

③严格消毒：穴位局部可用 75% 酒精棉球从里向外绕圈擦拭，直径 5cm，一人一棉球。施术者的手要用肥皂水洗刷干净，然后用 75% 酒精棉球擦拭。针具可用纱布包扎，放在高压蒸汽锅内灭菌，若能使用一次性针具更佳。

④掌握正确的针刺角度、方向和深度，可增强针感，提高疗效，防止发生意外情况，头面部、胸背部及皮薄肉少的穴位，一定要浅刺，四肢、臀、腹及肌肉丰满处的穴位，可适当深刺。

⑤如果穴位附近皮肤有缺损、感染、病损等要尽量避开该穴位，选用其他穴位替代。

⑥如若留针，需要保持适当体位，避免弯针、断针等意外情况的发生。

(2) 经皮电刺激注意事项

①准备贴电极片的穴位应用盐水棉球反复擦拭，以减少局部角质和污物，尽量避免应用酒精擦拭。

②电极应贴敷牢固，避免脱落，影响刺激的效果。

③如果穴位附近皮肤有缺损、感染、病损等要尽量避开该穴位，选用其他穴位替代。

(3) 耳穴疗法的注意事项

①贴压耳穴应注意防水，以免脱落。

②夏天易出汗，贴压耳穴不宜过多，时间不宜过长，以防胶布潮湿或皮肤感染。

③如对胶布过敏者，可用粘合纸代之。

④耳廓皮肤有炎症或冻伤者不宜采用。

⑤对过度饥饿、疲劳、精神高度紧张、年老体弱、孕妇按压宜轻，习惯性流产者慎用。

⑥根据患者不同情况采用相应的体位，以侧卧位为佳，能走动的患者坐位亦可进行操作。

⑦急性病症宜重手法强刺激。

穴位刺激防治 PONV 的挑战与展望

穴位刺激因其用于防治 PONV 安全、有效、简便，又有缓解疼痛的作用，能够很大程度上降低患者的花费，同时，穴位刺激对全身的气血又有很好的调节作用，从而可加速患者康复，值得在临床推广应用。但由于穴位刺激治疗疾病的作用机制尚未明确，穴位选择多样，针刺效果有个体差异，以及实施者技术不同等原因，需要有规范的应用培训，统一的规范和临床标准尚需时日制定，效果与机制完善有待进一步研究和探讨。

（引自《临床麻醉学》2019 年 6 月第 35 卷第 6 期 596-599 页）

八、中华护理学会团体标准《成人肠内营养支持的护理》

1. 范围　本文件规定了成人肠内营养支持的基本要求、操作要点、并发症护理及健康教育。本文件适用于各级各类医疗机构的注册护士。

2. 规范性引用文件　下列文件中的内容通过文中的规范性引用而构成本文件必不可少的条款。其中，注日期的引用文件，仅该日期对应的版本适用于本文件；不注日期的引用文件，其最新版本（包括所有的修改单）适用于本文件。本文件没有规范性引用文件。

3. 术语和定义　下列术语和定义适用于本文件。

3.1 肠内营养支持（nutrition support）　在患者饮食不能获取或摄入不足的情况下，通过肠内途径补充或提供维持人体必需的营养素。

3.2 胃残留量（gastric residual volumes）　胃内未排空的内容物的体积，组成成分包括唾液、胃液、十二指肠反流液和肠内营养液，可使用注射器经胃管抽出来衡量。

3.3 胃潴留（gastric retention）　胃内容物积聚而未及时排空的异常状态，呕吐出 4 ～ 6h 前的食物或空腹 8h 以上，胃内残留食物仍＞ 200ml 者，表明存在胃潴留。

3.4 经皮胃 / 空肠造瘘管（percutaneous gastrostomy/jejunostomy tube）　通过手术或内镜 / 影像等技术经腹部体表、胃 / 空肠前壁穿刺，置入的连接胃 / 肠与体外的造瘘管路。

4. 基本要求

4.1 应遵医嘱实施肠内营养支持，并了解肠内营养支持的途径和方法。

4.2 肠内营养支持过程中应评估患者肠内营养的耐受性，及时识别并处理并发症。

4.3 应在喂养管外露端和肠内营养输液器上粘贴肠内营养标识，使用专用输液架输注。

5. 操作要点

5.1 操作前评估

5.1.1 应评估患者的合作程度，有无腹部不适、腹泻、胃潴留等情况。

5.1.2 应评估患者目前肠内营养支持的途径、喂养管位置及喂养管路通畅情况。

5.2 准备肠内营养制剂

5.2.1 应现配现用，配制过程中应避免污染。

5.2.2 配制的肠内营养制剂常温保存不宜超过 4h，超过 4h 应置于冰箱冷藏，24h 内未用完应丢弃；成品肠内营养制剂应根据产品说明保存。

5.2.3 肠内营养制剂应与其他药物分开存放。

5.3 实施

5.3.1 无特殊体位禁忌时，喂养时应抬高床头 30° ～ 45°，喂养结束后宜保持半卧位 30 ～ 60min。

5.3.2 宜将营养液加热至 37 ～ 40℃。持续输注营养液时，可使用肠内营养输液器专用加温器。

5.3.3 一次性输注者，可使用注射器缓慢注入喂养管，根据营养液总量分次喂养，每次推注量不宜超过 400ml。

5.3.4 间歇重力滴注者，可将肠内营养制剂置于吊瓶或专用营养液输注袋中，通过肠内营养输液器与肠内营养喂养管连接，通过重力滴注方法进行分次喂养。

5.3.5 持续经泵输注者，可在间歇重力滴注的基础上，使用肠内营养泵持续 12 ～ 24h 输注，速度应由慢到快，先调至 20 ～ 50ml/h，根据患者耐受情况逐渐增加。

5.3.6 分次推注和间歇重力滴注每次喂养前应检查胃残留量；重症患者持续经泵输注时，应每隔 4 ～ 6h 检查胃残留量。

5.3.7 应每 4 ～ 6 小时评估患者肠内营养耐受性情况。

5.4 喂养管的维护

5.4.1 经鼻喂养管

5.4.1.1 宜采用弹性胶布固定喂养管。

5.4.1.2 应每天检查管道及其固定装置是否在位、管道是否通畅、喂养管固定处皮肤和黏膜受压情况。

5.4.1.3 长期置管时，应每隔 4 ～ 6 周更换导管至另一侧鼻腔。

5.4.2 胃造瘘 / 空肠造瘘管

5.4.2.1 应对造瘘周围皮肤定期进行消毒和更换敷料，保持周围皮肤清洁干燥。

5.4.2.2 置管后 48h，可轻柔旋转导管 90° 再回位，1 次 / 天，逐步旋转增加 180° ～ 360° 再回位。

5.4.2.3 外固定装置应与腹壁皮肤保持 0.5cm 间距。

5.5 冲管

5.5.1 间歇重力滴注或分次推注时，应每次喂养前后用 20 ～ 30ml 温开水脉冲式冲管。

5.5.2 持续经泵输注时，应每 4 小时用 20 ～ 30ml 温开水脉冲式冲管一次。

5.5.3 每次给药前后和胃残留量检测后，应用 20 ～ 30ml 温开水脉冲式冲管。

5.5.4 对免疫功能受损或危重患者，宜用灭菌注射用水冲管。

5.5.5 应避免将 pH ≤ 5 的液体药物与营养液混合。

6. 并发症护理

6.1 胃潴留

6.1.1 可使用≥ 50ml 的营养液注射器、床旁超声仪等方法评估胃残留量。

6.1.2 胃残留量＞ 200ml 时，应评估患者有无恶心呕吐、腹胀、肠鸣音异常等不适症状；如有不适，应减慢或暂停喂养，遵医嘱调整喂养方案或使用促胃肠动力药物。

6.1.3 胃残留量＞ 500ml，宜结合患者主诉和体征考虑暂停喂养。

6.2 腹泻

6.2.1 应观察患者腹泻频次，排便的色、性状、量，及时与医生沟通。

6.2.2 对于营养液输注过快引起的腹泻，应减慢输注速度，可使用输注泵控制输注速度。

6.2.3 对于营养液温度过低引起的低温型腹泻，可使用加温器。

6.3 恶心呕吐

6.3.1 应查找造成恶心呕吐的原因。

6.3.2 应降低输注速度，可协助患者取右侧卧位。

6.4 喂养管堵塞

6.4.1 用 20 ～ 30ml 温开水通过抽吸和脉冲式推注的方式冲洗喂养管。

6.4.2 若无效，可使用 5% 碳酸氢钠溶液 20 ～ 30ml 冲洗喂养管。

6.4.3 以上操作均无效时，应告知医师。

6.5 误吸

6.5.1 应立即暂停喂养，查找造成误吸的原因。

6.5.2 应鼓励患者咳嗽，协助取半卧位，昏迷患者应头偏一侧。

6.5.3 若患者出现气道梗阻或窒息症状，应立即给予负压吸引。

6.5.4 应观察患者的生命体征，遵医嘱用药。

7. 健康教育

7.1 应告知患者及其家属肠内营养的重要性以及喂养管路的维护方法。

7.2 应告知患者及其家属肠内营养制剂的主要成分、作用和营养支持中可能存在的不适反应。

7.3 应告知患者及其家属营养制剂的保存方法及使用方法。

7.4 应告知患者及其家属肠内营养液输注过程中的注意事项及配合要点。

7.5 应告知患者及其家属喂养管路固定及造瘘口皮肤保护的方法。

7.6 应指导患者及其家属并发症的预防方法及处理措施。